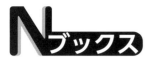

新版改訂 給食経営管理論

編著 朝見祐也・名倉秀子・松崎政三

共著 青木るみ子・上延麻耶・大池教子・岡本節子・風見公子
　　　 加藤美穂・齋藤長徳・大　雅世・田丸淳子・土岐田佳子
　　　 長瀬香織・馬場正美・細山田洋子

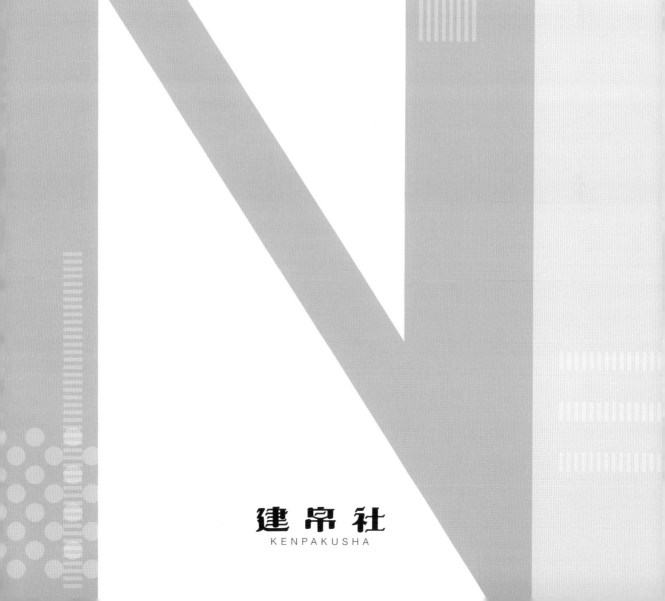

建帛社
KENPAKUSHA

はじめに

　2019年に管理栄養士養成課程のコアカリキュラムが改定された。また，国家試験出題基準は2023年に改定され，2024年10月には「日本人の食事摂取基準（2025年版）」が公表された。

　2019年のコアカリキュラムの教育目標として，給食管理の理論，組織管理・マネジメント，給食経営におけるマーケティング，給食経営システム，食材料・生産管理，給食施設における危機管理対策などが求められる。また，国家試験出題基準では，①給食の意義および給食経営管理について，②特定多数人に食事を提供する栄養・食事管理について，③給食の運営方法とそのマネジメントについての理解が求められている。

　本書の構成は，「序章　本書を学ぶにあたって」に詳しく述べられているが，「第Ⅰ部　給食・給食経営管理の概念と概要」「第Ⅱ部　給食の運営管理（オペレーション管理）」「第Ⅲ部　給食のマネジメント業務」，全18章からなる。そこでは，コアカリキュラムの教育目標に変更はないが，国家試験出題基準とは異なった構成になっている。国家試験出題基準項目と本書の該当箇所の一覧を表で示し，読者が国家試験対応に問題なく取り組めるように工夫した。

　このように本書は，管理栄養士国家試験を視野に入れ，かつ，実践の場で役に立つ学びを重視している。管理栄養士・栄養士養成校でのテキストであるとともに，すでに管理栄養士・栄養士として働く若い経験の浅いリーダーの手引き書として，業務上必要とされる図表例などを多く掲載した。

　給食を取り巻く環境の変化に対してグローバルな視点でとらえるマネジメントが求められている今，本書は，「日本人の食事摂取基準（2025年版）」の改定を機に，管理栄養士国家試験ほか，最新の情報に基づき，「Ｎブックス」シリーズの１冊として刊行を続けている『給食経営管理論』（2004年初版，2020年新版発行）を改め，「新版改訂」とするものである。

　本書を利用された皆さんが，専門性の高い，実践力に優れた管理栄養士・栄養士に育つことを期待している。

2024年12月

編著者一同

給食経営管理論 目次

序章　本書を学ぶにあたって ……………………………………………………… 1
1. 給食部門のマネジメント ……………………………………………… 1
2. 本書の構成 ……………………………………………………………… 2
3. グローバル時代の管理栄養士 ………………………………………… 2

「給食経営管理論」管理栄養士国家試験出題基準（2023年1月改定）と本書の対照表 ……… 4

第Ⅰ部　給食・給食経営管理の概念と概要

第1章　給食の概要 ………………………………………………………………… 5
1. 給食の概念 ……………………………………………………………… 5
2. 特定給食施設 …………………………………………………………… 6
3. 給食の意義と目的 ……………………………………………………… 8

第2章　給食施設の特徴と管理栄養士・栄養士の役割 ………………………… 10
1. 特定給食施設の種類・目的・役割 …………………………………… 10
   - 1.1 医療施設 ………………………………………………………… 10
   - 1.2 高齢者・介護福祉施設 ………………………………………… 15
   - 1.3 児童福祉施設 …………………………………………………… 20
   - 1.4 障害者福祉施設 ………………………………………………… 24
   - 1.5 学　校 …………………………………………………………… 26
   - 1.6 事業所 …………………………………………………………… 31
2. 特定給食施設における管理栄養士・栄養士の業務と役割 ………… 35
3. 特定給食施設の関係法規 ……………………………………………… 35

第3章　給食経営管理の概要 ……………………………………………………… 39
1. 給食における経営管理の概要 ………………………………………… 39
2. 給食における資源の管理と活用 ……………………………………… 39
3. 給食経営管理におけるマーケティングの役割 ……………………… 40
4. 給食経営と組織 ………………………………………………………… 42

第Ⅱ部　給食の運営管理（オペレーション管理）

第4章　栄養・食事管理 …………………………………………………………… 46
1. 栄養・食事管理とは …………………………………………………… 46
2. 栄養計画と実施 ………………………………………………………… 47
3. 日本人の食事摂取基準 ………………………………………………… 49
4. 栄養計画 ………………………………………………………………… 51
5. 食事計画 ………………………………………………………………… 55
6. 献立計画 ………………………………………………………………… 57
7. 給食の提供方式 ………………………………………………………… 62

8．給食システムの構築 ………………………………………………… 63
　　　9．個別対応の方法 ……………………………………………………… 64
　　10．給食施設ごとの献立の種類と献立のポイント ……………………… 64
　　11．献立は生きた教材－給食を通した栄養教育・指導 ………………… 67
　　12．適切な食品・料理選択のための情報提供 …………………………… 67
　　13．栄養・食事計画の評価，改善 ………………………………………… 67
　　14．栄養・食事管理と栄養教育 …………………………………………… 68

第5章　品質管理 …………………………………………………………… 70
　　1．品質管理とは …………………………………………………………… 70
　　2．品質管理の種類と管理項目 …………………………………………… 70
　　3．大量調理における品質管理と標準化 ………………………………… 76

第6章　食材料管理 ………………………………………………………… 81
　　1．食材料管理とは ………………………………………………………… 81
　　2．食材料の選択 …………………………………………………………… 83
　　3．購買と検収 ……………………………………………………………… 86
　　4．食材料の保管・在庫管理 ……………………………………………… 87
　　5．食材料と献立 …………………………………………………………… 90
　　6．発注方法の種類と発注業者 …………………………………………… 90
　　7．食材料管理の評価 ……………………………………………………… 93

第7章　生産管理（調理）と作業管理 …………………………………… 94
　　1．生産管理（調理）の目標・目的 ……………………………………… 94
　　2．調理法の種類と特徴 …………………………………………………… 95
　　3．調理の機器類・器具類の種類と分類・機能 ………………………… 98
　　4．生産計画と人員配置 …………………………………………………… 99
　　5．調理工程・作業工程の標準化と平準化 ……………………………… 104
　　6．生産管理の評価 ………………………………………………………… 106

第8章　サービス・提供管理 ……………………………………………… 107
　　1．配膳・配食方法の種類と特徴 ………………………………………… 107
　　2．配膳・配食の安全・衛生 ……………………………………………… 109
　　3．食事環境の整備 ………………………………………………………… 111

第9章　安全・衛生管理 …………………………………………………… 113
　　1．安全・衛生管理とは …………………………………………………… 113
　　2．給食におけるHACCPの実際 ………………………………………… 114
　　3．給食従事者の安全・衛生管理 ………………………………………… 117
　　4．給食業務における安全・衛生教育の計画と実際 …………………… 120

給食経営管理論

  5. 「大量調理施設衛生管理マニュアル」のポイント ……… *121*
  6. 防火・防犯管理 ……………………………………… *122*

第10章　施設・設備管理 …………………………………………… *125*
  1. 施設・設備管理とは ………………………………… *125*
  2. 給食施設の設計で使われる専門用語と記号 ……… *127*
  3. 給食設備の実際例 …………………………………… *131*
  4. 給食施設・設備の保守管理 ………………………… *134*

第11章　事務管理 …………………………………………………… *135*
  1. 事務管理とは ………………………………………… *135*
  2. 給食業務で必要な帳票類 …………………………… *136*
  3. 個人情報の取り扱いと帳票の保管 ………………… *137*

第Ⅲ部　給食のマネジメント業務

第12章　マネジメントの概念 ……………………………………… *140*
  1. マネジメントとは …………………………………… *140*
  2. 経営管理（マネジメント）の機能とプロセス …… *141*
  3. 組織のマネジメント ………………………………… *142*

第13章　組織構築 …………………………………………………… *147*
  1. 組織の目的・役割と機能 …………………………… *147*
  2. 組織構築の種類と特徴 ……………………………… *149*
  3. 給食組織 ……………………………………………… *151*
  4. 組織目標の設定と計画策定 ………………………… *152*

第14章　システム構築 ……………………………………………… *154*
  1. トータルシステムとサブシステム ………………… *154*
  2. 給食のサブシステム ………………………………… *154*

第15章　人事・労務管理 …………………………………………… *159*
  1. 人事管理 ……………………………………………… *159*
  2. 労務管理 ……………………………………………… *164*

第16章　統制管理 …………………………………………………… *167*
  1. マネジメント理論とリーダーシップ ……………… *167*
  2. スケジュール管理 …………………………………… *171*
  3. 情報共有システムの構築 …………………………… *171*
  4. 原価管理と食数管理 ………………………………… *172*
  5. 監査対策と品質管理 ………………………………… *179*

給食経営管理論

第17章　マーケティング …… 181
1. マーケティングの定義 …… 181
2. マーケティングの原理 …… 181
3. マーケティング戦略 …… 183
4. 給食におけるマーケティングの活用 …… 184

第18章　危機管理対策 …… 186
1. リスクの概念 …… 186
2. リスクマネジメントとは …… 186
3. 災害時の給食の役割と対策 …… 187
4. 災害以外の危機管理 …… 189
　　トピック：新興感染症に対する栄養・食事管理部門（医療施設）の対策
　　　　　　ー新型コロナウイルス感染症（COVID-19）の対応 …… 193
5. 法律遵守（コンプライアンス） …… 196

資　料 …… 198

栄養士法　198／健康増進法　199／健康増進法施行規則　200／学校給食法　201／学校給食実施基準　202／大量調理施設衛生管理マニュアル　203／学校給食実施基準の一部改正について　210／学校給食衛生管理基準　212／入院時食事療養費に係る食事療養及び入院時生活療養費に係る生活療養の実施上の留意事項について　218／医療法の一部を改正する法律の一部の施行について　222／医療保険：診療報酬―主な管理栄養士関連一覧　225／介護報酬・障害福祉サービス等報酬―主な管理栄養士関連一覧　227

索　引 …… 229

序章

本書を学ぶにあたって

　給食経営管理論における栄養教育モデル・コア・カリキュラムでは，一般学習目標として，「特定多数の人々の健康状態，栄養状態の改善・維持向上，QOL向上を目標として栄養・食事管理を効率的，かつ効果的に継続して実施していくためのシステム及びマネジメントについて，経営管理の理論に基づき理解する」とある。この学習目標に到達するためには，対象者の給食の目標を明確にし，栄養アセスメントに基づき，栄養計画，献立作成，食材料管理，調理・生産，提供管理（配膳・配食），評価というプロセスの理解が必要である。こうした「給食の運営」に必要な基本的な知識を理論的に学習し，また，このプロセスを実践的に体験し，体系的に理解することが重要となる。さらに特定給食施設において管理栄養士には，「給食の運営」から給食経営管理へと展開できる能力，すなわち，経営資源管理，組織管理，人事・労務管理，原価管理，マーケティング，情報管理，危機管理などの具体的管理項目を理論的に理解するとともにマネジメントする能力が求められる。

1. 給食部門のマネジメント

　給食部門におけるマネジメントは大きく3つに分類される。①給食の運営（オペレーション）を管理する業務，②医療施設や介護施設における患者，入居者への栄養管理（臨床栄養）業務，③給食部門，あるいは栄養部門の長および組織内の中間管理職としての業務の3つである。

　①と②の業務内容については，管理栄養士養成校の教育によって，必要な知識と技術の習得が整えられ，現場で活躍する多くの管理栄養士によって実証されている。ところが，③の職場，組織内における中間管理職教育に関しては，十分な教育・訓練がなされてないように見受けられる。その理由として，就職後に現場で求められるのは管理栄養士としての専門職としての知識や技術であり，中間管理職にすぐに就任することはなく，この分野の教育・訓練の緊急性が低いことがあげられる。また，マネジメントの専門知識を学習する教育時間の不足とマネジメントの経験を有している教員が不足していることも考えられる。

　給食部門の中間管理職としてのマネジメントには，栄養部門の目標と運営方針の設定，事業計画の策定，規則，業務マニュアルの作成，栄養管理システム，品質保証シ

ステムや生産（調理）・サービス（提供）システムなどの構築，人材の採用や人事考課，職員の教育プログラムの策定，行政の監査対策，上司や経営者への企画書や報告書の作成なども含まれる。また，他部門，業者，上司などとの交渉・調整や部下への説明説得などが求められ，コミュニケーションの手法を身に付ける必要がある。

わが国の給食業務を牽引してきた管理栄養士たちは，卓越したリーダーシップと給食分野への使命感を抱き給食部門を発展・継承させてきた。しかし，給食現場の現状は，給食業務の委託化が進み，外部の別組織による分業制が生じ，職場内でじっくりとマネジメントのできる人材を育てる土壌が失われてきている。また，給食分野にもグローバル化が確実に浸透し，海外の食材料の利用や外国人労働者の受け入れなどの課題が目前に迫っている。グローバルな視点でのマネジメント教育の必要性から，今後，人材育成のシステム化，手引書となるテキストが喫緊の課題となっている。

2. 本書の構成

本書は給食のオペレーション管理を中心に3部から構成されている。Ⅰ部とⅡ部では従来の「給食の運営管理」の運営手順に従い，専門用語の定義と解説，運営に際しての管理活動の意義と手順について述べている。Ⅲ部では，給食・栄養部門の長，リーダーとしての「マネジメント業務」には何が含まれるのか，その手法について分類し解説している。これらの構成は管理栄養士の国家試験出題基準とは異なっており現場での業務を実際にマネジメントする手法として構成している。そのために，各章が国家試験出題基準のどの項目に相当するかをp.4に表として示した。

Ⅲ部の管理栄養士に求められるマネジメント機能については，①「マネジメントの概念」でマネジメントの定義・役割・目的・必要な能力・技術，②「5つのマネジメント機能」を給食業務に当てはめて給食をマネジメントするための具体的なプロセスと活動内容に，③事業計画書の書き方，マネジメントのPDCAについて，④給食組織を支援する様々なサブシステムの構築法，補完関係，⑤人材の育成，人事・労務関連法規，⑥監査と品質保証の手法，帳票の整理法，⑦給食設備と生産システム，配膳システム，⑧給食組織のリーダーの役割と手法に分類し解説している。

本書は管理栄養士養成校のテキストであり，かつ，給食現場で業務上必要とされる図表例などを多く掲載しており，現場で働く若い人や経験の浅い職場のリーダーの手引書として利用いただけるものとなっている。

3. グローバル時代の管理栄養士

社会全体の構造改革が進むなか，栄養・給食業務も変革が求められている。マネジメント思考で栄養・給食業務をとらえるとともに，給食業務を取り巻く環境の変化に対して，グローバルな視点でのマネジメントが求められる。海外からの観光客や外国

人労働者の受け入れに備えて，食事提供方法も従来の給食のあり方から，多様なニーズに対応できる複数献立の提供，個別対応のできるシステムづくりが求められている。

多岐にわたる分野のなかでこれからの栄養・給食業務のリーダーは，環境の変化と時代のニーズと求めを敏感にキャッチし，職場に反映できる創造力と調整力にたけたマネジメント能力が強く求められる。

「給食経営管理論」管理栄養士国家試験出題基準（2023年1月改定）と本書の対照表

大項目	中項目	小項目	本書の該当箇所
1 給食の概念	A 給食の概要	a 給食の意義と目的 b 健康増進法における特定給食施設	第1章
	B 給食施設の特徴と管理栄養士の役割・関連法規	a 医療施設 b 高齢者・介護福祉施設 c 児童福祉施設 d 障害者福祉施設 e 学校 f 事業所	第2章
2 給食経営管理の概念	A 給食システム	a 給食システムの概念 b トータルシステムとサブシステム	第14章
	B 経営管理の概要と組織	a 経営管理の機能と展開 b 組織の構築と関連分野との連携 c 給食運営業務の外部委託	第12章 第13章
	C 給食とマーケティング	a マーケティングの原理 b 給食におけるマーケティングの活用	第3章 第17章
	D 給食経営の資源と管理	a 給食経営の資源 b 給食の原価構成と収支構造 c 給食運営における人的資源 d 給食業務従事者の教育・訓練	第10章 第15章 第16章
3 栄養・食事管理	A 食事の計画と実施	a 利用者の身体状況，生活習慣，食事摂取状況の把握 b 給与エネルギー量と給与栄養素量，食事形態の計画 c 食品構成，献立作成基準の意義 d 献立の役割，機能 e 個別対応の方法 f 適切な食品・料理選択のための情報提供	第4章
	B 食事計画の評価，改善	a 食事計画の評価と改善方法	
4 給食経営における品質管理，生産管理，提供管理	A 品質と標準化	a 給食経営における品質と品質管理の意義 b 給食の品質基準と献立の標準化 c 調理工程と調理作業の標準化 d 大量調理の特性の理解と大量調理機器を活用した品質管理	第5章 第16章
	B 食材料	a 食材料の選択 b 購買と検収 c 食材料の保管・在庫管理	第6章
	C 生産（調理）と提供	a 給食のオペレーションシステム b 生産計画と人員配置；調理工程，作業工程 c 生産性とその要因	第7章
	D 提供サービス	a 配膳・配食における精度管理，配食・配膳システム b 食事環境の設備	第8章
5 給食の安全・衛生	A 安全・衛生の概要と運用	a 給食におけるHACCPの運用 b 衛生教育；一般的衛生管理プログラム c 大量調理施設衛生管理マニュアル d 安全・衛生のための施設と設備	第10章 (5Ad)
	B 事故・災害時対策	a 事故の状況と対応：食中毒，異物混入，誤配膳，食物アレルギー対応 b 危機管理対策；インシデント，アクシデント管理の意義 c 災害時の給食の役割と対策の意義 d 災害時のための貯蔵と献立	第9章 第18章

I 給食・給食経営管理の概念と概要

第1章

給食の概要

> **学習のポイント**
>
> 給食経営管理を学ぶにあたり，給食対象者（利用者）を含めた給食の全体像を理解する。給食と一般のフードサービスとの違いや，特定給食施設についての法的根拠を理解する。また，安全性・嗜好性・経済性・便宜性といった給食の意義と目的を理解する。

1. 給食の概念

　給食とは，特定の対象者に食事を提供することである。給食を提供するには，栄養・食事管理，食材料管理，生産管理（調理），作業管理，品質管理，サービス・提供管理，安全・衛生管理，施設・衛生管理，事務管理などの様々な給食システムを必要とし，それらを機能させるためには，人，物，資金，情報などの資源が必要となる。

　過去には利用者の経済的負担の軽減を主眼に給食が提供された例もみられるが，最近では安心・安全はもちろんのこと，利用者の様々な期待に応え，満足度の充実が図られるよう，食事も含め質の高いサービスを効率的に提供することが図られている。

　給食とは，特定の集団（組織）に属する多数の人々を対象に，対象者ごとの給食の目的をもった栄養管理の実施プロセスにおいて，継続的かつ計画的に食事を提供することである。対象者に提供する食事は，望ましい食習慣を形成する栄養教育・指導の媒体でもある。また，継続して給食を経験することによって，対象者自らが食事を自己管理できるように導くことも給食の役割である。さらに，対象者の家族あるいは地域をとおして社会の食に対する意識の向上も期待される。

　給食の対象となる特定の集団には，医療施設，学校，事業所，福祉施設（児童・高齢者）などがある。

　一方，飲食店，宿泊施設等の一般フードサービスは，多数人に継続的に食事を提供しているが，喫食の対象者が特定されていないところが，給食とは大きく異なる。また，給食の場合には，目的が対象者のニーズに即したエネルギー・栄養素の量的・質的な管理や食習慣など総合的な栄養管理を重視しているのに対して，一般のフードサービスでは売れる商品を重視して栄養面の配慮は少なく，対象者の嗜好，娯楽性，利便性，あるいは経済的側面に焦点を当てて食事を提供している傾向にある（図1-1）。

第1章　給食の概要

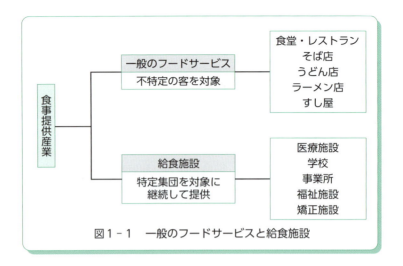

図1-1　一般のフードサービスと給食施設

2. 特定給食施設

　　前記の給食を提供している施設を給食施設と呼ぶ。そのうち，対象者が特定されており，給食の質などが対象者の栄養状態に少なからず影響を及ぼす給食施設は**特定給食施設**として，原則的に食数の規模によって**健康増進法**〔2003（平成15）年5月1日施行〕に則して運営される。

　　特定給食施設は，健康増進法および健康増進法施行規則によって「特定かつ多数の者に対して継続的に，1回100食以上または1日250食以上の食事を供給する施設とする」（法第20条第1項，則第5条）と規定されており[*1]，特定給食施設を設置したものは，事業開始から1月以内に，所在地の都道府県知事に届け出ることになっている（法第20条第1項，則第6条）。さらに特定給食施設への管理栄養士配置の義務規定（医学的な管理を要する特定給食施設で，継続的に1回300食以上または1日750食以上の食事の提供，それ以外は継続的に1回500食以上または1日1,500食以上）および管理栄養士・栄養士の配置努力規定（前記以外の特定給食施設に栄養士または管理栄養士を，1回300食または1日750食以上の食事の提供では少なくとも1人は管理栄養士）がなされており（法第21条，則第7条・第8条），医学管理の必要な場合や食数が多い大規模給食施設の栄養管理の重要性が示されている（図1-2）。この背景には，病態など個人差が大きく多種多様かつ複雑化に対応することや，大集団規模での特性（健康状態，食習慣など）による管理のなかでも個人対応が求められ，情報量も多くさらに複雑化している現状がある。管理栄養士の配置を義務付けるのは，管理栄養士がこれらをマネジメントするという役割の表れである。

　　さらに管理栄養士・栄養士が行う栄養管理，または配置基準等については，医療法

[*1] 継続的に1回100食以上または1日250食以上の食数規模に満たない給食施設であっても，都道府県，政令市，特別区などの行政単位で栄養管理が必要と判断された施設を小規模給食施設という。なお，適切な栄養管理については，健康増進法施行規則第9条（栄養管理の基準）に則り，行政指導の根幹となっている。

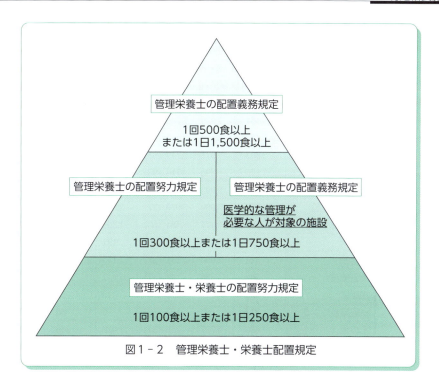

図1-2 管理栄養士・栄養士配置規定

（診療報酬），老人福祉法，介護保険法（介護報酬），児童福祉法，学校給食法などにより規定されている。なお配置規定は，必置，条件必置，努力義務に分かれている。

2023（令和5）年度衛生行政報告例では，管理栄養士・栄養士は95,236の給食施設に配属となっており，うち特定給食施設は51,159施設である。管理栄養士のいる施設では，病院・介護老人保健施設・老人福祉施設の配置率が高いことがわかる（**表1-1**）。特に医学的管理が必要な病院にあっては患者個々への精度の高い栄養管理が求められるため，1施設当たりの管理栄養士数も多くなっている。一方で児童福祉施設の管理栄養士・栄養士の配置状況が昨今課題となっている。

なお，健康増進法では特定給食施設での栄養管理が適切に行われるよう「都道府県知事は，特定給食施設の設置者に対し，規定による栄養管理の実施を確保するため必要があると認めるときは，当該栄養管理の実施に関し必要な指導及び助言をすることができる」としている（法第22条）。さらに，適切な栄養管理の命令に違反した場合は「50万円以下の罰金に処する」として罰則規定を設けている（法第72条）。このように特定給食施設では，専門職（管理栄養士・栄養士）による適切な栄養管理が重要であることを示している。適切な栄養管理については，健康増進法施行規則第9条（栄養管理の基準）に，利用者の定期的栄養状態等の把握，品質管理，栄養情報の提供，安全・衛生管理などが規定されている。これらの法的根拠を**表1-2**に整理して示した。

表1-1　給食施設数および施設ごとの管理栄養士・栄養士配置状況

施設区分	総数		管理栄養士のいる施設		栄養士のみの施設		どちらもいない施設	
	特定給食施設	その他施設	特定給食施設	その他施設	特定給食施設	その他施設	特定給食施設	その他施設
学校	15,434	1,959	7,530（49）	384	3,515	371	4,389	1,204
病院	5,475	2,556	5,462（100）	2,455	12	45	1	56
介護老人保健施設	2,803	971	2,749（98）	864	39	53	15	54
介護医療院	125	295	116（93）	239	—	13	9	43
老人福祉施設	5,127	9,005	4,704（92）	4,500	350	1,942	73	2,563
児童福祉施設	14,525	15,990	3,970（27）	3,608	6,189	6,263	4,366	6,119
社会福祉施設	768	3,477	484（63）	1,306	221	1,043	63	1,128
事業所	4,930	2,898	1,438（29）	191	891	278	2,601	2,429
寄宿舎	524	1,093	141（27）	115	155	144	228	834
矯正施設	102	36	48（47）	1	3	2	51	33
自衛隊	202	47	172（85）	15	22	15	8	17
一般給食センター	314	23	167（53）	6	83	4	64	13
その他	830	5,727	256（31）	1,028	246	1,226	328	3,473
計	51,159	44,077	27,237	14,712	11,726	11,399	12,196	17,966

（　）は配置率％

資料）令和5年度衛生行政報告例より

3. 給食の意義と目的

　特定給食施設では，特定多数の利用者が継続して1日に1〜3回の食事をすることから食生活へ大きな影響を与えることになる。利用者の食生活を考慮して管理栄養士・栄養士による栄養管理をもとに栄養素などの必要量および食品の質・量や組合せなどに配慮して提供する食事は，QOL（生活の質；quality of life）の向上，健康の保持・増進や疾病の治癒・重症化予防に寄与し，また利用者の適切な栄養補給とともに適切な栄養情報を提供することで，正しい知識の理解や普及を得て，正しい食習慣の育成に有用である[*2]。

　特定給食施設では1回に大量の食事を調製することから，食材料の購入・保管，作業管理など各種管理活動によって原価を抑制し，利用者の食事への経済的負担を軽減することが可能である。また，利用者の業務時間に合わせた給食提供などによる利便性の向上も特定給食施設での特徴である。さらに，特定給食施設では安全・衛生管理を徹底して，利用者に安全で，楽しく，おいしい食事を提供することが求められ，利用者の満足度を向上させる計画が必要とされる。さらに適切な給食は，今後の食生活の媒体として，その質や量を利用者自らが実践で学ぶ機会でもある。

[*2] 健康日本21（第3次）の栄養・食生活（社会環境）に関する目標のなかでも，「利用者に応じた食事を提供している特定給食施設の増加」の目標が設定されている〔管理栄養士・栄養士を配置している施設の割合，2021年度70.8％を2032年度に75％にする（病院・介護老人保健施設・介護医療院は除く）〕。

表1-2　特定給食施設の法的根拠

健康増進法 （平成14年8月2日法律第103号）	健康増進法施行規則 （平成15年4月30日厚生労働省令第86号）
第5章　特定給食施設 （特定給食施設） 第20条　特定給食施設（特定かつ多数の者に対して継続的に食事を供給する施設のうち栄養管理が必要なものとして厚生労働省令で定めるものをいう。以下同じ。）を設置した者は、その事業の開始の日から1月以内に、その施設の所在地の都道府県知事に、厚生労働省令で定める事項を届け出なければならない。	第5条　法第20条第1項の厚生労働省令で定める施設は、継続的に1回100食以上又は1日250食以上の食事を供給する施設とする。 第6条　法第20条第1項の厚生労働省令で定める事項は、次のとおりとする。 一　給食施設の名称及び所在地 二　給食施設の設置者の氏名及び住所（法人にあっては、〈略〉） 三　給食施設の種類 四　給食の開始日又は開始予定日 五　1日の予定給食数及び各食ごとの予定給食数 六　管理栄養士及び栄養士の員数
（管理栄養士の配置義務規定） 第21条　特定給食施設であって特別の栄養管理が必要なものとして厚生労働省令で定めるところにより都道府県知事が指定するものの設置者は、当該特定給食施設に管理栄養士を置かなければならない。	第7条　法第21条第1項の規定により都道府県知事が指定する施設は、次のとおりとする。 一　医学的な管理を必要とする者に食事を供給する特定給食施設であって、継続的に1回300食以上又は1日750食以上の食事を供給するもの 二　前号に掲げる特定給食施設以外の管理栄養士による特別な栄養管理を必要とする特定給食施設であって、継続的に1回500食以上又は1日1,500食以上の食事を供給するもの
（栄養士、管理栄養士配置努力） 2　前項に規定する特定給食施設以外の特定給食施設の設置者は、厚生労働省令の定めるところにより、当該特定給食施設に栄養士又は管理栄養士を置くように努めなければならない。	第8条　法第21条第2項の規定により栄養士又は管理栄養士を置くように努めなければならない特定給食施設のうち、1回300食又は1日750食以上の食事を供給するものの設置者は、当該施設に置かれる栄養士のうち少なくとも1人は管理栄養士であるように努めなければならない。
（栄養管理） 3　特定給食施設の設置者は、前2項に定めるもののほか、厚生労働省令で定める基準に従って、適切な栄養管理を行わなければならない。	第9条　法第21条第3項の厚生労働省令で定める基準は、次のとおりとする。 一　当該特定給食施設を利用して食事の供給を受ける者（以下「利用者」という。）の身体の状況、栄養状態、生活習慣等（以下「身体の状況等」という。）を定期的に把握し、これらに基づき、適当な熱量及び栄養素の量を満たす食事の提供及びその品質管理を行うとともに、これらの評価を行うよう努めること。 二　食事の献立は、身体の状況等のほか、利用者の日常の食事の摂取量、嗜好等に配慮して作成するよう努めること。 三　献立表の掲示並びに熱量及びたんぱく質、脂質、食塩等の主な栄養成分の表示等により、利用者に対して、栄養に関する情報の提供を行うこと。 四　献立表その他必要な帳簿等を適正に作成し、当該施設に備え付けること。 五　衛生の管理については、食品衛生法（昭和22年法律第233号）その他関係法令の定めるところによること。

　このように特定給食施設の意義は、広義には食環境整備をとおして利用者の健康の保持・増進、経済的負担の軽減、利便性の向上を図ることであり、娯楽的要素を充足しながら正しい食習慣を育成する栄養教育的意義ももっている。狭義には、対象者別、または給食施設種類別による目的があり、医療、介護、福祉、教育など、その区分によって大きく特性は異なり目標も異なる。

I 給食・給食経営管理の概念と概要

第 2 章

給食施設の特徴と管理栄養士・栄養士の役割

> **学習のポイント**
>
> 各特定給食施設の目的とともに，各施設での利用者の健康の保持・増進を図るための特徴を，栄養，献立の両面から理解する。また，その際の管理栄養士・栄養士の役割や，関連法規として健康増進法，学校給食法，食品衛生法の概要を学ぶ。

1. 特定給食施設の種類・目的・役割

1.1 医療施設

（1）医療施設の種類

医療施設とは，医療法で定められている表2-1に示す医業を行う施設のことである。病院と診療所に大別される。

表2-1 医療施設の種類

種類			特徴
病院 （20床以上）	一般病院		一般的な医療施設
	特定機能病院		・400床以上 ・高度の医療の提供 ・高度の医療技術の開発・評価 ・高度の医療に関する研修 ・高度な医療安全管理体制
	地域医療支援病院		・200床以上 ・紹介患者に対する医療の提供 ・医療機器の共同利用の実施 ・救急医療の提供 ・地域の医療従事者に対する研修の実施
	臨床研究中核病院		・400床以上 ・国際水準の臨床研究や医師主導治験の中心的役割を担う病院
	精神科病院		・精神病床のみを有する
診療所 （0〜19床）	一般診療所	有床診療所	・19床以下
		無床診療所	・入院なし
	歯科診療所	有床診療所	・19床以下
		無床診療所	・入院なし

（2）医療施設給食の意義・目的

医療施設給食では，以下の目的をもって食事提供がなされている。

① 病態等の治癒・改善
② 健康の保持・増進
③ 生活習慣病の予防
④ 望ましい食習慣の形成，栄養関連知識の習得

これらの目的のうち，④は患者の家族も対象となる。食事提供および栄養教育・指導を通じて患者のQOL向上を図る。

（3）医療施設給食の特徴

食事提供の対象は，入院患者である。医療施設の特徴にもよるが，対象者の年齢，性別，疾患，病状の程度，治療期間などは様々であり，これらの複雑な条件下で食事提供を進めなければならず，高度な対応が求められる。医療施設における食事提供は，365日休むことなく行われる。基本的に入院患者には，1日3回（朝食，昼食および夕食）の食事提供がなされるが，発達が重要な幼児・学童，付加量の必要な妊産婦，一度に多くの食事量が確保できない高齢者などについては間食の提供もある。

食事内容の特徴としては，様々な種類の食事を食種として区分され，一般食（常食，全粥食など）および特別食に大別される。医療施設給食における食種の例を表2-2に示した。特別食は，病名と食事名とを対応させた疾患別栄養管理で運用する場合の食種と，エネルギーや栄養素によって食事内容を分別する成分別栄養管理で運用する食種とが存在する。病名と対応させた食種の方が利用管理に関係する医師や看護師などにはわかりやすいが，エネルギーや種々の栄養素を病態に合わせて増減させる栄養管理が求められていることから，成分別栄養管理が主流になりつつある（疾患によっては，疾患別栄養管理のみで対応するものもある）。

食種は，医療施設内の帳票である約束食事箋としてまとめられている。約束食事箋は，医療施設ごとにそれぞれ特徴に合わせて設定され，入院患者の栄養管理に活用されている。適切な栄養管理が進められるように約束食事箋に合わせた給与栄養量および食品構成が準備されている。

食種は，医師が患者の状態や栄養アセスメント結果に応じて，約束食事箋に基づき食事箋を用いて栄養部門へオーダーされ決定される。栄養部門に集まった食事箋の情報は食種ごとに集計され，献立計画へと反映される。

表2-2　医療施設の食種の例

分　類		食種の例
一般食		常食，流動食，三分粥食，五分粥食，七分粥食，全粥食　など
特別食	疾患別栄養管理	糖尿病食，心臓病食，腎臓病食，肝臓病食，膵臓病食　など
	成分別栄養管理	エネルギーコントロール食，たんぱく質コントロール食，塩分コントロール食，脂質コントロール食　など

表2-3　医療施設における患者の栄養補給法

分類	詳細な栄養補給法	
経腸栄養法	経口栄養法	一般食
		特別食
	非経口栄養法	天然濃厚流動食
		半消化態栄養食（剤）
		消化態栄養食（剤）
		成分栄養剤
経静脈栄養法	中心静脈栄養	
	末梢静脈栄養	

（4）医療施設給食の栄養・食事管理の実際

　医療施設における患者への栄養補給については，腸管からの吸収を通じて栄養素を補給する経腸栄養法と，静脈から直接栄養素を補給する経静脈栄養法に大別される（表2-3）。栄養部門で取り扱うものは，経口栄養法で摂取される一般食，特別食と，非経口的に投与される経腸栄養法である。ただし，経腸栄養法のなかには，食品として扱うものと薬剤として扱うものが存在する場合がある。

　特別食は，特別な対応が求められる食種であるが，一般食についても個々の患者ごとに適切な給与栄養目標量が定められる必要がある。患者の栄養アセスメント結果をもとに，「日本人の食事摂取基準」を参考に，給与栄養目標量を算出し栄養管理を進めていく必要がある。特別食の場合は，患者それぞれに病状が異なるため，医師や関連職種と管理栄養士との間で疾病ごとに栄養管理の方針を決めておく必要性がある。各施設で準備された約束食事箋を基本とし，検討された方針をもとに栄養・食事管理を進めていく。

（5）医療施設の給食経営

　医療施設における収入は，医療サービスに対して支払われる診療報酬による。診療報酬は，2年に一度改定がなされ，点数で表記されており，1点当たり10円として対応されている。管理栄養士をはじめ，医師，看護師，薬剤師などの医療従事者が協働した栄養管理体制をもち，個々の患者に対して栄養管理計画書の作成を進めることが診療報酬における入院基本料の算定要件となっている。このほか医療施設の栄養部門に関連する診療報酬としては，食事提供に関係する入院時食事療養費，栄養指導に関係する栄養食事指導料，栄養管理に関係する栄養サポートチーム加算などがある。

1）入院時食事療養

　入院時食事療養費制度は，1994（平成6）年から導入され，社会情勢に合わせてその都度改定されてきている。入院時食事療養には，保険医療機関が厚生労働大臣の定める基準（常勤の管理栄養士または栄養士の配置，適時適温の食事提供，帳票の整備等）に基づいて都道府県に届出を行い受理された場合に適用される入院時食事療養（Ⅰ）と，届出をしていない保険医療機関に適用される入院時食事療養（Ⅱ）の2種がある。

1. 特定給食施設の種類・目的・役割

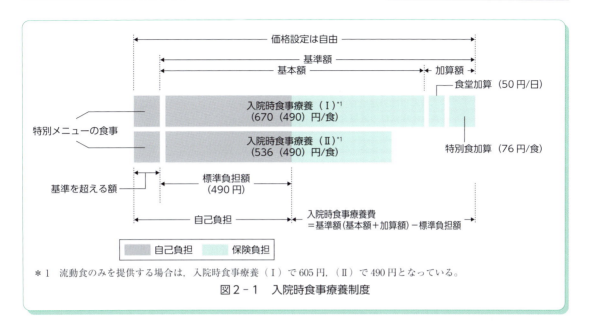

*1 流動食のみを提供する場合は、入院時食事療養（Ⅰ）で605円、（Ⅱ）で490円となっている。

図2-1　入院時食事療養制度

　入院時食事療養（Ⅰ）については、1食670円（標準自己負担額1食490円、所得等により異なる）に加えて**特別食加算**（1食76円）および**食堂加算**（1日50円）を算定することができる。入院時食事療養（Ⅱ）については、1食536円（標準自己負担額1食490円、所得等により異なる）となっており、特別食加算および食堂加算はできない。なお、入院時食事療養（Ⅰ）（Ⅱ）ともに**特別メニューの食事**を別に提供した場合は、患者から直接支払いを受けることができる制度もある。図2-1に入院時食事療養制度をまとめた。なお、実施にあたっての留意事項の詳細については、巻末資料（p.218）を参照すること。

① **特別食加算**　特別食加算は、患者の病状に応じて医師の発行する食事箋に基づき特別食を提供した場合に加算することができる。特別食加算の対象となる食種を**表2-4**に示した。

② **食堂加算**　食堂加算は、病棟に食堂が配置され、その面積が病床1床当たり0.5 m² 以上であることが求められる。

③ **特別メニューの食事**　入院患者に提供される食事について、多様なニーズに対応して、患者の自己負担1食17円を標準として特別メニューの提供が可能となっている。患者には、十分な情報提供、自由な選択と同意が必要で、食事内容と料金をわかりやすく示すことが求められる。

2）外部委託

　医療施設給食の業務については直営を基本とされていたが、1986（昭和61）年に**外部委託**が許可され、1993（平成5）年には、「医療法の一部を改正する法律の一部の施行について」（巻末資料 p.222）で医療施設における給食業務の外部委託の方法や内容について詳細に示された。そして、1996（平成8）年には、医療法施行規則が改正され、

表2-4　特別食加算の対象となる食種　　　2024年現在

食種	留意事項等
腎臓食	・心臓疾患，妊娠高血圧症候群等に対して減塩食療法を行う場合は，腎臓食に準じて取り扱うことができる。 ・高血圧症に対して減塩食療法を行う場合は，加算対象外。 ・心臓疾患等の減塩食については，食塩相当量が1日6g未満の減塩食とする。ただし，妊娠高血圧症候群の減塩食の場合は，日本高血圧学会，日本妊娠高血圧学会等の基準に準じていること。
肝臓食	・肝庇護食，肝炎食，肝硬変食，閉鎖性黄疸食（胆石症および胆嚢炎による閉鎖性黄疸の場合も含む）等
糖尿食	
胃潰瘍食	・十二指腸潰瘍の場合も胃潰瘍食として取り扱って良い。 ・手術前後に与える高カロリー食は加算の対象としない。 ・侵襲の大きな消化管手術の術後において胃潰瘍食に準ずる食事を提供する場合は，加算対象となる。 ・クローン病，潰瘍性大腸炎等により腸管の機能が低下している患者に対する低残渣食については，加算対象となる。
貧血食	・血中ヘモグロビン濃度が10g/dL以下であり，その原因が鉄分の欠乏に由来する患者が対象。
膵臓食	
脂質異常症食	・高度肥満症（肥満度が+70%以上またはBMIが35以上）に対して食事療法を行う場合は，脂質異常症食に準じて取り扱う。 ・空腹時定常状態におけるLDL-コレステロール値が140mg/dL以上である者またはHDL-コレステロール値が40mg/dL未満である者もしくは中性脂肪値が150mg/dL以上である者が対象。
痛風食	
てんかん食	・難治性てんかん（外傷性のものを含む）の患者に対し，グルコースに代わりケトン体を熱量源として供給することを目的に炭水化物量の制限および脂質量の増加が厳格に行われた治療食を対象とする。 ・グルコーストランスポーター1欠損症またはミトコンドリア脳筋症の患者に対し，治療食として食事提供した場合は加算対象とする。
フェニルケトン尿症食	
楓糖尿症食	
ホモシスチン尿症食	
ガラクトース血症食	
治療乳	
経管栄養	・経管栄養であっても，特別食加算の対象となる食事として提供される場合は，特別食に準じて算定することができる。
無菌食	・無菌治療室管理加算を算定している患者が対象。
特別な検査食	・潜血食を加算対象とする。 ・大腸X線検査・大腸内視鏡検査のために特に残渣の少ない調理済食品を使用した場合も加算対象とする。 ・外来患者に提供した場合は，加算対象外。

医療施設給食における院外調理，つまりセントラルキッチンシステムの導入が認められた。院外調理で活用される調理システム（第7章参照）は，クックチルシステム（場合によってはニュークックチルシステム），クックフリーズシステム，真空調理システムである。それぞれの医療施設の食事提供に適した調理システムが選択され活用されている。食事提供については，提供前に院内の調理施設で再加熱を行うことが原則として求められている。なお，院外調理としてクックサーブシステムを活用する場合に

は，医療施設とセントラルキッチンとが近接していなければならないとされている。調理にあたっては，HACCP（第9章参照）に基づく安全・衛生管理を進める必要がある。

(6) 医療施設における管理栄養士・栄養士の役割

医療施設における栄養部門に所属する管理栄養士・栄養士は，入院患者および外来患者に対する適切な栄養管理を進め，病状の改善，栄養状態の改善に貢献することが求められる。患者ごとに栄養アセスメント，病態に合わせた食形態や給与栄養目標に沿った食事提供，定期的な栄養評価を進めながら患者の病態の改善，栄養状態の改善に努める。特に管理栄養士は，栄養サポートチーム（NST：nutriton support team）をはじめとする業務に数多くかかわることがあり，多職種の医療スタッフとの連携が必要とされる。したがって，多職種との連携が求められる業務を担当する場合は，栄養学以外の様々な関連分野の知識・技能を身に付けておく必要がある。近年では，多くの医療施設で管理栄養士の病棟配置が進み，特に高度な関連分野の知識・技能が求められるようになってきている。

また管理栄養士は，患者の栄養食事指導にかかわることが多い。栄養食事指導を通じて，患者には，栄養・食事療法を正しく理解する能力，さらに栄養・食事管理を自らが可能とする管理能力を身に付けさせなければならない。したがって，様々な特性をもつ患者に対して指導を行う管理栄養士には，臨床心理やカウンセリングなどの知識・技能をもつことも求められる。

1.2 高齢者・介護福祉施設

(1) 高齢者・介護福祉施設の種類

高齢者・介護福祉施設には，老人福祉法に規定される老人福祉施設と介護保険法に規定される介護保険施設がある。老人福祉施設には，特別養護老人ホーム，養護老人ホーム，軽費老人ホーム等が該当する。また，介護保険施設には，介護老人福祉施設，介護老人保健施設，介護療養型医療施設（療養病床を有する病院・診療所），介護医療院等が該当する。詳細を表2-5に示した。

(2) 高齢者・介護福祉施設給食の意義・目的

加速する高齢社会を背景に，高齢者のみの世帯の増加，平均寿命と健康寿命の乖離による介護期間の長期化に伴う生活の質（QOL）の低下，医療費および介護費用負担やこれを支える家族の負担の増大等，高齢者を取り巻く社会には多くの課題がある。これらの課題を社会全体で支えることを目的に，2000（平成12）年に介護保険制度が創設され，保健・医療・福祉の総合的なサービスが提供できるシステムを構築した。本制度の基本理念は，「尊厳を保持し，その有する能力に応じ自立した日常生活を営むことができるよう，必要な保健医療サービス及び福祉サービスに係る給付を行う」

表2-5 高齢者・介護福祉施設の種類と栄養士配置

	種類	関係法令	特徴	栄養士配置規定
福祉系	特別養護老人ホーム（介護老人福祉施設）	老人福祉法	下記にあたる者を入所させ，養護する。①やむを得ない理由によって介護保険法での地域密着型介護老人福祉施設または介護老人福祉施設への入所が困難な者 ②65歳以上の者であって，身体上または精神上に著しい障害があるために常時の介護を必要とし，居宅においてこれを受けることが困難な者（①の条件を満たした上で）	1人以上（入所定員41人以上）
	養護老人ホーム	老人福祉法	65歳以上の者で，環境上・経済的理由により居宅において養護を受けることが困難な者を入所させ，食事や入浴など日常生活の援助を行う（介護保険適用外）。	1人以上（入所定員50人以上）
	軽費老人ホーム	老人福祉法	無料か低額な料金で，身体機能の低下等により自立した日常生活を営むことについて不安があると認められ，家族による援助を受けることが困難な者を入所させ，食事の提供，入浴等の準備，相談と援助，社会生活上の便宜の供与，その他の日常生活上必要な便宜を提供する。	1人以上（入所定員41人以上）
	軽費老人ホーム A型		高齢等のため独立して生活するには不安が認められる者を入所させ，上項のサービスを提供する。	1人以上（入所定員50人以上）
	軽費老人ホーム B型		身体機能等の低下等が認められる者（自炊ができない程度の身体機能等の低下等が認められる者を除く）や高齢のため独立して生活するには不安が認められる者を入所させ，上項の食事の提供以外のサービスを提供する。	
	認知症対応型共同生活介護施設（グループホーム）	介護保険法	認知症の要介護者に対して，共同生活を営むべき住居において，入浴，排せつ，食事等の介護，その他の日常生活上の世話と機能訓練を行う。	規定なし
	老人短期入所施設（福祉施設へのショートステイ）	老人福祉法	居宅要介護者を短期間入所させ，入浴，排せつ，食事等の介護，その他の日常生活上の世話と機能訓練を行う（介護老人福祉施設の施設内に，短期入所者用を併設して運営している場合が多い）。	1人以上（利用定員40人以上）
	通所施設（デイサービス）	老人福祉法	居宅要介護者の通所施設である。入浴，排せつ，食事等の介護，その他の日常生活上の介護と機能訓練を行う（認知症対応型通所介護に該当するものを除く）。	規定なし
医療系	介護老人保健施設	介護保険法	要介護者に対し，施設サービス計画に基づいて，看護，医学的管理の下で介護と機能訓練，その他必要な医療と日常生活上の世話を行う。	栄養士または管理栄養士1人以上（入所定員100人以上）
	介護療養型医療施設（療養病床を有する病院・診療所）	医療法 介護保険法	要介護認定1以上の者（急性期疾患が回復期に入り症状が安定している，または慢性疾患など長期治療を必要とする者）を対象とする。医療や看護，介護の体制が整った医療施設。	病院の規定に準ずる（病床数100以上で栄養士または管理栄養士1人以上）
	介護医療院	医療法 介護保険法	長期にわたって療養が必要な者に対し，施設サービス計画に基づく療養上の管理，看護，医学的管理の下の介護と機能訓練等必要な医療並びに日常生活上の世話を行う。	栄養士または管理栄養士1人以上（入所定員100人以上）
	短期入所療養介護施設（医療施設へのショートステイ）	介護保険法	居宅要介護者を短期間入所させ，看護，医学的管理の下で介護と機能訓練，その他必要な医療と日常生活上の世話を行う。	病院の規定に準ずる（病床数100以上で栄養士または管理栄養士1人以上）
	通所リハビリテーション（デイケア）	介護保険法	居宅要介護者を通わせ，心身の機能の維持回復を図り，日常生活の自立を助けるための理学療法，作業療法など必要なリハビリテーションを行う。	規定なし

資料）韓順子，大中佳子編：『サクセス管理栄養士・栄養士養成講座　給食経営管理論　第9版』，第一出版（2021）および三好恵子，山部秀子編：『テキストブックシリーズ給食経営管理論　第5版』，第一出版（2023）より作成

ことである。介護保険制度の下，高齢者の健康の保持・増進，栄養状態の改善（低栄養，フレイル，褥瘡の予防と改善），最後まで「食べる楽しみ」を支援することによるQOLの向上が望まれる。

（3）高齢者・介護福祉施設給食の特徴

　高齢者・介護福祉施設における入所者は1日3回（朝・昼・夕）の食事のほか，補食（間食）を提供されている。また，通所者は昼食のみの提供となる。

　高齢者は身体的・生理的な機能が低下しており，また精神面への配慮を必要とする対象である。特に身体機能低下は個人差が大きく，疾病の後遺症などによる麻痺や口腔内の筋力低下，歯の欠損や義歯の不具合などから咀嚼が困難な場合や，嚥下機能低下や唾液腺萎縮等による唾液分泌の低下などにより飲み込みが難しい場合が多くみられる。さらに，高血圧症，糖尿病，腎疾患，循環器系疾患，呼吸器系疾患などの各種疾患を複数有する場合があり医学的な管理が必要であることも少なくなく，これら疾患のための服薬や味覚感受性の低下などが影響し，濃い味付けを好む嗜好的特徴も有する。このように，高齢者・介護福祉施設では利用者個々の身体的，生理的な状態や疾患の有無等に配慮した食の提供が求められる。

（4）高齢者・介護福祉施設給食の栄養・食事管理の実際

　高齢者・介護福祉施設の栄養・食事管理の基本は，栄養ケア・マネジメント体制を整備し，管理栄養士が医師，看護師，介護職員などの関連職種と協働し，利用者個々人に対して適切な栄養ケアに努めることである。必要なエネルギーと栄養素のみに注目するのではなく，咀嚼・嚥下機能に応じた食事形態や水分補給の管理まで配慮する必要がある。また，利用者の自立支援の観点から，可能な限り離床して食堂での提供に努めることが大切である。

1）栄養ケア・マネジメント

　高齢者・介護福祉施設における栄養ケア・マネジメントは，以下の一連の過程で行う。

① 介護支援専門員は管理栄養士と連携し，関連職種と協働して入所1週間以内に低栄養のリスク判定を実施する（入所時の栄養スクリーニング）。

② 管理栄養士は，栄養スクリーニングの結果から，栄養状態の把握に必要な情報や身体状況（年齢，性，身長・体重（BMI），利用者の日常的な食事摂取量，咀嚼・嚥下機能や誤嚥の有無など），入居までの生活環境など，個々の解決すべき課題を把握する（栄養アセスメント）。

③ 管理栄養士は，栄養アセスメントに基づき，栄養補給計画（給与栄養目標量，補給方法（経口・経管）），水分補給方法，療養食適用の有無，食事形態，食事介助などについて栄養ケア計画書を作成する。

④ 介護支援専門員は，利用者またはその家族にサービス計画内容を説明し，同意

⑤ 栄養ケア計画に基づいて多種職による栄養ケアを実施し，個別対応の食事提供，栄養食事相談，口腔ケア，摂食・嚥下リハビリテーション，身体状況などの経過を記録する。
⑥ 定期的に体重等の身体状況から栄養状態や栄養補給法等をモニタリングし，総合的な評価判定を行い，再栄養するスクリーニング（3か月ごと）を実施する。
⑦ 栄養ケア計画の見直しを行う。

2）給与栄養目標量

「日本人の食事摂取基準」を用いて，利用者の年齢，性，身体活動レベル別の人員構成からエネルギー別の複数段階の給与栄養目標量を設定する。エネルギーについては，低栄養の予防・改善のために適正体重の維持を指標に個人の推定エネルギー必要量を算出する。各種栄養素は，利用者個人および対象集団のアセスメント結果を踏まえ，推定平均必要量，推奨量，目安量，耐容上限量，目標量の各指標を理解し，適切に設定する。特にたんぱく質については，摂取量が少ないと筋力低下につながり，フレイルの出現リスクが増加する。高齢者特有のアミノ酸の体内動態を考慮し，良質なたんぱく質を毎食時に摂取する（25～30 g程度）必要がある。一方で，たんぱく質を意識的に多く摂取することが，高齢者では腎機能に影響を与えることも注意すべきである。

3）献立作成時の配慮事項と食事形態

献立計画は，施設の年間行事を考慮して行事食を取り入れ，季節や地域に応じた旬の食材を利用した変化に富んだ献立作成を意識する。また，入所までの生活環境が異なる個人の集団であるため，利用者それぞれの独自の食習慣や嗜好へも配慮し，食べる楽しみの持続に努める。一方で，1日に3回の食事と1回の補食（間食）の提供が必要となるため，調理従業員配置数や調理工程なども念頭に置いた無理のない計画が必要である。

食事形態は，利用者個々人の咀嚼・嚥下機能に適した形態とする。常食を基本に，軟菜食・きざみ食・ミキサー食・とろみ食・流動食・ムース食などがあり，多職種連携により利用者それぞれの身体状況や精神状況等を十分に理解した上で，可能な限り自立した食事が継続できるような配慮が必要である。咀嚼・嚥下機能に合わせた食事形態は水分を多用するため，栄養密度の低下が生じる。このため，1日3食にこだわらず，食事回数を4～5回とすること（頻回食）で1日に必要なエネルギーおよび栄養素が摂取できるようにする。

（5）高齢者・介護福祉施設給食の費用

高齢者・介護福祉施設給食の収入源は，利用者が負担する食事費用や介護報酬の施設サービスとして算定される各種加算による。

1）食事費用

2005（平成17）年の介護保険法の改正により，入所者と居宅利用者との公平性の観点から基本食事サービス費が廃止され，食材料費と調理費用は利用者負担となった。利用者の実質負担額は，施設と利用者の契約により決定されるが，国が定めた基準費用額は1日当たり1,445円（2021（令和3）年8月より）程度とされている。

2）介護保険による栄養管理に関する報酬（巻末資料，p.227参照）

2009（平成21）年4月の介護報酬改定で，常勤の管理栄養士・栄養士の配置を評価する栄養管理体制加算が廃止，基本サービス費に包括され，栄養マネジメント加算（2005（平成17）年新設）の評価が見直された。栄養マネジメント加算については，2021（令和3）年の改正により基本サービス費に包括され，栄養ケア・マネジメントの強化が図られる一方で，未実施施設の場合は減算されることとなった。

2015（平成27）年には「口から食べる楽しみの支援」をスローガンに「地域包括ケアシステムの構築」に向けた法改正が行われ，介護報酬では多職種連携による摂食・嚥下，口腔機能等に起因する食事の問題に対処するため，経口による栄養摂取の取り組みである経口維持加算が見直された。以降，2018（平成30）年から2021年にかけての改定により，低栄養リスクの高い利用者への早期対応が可能となるよう低栄養リスク改善加算が新設され（2021年に栄養マネジメント強化加算に包括），グループホーム（認知症対応型共同生活介護施設）における栄養管理体制加算が新設されている。2024（令和6）年には「地域包括ケアシステムの深化・推進」や「自立支援・重度化防止に向けた対応」などを基本的な視点とした改定が行われた。この改定により，高齢者施設と医療機関それぞれの管理栄養士間の連携，管理栄養士配置の増員やミールラウンド（多職種による入所者の食事の観察・評価）の実施などが強化され，利用者個別の丁寧な栄養ケア・マネジメントにより，最後まで食べる楽しみを支援することが期待されている。

（6）高齢者・介護福祉施設における管理栄養士・栄養士の役割

2021（令和3）年の介護報酬改定により，栄養マネジメント強化加算における施設の人員基準に栄養士に加えて管理栄養士の配置が位置付けられた。従来，高齢者・介護福祉施設は利用者個人ごとの丁寧な介護や栄養管理が求められるため，比較的中小規模のものが多く，管理栄養士の配置人数も施設当たり1～3名程度であるが（配置規程は，表2-5を参照），当該加算の算定を理由に常勤管理栄養士増員の向きがある。

また，通所系サービスでは，口腔・栄養スクリーニング加算が新設されたことから管理栄養士と介護職員の連携による栄養アセスメントの取り組みが評価され，さらに，栄養改善加算の要件として，必要に応じて管理栄養士が居宅を訪問し適切な栄養改善サービスの提供を行うことが要求されることとなった。このほか，前述のグループホームの栄養管理体制加算の新設もあった。2024（令和6）年の改正内容をみても，介護福祉の現場では栄養ケア・マネジメントがこれまで以上に重要視されているとい

え，管理栄養士が栄養ケアの中心的な役割を担い，リーダーシップを発揮することが期待される。そのためには，咀嚼・嚥下機能の評価による対象者に応じた食事形態の選択および提供が確実に実行でき，なおかつ，多職種協働による栄養ケアを遂行できる能力が管理栄養士・栄養士には必要となる。

1.3 児童福祉施設

（1）児童福祉施設の種類

児童福祉施設とは，児童福祉法に基づいて設置され，0～18歳未満の児童を対象とする施設である。児童福祉法では，児童とは乳児（満1歳に満たない者），幼児（満1歳から小学校就学の始期に達するまでの者），少年（小学校就学の始期から満18歳に達するまでの者）に分けられている。

児童福祉法第1条には「全ての児童は，児童の権利に関する条約の精神にのっとり，適切に養育されること，その生活を保障されること，愛され，保護されること，その心身の健やかな成長及び発達並びにその自立が図られることその他の福祉を等しく保障される権利を有する」とされている。第7条には児童福祉施設が規定されており，このうち，児童厚生施設と児童家庭支援センター，里親支援センターを除く施設で食事の提供が行われている（表2-6）。

（2）児童福祉施設給食の意義・目的

乳幼児は，発育・発達が著しい時期であり個々の差が大きいことから，心身の状態，健康・栄養状態を踏まえて支援を行うことが求められる。さらに，この時期に獲得した味覚や嗜好はその後の食生活に大きく影響する可能性があるため，食習慣が形成される非常に重要な時期でもある。特に学童期以降の思春期には，身長の著しい伸びや生殖機能や精神面の発達がみられるため，自分の身体の変化や周囲からの影響により食生活の乱れが認められる。また，施設によっては心身に障害のある児童や家庭環境に問題がある児童が対象となるため，病歴や家庭における成育歴等を理解し，対応することも必要である。このように施設により対象児童の状況が異なることを考慮し，一貫して大切にすべきことは，自分の身体を大切にできる力（セルフエスティーム）を育み，食事を楽しんで食べることにより食生活を自立的に営む力を育めるよう支援することである。

「児童福祉施設における食事の提供ガイド」（厚生労働省，2010（平成22）年）では，子どもの食事・食生活の支援について「心と体の健康の確保」，「安全・安心な食事の確保」，「豊かな食体験の確保」，「食生活の自立支援」を柱に，子どもの健やかな発育・発達を目指すことが大切であるとされている。

（3）児童福祉施設給食の特徴

児童福祉施設の食事は，施設の種類により，対象となる子どもたちの状況が異なる

1. 特定給食施設の種類・目的・役割

表2-6 児童福祉施設の種類と栄養士配置

施　設		特　徴	栄養士配置規定
第1種助産施設（病院） 第2種助産施設（助産所）		保健上必要があるにもかかわらず，経済的理由により入院助産を受けることができない妊産婦を入所させ，助産を受けさせる。	医療法の配置に準じる（病床数100以上で1人以上必置）
乳児院		乳児（保健上，安定した生活環境の確保その他の理由により特に必要ある場合には，幼児を含む）を入院させて，これを養育する。あわせて退院した者について相談その他の援助を行う。	必置（入所者10人未満の施設を除く）
児童養護施設		保護者のいない児童（乳児を除く。ただし，安定した生活環境の確保その他の理由により特に必要がある場合には，乳児を含む），虐待されている児童，その他環境上養護を要する児童を入所させて養護する。あわせて退所した者に対して相談その他の自立のための援助を行う。	必置（入所者41人以上）
児童自立支援施設		不良行為をなし，またはそのおそれのある児童および家庭環境その他の環境上の理由により生活指導等を要する児童を入所させ，または保護者のもとから通わせて，個々の児童の状況に応じて必要な指導を行い，その自立を支援する。あわせて退所した者について相談その他の援助を行う。	必置（入所者41人以上）
障害児入所施設	福祉型	障害児（知的障害，自閉症，盲ろうあ，肢体不自由など）を入所させて，保護，日常生活の指導および独立自活に必要な知識技能の付与を行う。	必置（入所者41人以上）
	医療型	障害児（自閉症，肢体不自由，重症心身障害など）を入所させて，保護，日常生活の指導，独立自活に必要な知識技能を付与および治療を行う。	医療法の配置に準じる（病床数100以上で1人以上必置）
児童発達支援センター		障害児を日々保護者のもとから通わせて，日常生活における基本的動作の指導，独立自活に必要な知識技能の付与または集団生活への適応のための支援を供与し，併せて治療を行う（肢体不自由に限る）。	必置（入所者41人以上）
児童心理治療施設		軽度の情緒障害を有する児童を短期間入所させ，または保護者のもとから通わせて情緒障害を治す。あわせて退所したものについて相談その他の援助を行う。	必置
保育所		保育を必要とする乳児・幼児を日々保護者のもとから通わせて保育を行う。	規定なし
幼保連携型認定こども園		義務教育およびその後の教育基礎を培うものとして満3歳以上の幼児に対する教育・保育を必要とする乳児・幼児への保育を一体的に行い，これらの健やかな成長が図られるよう適当な環境を考え，心身の発達を助長する。	規定なし
母子生活支援施設		配偶者のない女子（またはこれに準ずる女子）および児童を入所させ，保護するとともに自立の促進のためにその生活を支援する。あわせて退所した者について相談その他の援助を行う。	規定なし

資料）韓順子，大中佳子編：『サクセス管理栄養士・栄養士養成講座　給食経営管理論　第9版』，第一出版（2021）および三好恵子，山部秀子編：『テキストブックシリーズ給食経営管理論　第5版』，第一出版（2023）より作成

ことに留意し，施設の目的を踏まえ，必要なエネルギー・各種栄養素のみならず嗜好にも配慮した給食とする。

1）乳児院・児童養護施設

入所する子どもたちは，養育者からの虐待等の養育困難な家庭環境により保護・分離された背景を抱えていることが多い。入所前の食生活の状況だけでなく日常的な生活リズムも良好でないことが多く，愛着障害など精神の発達障害による不安感をもつため，できる限り家庭的な環境のなかで関連職種の職員と連携したケアが必要である。提供される食事は栄養面だけでなく，食事のマナーを学び，共食の楽しさを経験

させ，食事を中心に生活習慣を整え，心身の適正な発達や人間関係の構築につなげる役割も求められる。

2）障害児施設

各施設において個々の子どもの障害の種類や程度が異なるため，障害特性に応じた対応が必要となる。摂食機能や摂食行動に発達の遅れやこだわりが認められることが多く，食事形態や食事介助の有無，食事時間，食行動の発達を促す食事提供方法など配慮点は多岐にわたる。障害児の尊厳ある自立した生活を支えるために，近年では個々の栄養状態に着目した栄養ケア・マネジメントが重要視されている。

3）保 育 所

保育所は，保護者の勤労や疾病等の理由で保育の必要な乳幼児（0～6歳）を対象とした施設である。昼食1回と間食（おやつ，1～2歳児：2回，3～5歳児：1回）が提供されるのが一般的であり，保育時間の延長に伴い間食が追加される。保育所では，子どもたちの日中の施設滞在時間が長くなるため，提供される給食は1日の食事に占める比重が大きくなる。そのため，給食の摂取量の実態によっては子どもたちの栄養状態への影響が大きくなることに注意が必要である。また，「保育所保育指針」（厚生労働省，2017（平成29）年改定）では，保育所での食育の推進が位置付けられており，子どもが毎日の生活と遊びのなかで，食にかかわる体験を積み重ねることができるよう，保育計画に沿って年間食育計画を作成することとされている。

（4）児童福祉施設給食の栄養・食事管理の実際

1）給与栄養目標量

「児童福祉施設における食事の提供ガイド」および「児童福祉施設における『食事摂取基準』を活用した食事計画について」（厚生労働省，2020（令和2）年）を参考にして，エネルギーおよび各種栄養素を決定する。

通所施設の場合，1日1回の食事を提供する際には，1日の給与栄養目標量の概ね1/3を目安とし，同様におやつについては1日全体の10～20％とする。ただし，対象となる子どもの発育・発達状況を成長曲線と照らし合わせた上で評価し，家庭での食事の事情等を勘案した柔軟な対応が必要となる。入所施設の場合，1日3回の食事が提供される。過剰よりも不足を回避することに重点を置き，子どもの食事の食べ方や食べる量を日常的に観察し，体格の変化の様子と合わせて検討する。エネルギー給与量の決定が栄養管理を行う上での土台となることから，対象集団の推定エネルギー必要量の分布を確認した上で，適切な代表値を決定する。また，健全な発育・発達を促すために必要なエネルギー量を確保するため，定期的に身長・体重を計測し，個々人の成長の程度を観察・評価することも必要である。入所児童の年齢幅に差がある場合や障害や疾患を有する場合は，個々人の身体および生活状況等に応じた個別対応を必要とする。なお，乳児が対象となる施設の場合は，「授乳・離乳の支援ガイド」（厚生労働省，2019（平成31）年改定）を参考にする。

2）献立作成時の配慮事項

「児童福祉施設の設備及び運営に関する基準（児童福祉施設最低基準）」（厚生労働省令）では、児童福祉施設の食事について次のように示されている。

献立はできる限り変化に富むこと、食品の種類および調理方法については栄養ならびに利用者の身体状況および嗜好を考慮すること、さらに調理はあらかじめ作成された献立に従って行われなければならないとしている。このほか、食事を通じた食体験の幅を広げる目的から、季節（旬）を感じること、行事食や郷土食を通じて日本の食文化に触れる機会を設けることで食への関心を高め、望ましい食態度の形成につながるように留意する。同時に、乳児や障害児については、咀嚼機能の発達に応じた計画や食具使用の発達状況のほか、食物アレルギーなどの個別の課題への配慮を要する。

（5）児童福祉施設給食の費用

児童福祉施設における給食の収入源は、主に地方自治体、国（国庫負担金）、補助金、保護者の負担による。保護者が負担するのは、主に食材料費である。ただし、その負担額は所得による段階設定がある。一方、2019（令和元）年10月より幼児教育・保育の無償化が開始され、家庭の所得条件に応じて幼稚園、保育所、認定こども園などの利用料が無料となった。またこの制度では、全世帯の第3子以降および年収360万円未満相当世帯の子どもについては副食（おかず・おやつ等）の費用が免除される。

児童福祉施設給食においても運営の合理化が求められており、「保育所における調理業務の委託について」（1998（平成10）年）、「乳児院等における調理業務の外部委託を行う場合の留意事項等について」（2006（平成18）年）、「幼保連携型認定こども園における食事の外部搬入等について」（2016（平成28）年）により、調理業務の委託や一部の施設外調理による外部搬入が認められている（外部委託の詳細は第3章を参照）。

（6）児童福祉施設の管理栄養士・栄養士の役割

児童福祉法では管理栄養士配置に関する規定はなく、健康増進法の2号施設の配置規程に準じる。また、栄養士配置に関しては児童福祉施設最低基準に規定されているが（表2-6）、保育所、認定こども園、および児童福祉施設ではないが幼稚園等の就学前施設には栄養士の配置規程はない。しかし、2023（令和5）年のこども家庭庁等からの通知により給食実施加算および栄養管理加算の算定が可能となった（表2-7）。後者の加算要件では、献立やアレルギーなどへの助言および食育などに関して、栄養士を活用して継続的な指導を受けることとされている。また、障害児施設では栄養ケア・マネジメントの導入が進み、2009（平成21）年より栄養マネジメント加算が認められ、障害児個々の栄養健康状態に応じた栄養ケアが評価されることとなった。これらのことから、今後も児童福祉施設利用者に対する個別の栄養管理について、管理栄養士・栄養士を中心に充実させていくことが期待される。

さらに、第4次食育推進計画（農林水産省、2021（令和3）年）では「就学前の子ど

表2-7 保育所等の給食関連加算

加算	施設	対象	算定要件
栄養管理加算	幼稚園	満3～5歳で教育を希望する子ども	食事の提供にあたり，栄養士を活用して献立やアレルギー，アトピー等への助言，食育等に関する継続的な指導を受ける施設に加算
	保育所	満3～5歳で保育が必要な子ども 満3歳未満で保育が必要な子ども	
	認定こども園 （教育標準時間認定1号）	満3～5歳で教育を希望する子ども	
	認定こども園 （保育認定2・3号）	満3～5歳で保育が必要な子ども 満3歳未満で保育が必要な子ども	
給食実施加算	幼稚園	満3～5歳で教育を希望する子ども	給食を実施している施設に加算（施設が所在する市町村が認定）
	保育所	満3～5歳で保育が必要な子ども 満3歳未満で保育が必要な子ども	
	認定こども園 （教育標準時間認定1号）	満3～5歳で教育を希望する子ども	
	認定こども園 （保育認定2・3号）	満3～5歳で保育が必要な子ども 満3歳未満で保育が必要な子ども	適宜，間食または給食等を実施している施設に加算

資料）こども家庭庁，文部科学省：特定教育・保育等に要する費用の額の算定に関する基準等の実施上の留意事項について（令和5年5月19日こ成保38，5文科初第483号）より作成

もに対する食育の推進」として，保育所，認定こども園，幼稚園では施設長，保育士等，栄養士・栄養教諭，調理員等の協力の下，教育および保育の一環として食育を行うことと明記されている。このように，施設の独自性を生かしながら創意工夫の下，栄養士が配置されている場合は，その専門性を生かして食育に取り組むことも求められる。「食」に関する取り組みは，施設長の責任の下，保育士や栄養士などの保育等に関係する全職員が協力し，家庭と連携の上で進める必要がある。この際，保護者に対しての食生活に関する相談・助言等の家庭の食に対する支援も重要である。

このように，児童福祉施設における管理栄養士・栄養士の役割および配置の意義は，非常に重要なものとなっている。

1.4 障害者福祉施設

（1）障害者福祉施設の種類

障害者福祉施設とは，身体，知的，精神，難病等の障害のある者を対象とした福祉施設である。障害者自立支援法から改称された「障害者の日常生活及び社会生活を総合的に支援するための法律（障害者総合支援法）」(2012(平成24)年)により，障害者個々のニーズに基づいた障害福祉サービス（市町村；介護給付，訓練等給付，自立支援医療）や地域生活支援事業（市町村および都道府県）が提供される。

（2）障害者福祉施設給食の意義・目的

障害者総合支援法の目的には「障害者及び障害児が基本的人権を享有する個人としての尊厳にふさわしい日常生活及び社会生活を営む」ことが明記されている。同法に基づく施設の設備および運営に関する基準によると，障害者施設では正当な理由なく食事の提供を拒んではならず，食事の提供にあたっては，利用者の心身の状況および

1．特定給食施設の種類・目的・役割

嗜好を考慮し，年齢および障害の特性に応じて必要な栄養管理を行わなければならない。これらの法的根拠より，提供される給食は，利用者の健康の保持・増進，栄養状態の改善，利用者およびその家族に対しての食生活に関する支援および改善，QOLの向上を目指す必要がある。

（3）障害者福祉施設給食の特徴

利用者の身体的機能や栄養状態および摂食機能には個人差が大きく，障害の程度により，自力での食事や経口摂取が困難な場合があり，食事の提供には個別の配慮が求められる。高齢者・介護福祉施設と共通する部分が多く，利用者個々の身体的状況が様々であることに配慮した対応が求められる。

（4）障害者福祉施設給食の栄養・食事管理の実際

寝たきりを余儀なくされる利用者の場合，ADL（activities of daily living；日常活動作）の低下が認められる。また知的および発達障害の状態によっては判断能力の低下から過食が認められる。これらの利用者では，肥満などの生活習慣病に注意が必要である。一方で，廃用性萎縮や極度の筋緊張のためやせが認められる場合もある。このように，様々な理由から肥満とやせが混在しているという特徴があり，摂食機能への配慮や食事介助の有無も含めた栄養ケア・マネジメントを実施する必要がある。

（5）障害者福祉施設給食の費用と障害福祉サービス報酬

障害者福祉施設利用者に対しての食事提供に要する費用は，食材料費と調理費（調理従業者の人件費，水道光熱費など）であり，利用者の自己負担となっている。障害福祉サービス等報酬では各種サービス費が規定され，短期入所サービス費や施設入所支援サービス費等がある（巻末資料，p.228）。

（6）障害者福祉施設給食関連業務の運営の合理化

「障害者の日常生活及び社会生活を総合的に支援するための法律に基づく指定障害者支援施設等の人員，設備及び運営に関する基準について」（厚生労働省通知，2024（令和6）年3月最終改正）において，指定障害者支援施設等は，受託事業者に対して利用者の嗜好や障害の特性等が食事の内容に反映されるように定期的に調整を行うことを条件に食事の提供を外部の事業者へ委託することが認められている。

（7）障害者福祉施設の管理栄養士・栄養士の役割

前項で示した通知には，障害者支援施設等で提供される食事について「利用者の支援に極めて重要な影響を与えるもの」であるとし，適切な栄養量および内容の食事を確保するため，管理栄養士・栄養士による栄養管理が行われる必要があるとしている。

2024（令和6）年の障害福祉サービス等報酬改定では，通所系サービスにおける栄養ケア・マネジメントの導入が新設され，管理栄養士等が関連の多職種と連携し，すべての利用者の栄養状態のスクリーニングを行うこと（栄養スクリーニング加算），低栄養リスクの高い者に対する個別の栄養管理の実施（栄養改善加算）が評価されることになった。また，2024年度末までの経過措置とされていた食事提供体制加算については経過措置期間が延長され，管理栄養士または栄養士が献立作成にかかわっていることや利用者ごとの摂食量および身体状況の記録を行うなど，食事提供時の栄養面への配慮を強調した要件が付与された（巻末資料，p.228参照）。

このように，健常者と比較して食に関する多くの問題を抱える障害者に対して食事の提供をする上で，管理栄養士・栄養士の果たす役割は年々大きくなっている。食事の提供を通じて障害（児）者の栄養・健康面の適切なケアの実施が期待される。

1.5　学　　校

（1）学校給食の意義・目的

学校給食とは，学校に在籍する児童・生徒への継続的な食事の提供をするものであり，その定義や目的，目標については，「①学校給食法」，「②夜間課程を置く高等学校における学校給食に関する法律」および「③特別支援学校の幼稚部及び高等部における学校給食に関する法律」に示されている。①〜③の法律に示された学校給食の概要（法律の目的，給食の定義（学校給食の対象））を表2-8に示した。学校給食の3法のうち，小中学校，義務教育学校（小学校課程から中学校課程までの一貫校），中等教育学校前期課程および特別支援学校小中学部を対象とする学校給食法には，以下の学校給食の目標が示されている。

表2-8　学校給食関連法規に示された「法律の目的」「学校給食の定義（学校給食の対象）」

学校給食の法律	法律の目的	学校給食の定義 （学校給食の対象）
学校給食法	この法律は，学校給食が児童および生徒の心身の健全な発達に資するものであり，かつ，児童および生徒の食に関する正しい理解と適切な判断力を養う上で重要な役割を果たすものであることにかんがみ，学校給食および学校給食を活用した食に関する指導の実施に関し必要な事項を定め，もって学校給食の普及充実および学校における食育の推進を図ることを目的とする。	この法律で「学校給食」とは，小学校，中学校，義務教育学校，中等教育学校の前期課程，特別支援学校の小学部および中学部において，当該学校に在籍する児童・生徒に対し実施される給食をいう。
夜間課程を置く高等学校における学校給食に関する法律	この法律は，勤労青年教育の重要性にかんがみ，働きながら高等学校（中等教育学校の後期課程を含む）の夜間課程において学ぶ青年の身体の健全な発達に資し，あわせて国民の食生活の改善に寄与するため，夜間学校給食の実施に関し必要な事項を定め，かつ，その普及充実を図ることを目的とする。	この法律で「夜間学校給食」とは，夜間において授業を行う課程（以下「夜間課程」）を置く高等学校において，授業日の夕食時に，当該夜間課程において行う教育を受ける生徒に対し実施される給食をいう。
特別支援学校の幼稚部及び高等部における学校給食に関する法律	この法律は，特別支援学校における教育の特殊性にかんがみ，特別支援学校の幼稚部および高等部において学ぶ幼児・生徒の心身の健全な発達に資し，あわせて国民の食生活の改善に寄与するため，学校給食の実施に関し必要な事項を定め，かつ，その普及充実を図ることを目的とする。	この法律で「学校給食」とは，特別支援学校の幼稚部・高等部において，その幼児・生徒に対して実施される給食をいう。

① 適切な栄養の摂取による健康の保持増進を図ること。
② 日常生活における食事について正しい理解を深め，健全な食生活を営むことができる判断力を培い，及び望ましい食習慣を養うこと。
③ 学校生活を豊かにし，明るい社交性及び協同の精神を養うこと。
④ 食生活が自然の恩恵の上に成り立つものであることについての理解を深め，生命及び自然を尊重する精神並びに環境の保全に寄与する態度を養うこと。
⑤ 食生活が食にかかわる人々の様々な活動に支えられていることについての理解を深め，勤労を重んずる態度を養うこと。
⑥ 我が国や各地域の優れた伝統的な食文化についての理解を深めること。
⑦ 食料の生産，流通及び消費について，正しい理解に導くこと。

ここで示された学校給食の目標は，学校における教育の目的を実現するために掲げられている。

（2）学校給食の特徴
1）対象者の特徴

学校給食の対象は，表2-8でも示したとおり，義務教育諸学校をはじめ，特別支援学校，高等学校夜間課程に在籍する幼児，児童および生徒である。これらの対象者は，心身ともに成長期にあるのが大きな特徴で，学校種によっては，対象者の年齢層の幅が大きい場合もある。なかには肥満ややせの問題をもつ者や疾病を抱える者，食物アレルギーをもつ者も存在し，個別対応が求められる場合がある。

2）学校給食の形態

学校給食の形態は，学校内に調理室を配置し，食事提供を行う単独校調理方式と，複数の学校の食事を一括して調理し，各学校へ配食する共同調理場方式がある。かつての学校給食は，単独校調理方式のみでの運営であったが，1964（昭和39）年に学校給食共同調理場の施設設備の補助制度が設けられ，その後は，共同調理場方式が増加してきている。表2-9に示す2023（令和5）年度文部科学省発表の「学校給食実施状況等調査」の結果（以下，本節において「同調査」とする）によると，全国の小中学校では共同調理場方式の方が多い状況となっている。共同調理場が増えてきている背景として，諸経費の節約によるコストダウン，学校内の事務負担軽減，一括調理による合理化，食事内容の学校間格差解消などが理由にあげられる。しかし，共同調理場方式には，児童・生徒の関心が反映しにくいことや，配送時の温度管理の難しさ，食中毒の発生時の範囲拡大などの課題もあり，共同調理場設置を慎重に検討する自治体も

表2-9 小中学校における調理方式別の実施状況　　(2023年度学校数)

	単独校調理方式	共同調理場方式	その他の調理方式	合　計
小学校	8,522（46.4％）	9,765（53.1％）	94（0.5％）	18,381（100％）
中学校	2,183（24.9％）	5,575（63.6％）	1,004（11.5％）	8,762（100％）

表2-10　提供形態別の学校給食の実施状況　　　　　　　　　　　　　　（2023年度）

学校種	学校総数	実施率（学校数比）			
		計	完全給食	補食給食	ミルク給食
小学校	18,755	99.1%（18,584校）	98.8%	0.1%	0.2%
中学校	9,820	91.5%（8,990校）	89.8%	0.2%	1.6%
義務教育学校	207	98.6%（204校）	98.6%	0.0%	0.0%
中等教育学校（前期課程）	56	67.9%（38校）	58.9%	0.0%	8.9%
特別支援学校	1,166	89.7%（1,046校）	88.9%	0.1%	0.8%
夜間定時制高等学校	539	63.5%（342校）	51.4%	11.5%	0.6%
計	30,543	95.6%（29,204校）	94.6%	0.3%	0.7%

存在する。

　学校給食の外部委託については，1985（昭和60）年に当時の文部省の「学校給食業務の運営の合理化について」の通知もあり，委託化が進んできている。外部委託の業務内容としては，調理，運搬，物資購入，食器洗浄などがあり，2023年度では，調理業務の委託率が公立学校で54.2%と高くなっている（文部科学省「同調査」）。なお，外部委託業務のうち，「献立作成」については，設置者が直接責任をもって実施すべきとして，委託の対象とされていない。

3）学校給食の提供形態

　国公私立学校において学校給食を実施している学校数は，29,204校であり，実施率は95.6%である（文部科学省「同調査」）。学校給食の種類は，完全給食，補食給食およびミルク給食の3種があり，2023年度の状況では，完全給食での実施率が極めて高くなっている（表2-10）（文部科学省「同調査」）。なお，3種の学校給食の提供形態の特徴については，以下の通りである。

　① 完全給食：パンまたは米飯（これらに準ずる小麦粉食品，米加工食品その他の食品を含む）（主食）＋ミルク（牛乳）＋おかず
　② 補食給食：ミルク（牛乳）＋おかず（主食は持参）
　③ ミルク給食：ミルク（牛乳）のみの提供（弁当持参）

4）給　食　費

　学校給食の費用は，学校給食施設の設置者が負担する経費（施設設備費，人件費など）と，食事の提供を受ける児童・生徒の保護者の負担（食材料費）からなる。児童・生徒の保護者の負担する食材料費である給食費は，2023年度の状況では，公立小中学校において，平均月額で小学校4,688円，中学校5,367円となっている（年間負担は11か月）（文部科学省「同調査」）。年間の平均給食回数が，小学校192回，中学校188回であり，1食当たりに換算すると，小学校268.6円，中学校314.0円である。近年，食材料の価格高騰が大きな社会問題となっており，給食費を自治体負担とするところも出てきている。

表2-11　学校給食摂取基準（幼児・児童・生徒1人1回当たり）

区　分	学校給食摂取基準						1日の食事摂取基準に対する学校給食の割合
	特別支援学校の幼児の場合	児童（6～7歳）の場合	児童（8歳～9歳）の場合	児童（10歳～11歳）の場合	生徒（12歳～14歳）の場合	夜間課程および特別支援学校高等部生徒	
エネルギー（kcal）	490	530	650	780	830	860	33%
たんぱく質（%）	学校給食による摂取エネルギー全体の13～20%						
脂　肪（%）	学校給食による摂取エネルギー全体の20～30%						
ナトリウム（食塩相当量）（g）	1.5未満	1.5未満	2未満	2未満	2.5未満	2.5未満	33%未満
カルシウム（mg）	290	290	350	360	450	360	50%
マグネシウム（mg）	30	40	50	70	120	130	児童33% 生徒40%
鉄（mg）	2	2	3	3.5	4.5	4	40%
ビタミンA（μgRAE）	190	160	200	240	300	310	40%
ビタミンB_1（mg）	0.3	0.3	0.4	0.5	0.5	0.5	40%
ビタミンB_2（mg）	0.3	0.4	0.4	0.5	0.6	0.6	40%
ビタミンC（mg）	15	20	25	30	35	35	33%
食物繊維（g）	3以上	4以上	4.5以上	5以上	7以上	7.5以上	40%以上

（注）1　表に掲げるもののほか，次に掲げるものについてもそれぞれ示した摂取量について配慮すること。
　　　　亜　鉛　児童（6～7歳）　　2mg　　　児童（8～9歳）　　　2mg
　　　　　　　　児童（10～11歳）　2mg　　　生徒（12～14歳）　　3mg
　　　　　　　　高校生　　　　　　3mg　　　幼児　　　　　　　　1mg
　　　2　この摂取基準は，全国的な平均値を示したものであるから，適用に当たっては，個々の健康及び生活活動等の実態並びに地域の実情等に十分配慮し，弾力的に運用すること。
　　　3　献立の作成に当たっては，多様な食品を適切に組み合わせるよう配慮すること。
資料）〔文部科学省：学校給食実施基準　夜間学校給食実施基準　特別支援学校の幼稚部および高等部における学校給食実施基準（最終改正：令和3年2月12日）〕「学校給食摂取基準の策定について（報告）（令和2年12月）」

（3）学校給食の栄養・食事管理の実際

　学校給食における栄養・食事管理は，児童・生徒の栄養状態や発育状況，健康状態などを考慮し適切に進めていく。学校給食の栄養・食事管理にあたっては，文部科学省学校給食実施基準，夜間学校給食実施基準，特別支援学校の幼稚部及び高等部における学校給食実施基準に示された「学校給食摂取基準」をもとに実施する。ここでは，上記3基準のうち，学校給食実施基準に示されている内容を中心に以下にまとめた。

1）学校給食摂取基準

　学校給食摂取基準（表2-11）は，厚生労働省策定の「日本人の食事摂取基準（2020年版）」を参考とし，当該基準の考え方を踏まえた上で，厚生労働科学研究費補助金事業の研究結果を勘案し，算出されている。学校給食摂取基準は，児童・生徒の健康の増進および食育の推進を図るために望ましい栄養量を算出されている。以上のような背景から，当該基準は児童・生徒の1人1回当たりの「全国的な平均値」を示したものであり，基準を活用して栄養・食事管理を行うにあたっては，児童・生徒の個々の健康および生活活動等の実態，さらに地域の実情等に十分配慮して「弾力的」に運用しなければならないとされている。

2）学校給食における食品構成

学校給食の食品構成については，「学校給食摂取基準」を踏まえた上で，様々な食品を適切に組み合わせ，児童・生徒が各栄養素を適切に摂取しつつ，多くの食品に触れることができるようにしなければならない。また，これらを活用した食に関する指導や食事内容の充実を図るようにしなければならない。さらに，各地域の実情や家庭における食生活の実態を把握した上で，日本型食生活の実践，わが国の伝統的な食文化の継承について十分配慮するように進めていく。特にカルシウム摂取に効果的である牛乳等についての使用に配慮し，家庭の食事においてカルシウムの摂取が不足している地域にあっては，積極的に牛乳，調理用牛乳，乳製品，小魚等についての使用に配慮することが求められる。

3）学校給食の食事内容の充実

学校給食の食事内容については，学校における食育を推進していくために，学級担任，教科担任および栄養教諭が連携し，給食時間をはじめ各教科において，学校給食を活かした食に関する指導を効果的に行うよう配慮していく。学校給食の献立は，内容が充実していなければ，指導に活用することは困難になる。献立作成にあたっての食事内容については，以下に示す点で注意が求められる。

① 献立に使用する食品や献立のねらいを明確にした献立計画を示すこと。
② 各教科等の食に関する指導と意図的に関連させた献立作成とすること。
③ 学校給食への地場産物の積極的な使用に努め，農林漁業体験等も含め，地場産物に係る食に関する指導に資するよう配慮すること。
④ わが国の伝統的食文化について興味・関心をもって学び，児童・生徒がその歴史，ゆかり，食材などを学ぶ取り組みに資するよう配慮すること。また，地域の食文化等を学ぶなかで，世界の多様な食文化等の理解も深めることができるよう配慮すること。
⑤ 児童・生徒が学校給食を通して，日常または将来の食事作りにつなげることができるよう，献立名や食品名が明確な献立作成に努めること。
⑥ 食物アレルギー等のある児童・生徒に対しては，校内において校長，学級担任，栄養教諭，学校栄養職員，養護教諭，学校医等による指導体制を整備し，保護者や主治医との連携を図りつつ，可能な限り，個々の児童・生徒の状況に応じた対応に努めること。

献立については，調理方法や児童・生徒の嗜好についても，以下に示す点で配慮した作成が求められる。

① 魅力あるおいしい給食となるよう，調理技術の向上に努めること。
② 食事は調理後できるだけ短時間に適温で提供すること。調理にあたっては，衛生・安全に十分配慮すること。
③ 家庭における日常の食生活の指標になるように配慮すること。

(4) 学校給食の衛生管理
1) 学校給食衛生管理基準

学校給食は，成長段階である幼児，児童，生徒を対象としており，比較的免疫力の弱い者が存在していることや，食中毒の際には食数の多い関係で被害が大きくなってしまうことなどから，極めて高度な衛生管理が求められる。高度な衛生管理の徹底を図るために，文部科学省は，「学校給食衛生管理基準（巻末資料，p.212参照）」，「夜間学校給食衛生管理基準」および「特別支援学校の幼稚部及び高等部における学校給食衛生管理基準」を定めている。当該基準は，HACCP（p.114参照）の考え方に基づき，施設・設備，食品の取扱い，調理作業，衛生管理体制などについて，詳細な基準が示されている。各学校給食施設は，当該基準の遵守を強く求められている。

(5) 学校給食における管理栄養士・栄養士の役割
1) 学校給食の栄養関連職種

学校給食の栄養関連職種については，学校給食法第7条に学校給食栄養管理者として明記されている。学校給食栄養管理者は，義務教育諸学校および共同調理場において，学校給食の栄養に関する専門的事項をつかさどる職員とされており，「栄養教諭の免許状を有する者」，「栄養士免許を有する者」で学校給食の実施に必要な知識・経験を有する者でなければならないと規定されている。なお，「公立義務教育諸学校の学級編制及び教職員定数の標準に関する法律」では，学校給食栄養管理者のうち，栄養教諭以外の者は，学校栄養職員と定義されている。

2) 学校における栄養教育・指導—「食に関する指導」

学校給食栄養管理者は，学校給食管理（栄養・食事管理，生産管理，衛生管理など）の業務に加え，「食に関する指導」の業務も求められている。

学校給食法第10条には，「学校給食を活用した食に関する指導」として栄養教諭の職務内容が示されている。栄養教諭は，児童・生徒が健全な食生活を自ら営むことができる知識および態度を養うため，学校給食において摂取する食品と健康の保持増進との関連性についての指導，食に関して特別の配慮を必要とする児童・生徒に対する個別的な指導，その他の学校給食を活用した食に関する実践的な指導を行うものとするとされている。なお，学校栄養職員については，栄養教諭に準じて指導を行うよう努めるものとされている。

1.6 事業所
(1) 事業所給食の法的根拠

事業所給食とは，企業や団体などで働く勤労者（従業員）を対象に提供される給食である（表2-12）。事業所給食の法的基盤は，1947（昭和22）年に制定された労働基準法および同法から派生した労働安全衛生法による。事業所の寮や研修所については労働基準法，労働基準法施行規則および事業附属寄宿舎規定，またオフィスおよび工

表2-12　対象別事業所給食の種類と特徴

種　類	給食の対象と特徴
オフィス給食	企業や官庁などの事務系および営業系従業員を対象とする。身体活動レベルは普通または低い者であり、量よりも質的な内容が求められる。近隣の外食産業との競合もあり、対象者の嗜好に配慮した選択可能な提供方式の導入や、ストレス軽減のための食環境整備も重要となる。昼食1回（主に平日）が主体となる。 ＊事業者は、労働者が有効に利用することができる休憩の設備を設けるように努めなければならない。（労働安全衛生規則　第613条） ＊事業者は、事業場において労働者に対し給食を行うときは、栄養の確保及び向上に必要な措置に努めなければならない。（労働安全衛生規則　第631条）
工場給食	製造業に従事する従業員が対象となる。製造業の種別や製造ラインの状況によって、身体活動レベルが異なるため、仕事内容に応じた給与栄養目標量を設定する。勤務体制によって、昼食以外に朝食、夕食、夜食の提供もある。 ＊有害作業場には食堂の設置が義務付けられている。（労働安全衛生規則　第629条）
寄宿舎・研修所	寄宿舎では独身者、単身赴任者が対象となり、朝、夕2回の食事の提供を行う。対象者の食生活の基盤となるため、栄養面だけでなく、家庭的な温かさをもち、変化のあるメニューづくりに努める。研修所では、平均研修期間を考慮しながらサイクルメニューなどの期間設定を行い、1日3回の食事の提供が行われる。 ＊常時30人以上の労働者を寄宿させる寄宿舎には、食堂の設置が義務付けられている。（事業附属寄宿舎規定　第24条）

表2-13　事業所給食における栄養士配置規定

種　類	栄養士配置	規程法令
事業所	事業者は、事業場において、労働者に対し、1回100食以上または1日250食以上の給食を行うときは、栄養士を置くように努めなければならない。	労働安全衛生法 労働安全衛生規則　第632条
寄宿舎	1回300食以上の給食を行う場合には、栄養士を置かなければならない。	労働基準法 事業附属寄宿舎規程　第26条

場については労働安全衛生法、労働安全衛生規則により食堂の設置基準や栄養士配置規定が定められている（表2-13）。

（2）事務所給食の意義・目的

　事業所給食は産業給食ともいわれ、従業員の健康の保持・増進および生活習慣病予防を目的とする。また、福利厚生の一環として従業員の経済的負担を軽減するため、低価格で給食を提供する。さらには、勤労意欲や作業効率を高めることで労働生産性の向上に寄与することが求められる。

（3）事業所給食の特徴

　事業所給食の対象者は、10歳代後半から60歳代と年齢層が幅広い。事業所によって、男女比率や職種、就業形態が異なるため身体活動レベルも様々である。事業所の就業形態によって、1日に提供される食事の回数が異なり、朝食、昼食、夕食、夜食のうち複数食を提供する施設もあるが、主に昼食1食を提供する施設が多い。

1）運営形態

　事業所給食の運営形態には、直営方式と委託方式がある（図2-2）。

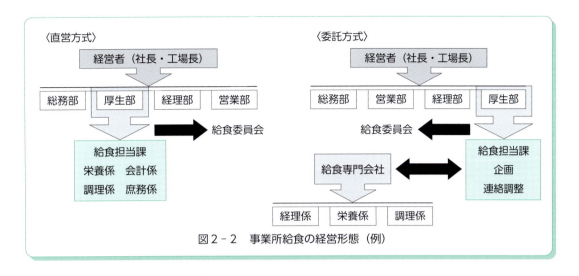

図2-2　事業所給食の経営形態（例）

① **直営方式**　　企業や団体が福利厚生のため給食施設を設置し，給食部門を一部門とし，その組織体の従業員を使って給食の運営を行うことである。一般に事業主の運営方針を徹底しやすく，従業員とのコミュニケーションを図りやすいことから信頼関係を構築しやすいなどの利点がある。一方で，給食運営の専門的なノウハウをもっていないことや，人事・労務管理の煩雑さ，経済的負担の増加などの問題を抱えやすく，経営努力に欠けることがある。そのため，近年では企業の経営効率性の観点からも給食業務の外部委託が主流となっている。

② **委託方式**　　経営戦略の手法として，業務の一部または全部を外部の専門会社に委託することを**アウトソーシング**という。給食業務においても同様に，給食受託専門会社に業務を外部委託することにより，質の高い食事を提供することが可能となる。さらに，人事管理の簡素化や経済性の向上等，コスト面においても多くのメリットがある。しかし，給食受託専門会社にとって業務の効率性や収益性を重視することは避けられないため，利益追求に重点が置かれる場合は顧客サービスや給食の質的低下を招くおそれがある。給食受託専門会社には，受託給食会社（**委託**），企業の子会社・系列会社など（**準委託**），地域または共同出資組合等（**協同組合**）がある。

委託の形態については，第3章を参照（p.43）。

2）提供方式

給食の目的，献立作成基準等をもとに料理の組合わせにあわせた提供方式が検討される。また，対象者の多様なニーズを考慮した食事内容への対応も必要性が増している。栄養管理が行いやすい単一定食方式と対象者の嗜好に配慮しやすい選択可能な方式がある。後者は，料理の種類が複数となるため調理作業が煩雑になる。

提供方式には，単一定食方式，選択食方式がある（第4章，p.62参照）。

（4）事業所給食の栄養・食事管理の実際

　主に健康な者を対象とした食事の提供が基本であるが，生活習慣病の罹患率の高い成人期が中心となるため，健康的な食事への要求は年々高まっている。事業所給食の関係法規には栄養士配置や給食規定が示されるが，給与栄養量の基準については明確に定められていない。提供方式によって詳細は異なるが，一般的には「日本人の食事摂取基準」を活用し，集団を構成するすべての個々人に対して適切な栄養量を提供することが求められる。具体的には，対象者の性・年齢階級別，身体活動レベル別の人員構成表を作成し，定期健康診断等のデータから栄養アセスメントを行い推定エネルギー必要量の分布を確認する。推定エネルギー必要量ベースに集約した数種類の食種を設定し，食種ごとに各種栄養素の基準値を決定する。エネルギーベースによる食種の設定の際，対象者の推定エネルギー必要量が給与エネルギー目標量の±200kcal（または±10％）の誤差範囲に含まれるよう留意する。また，体格（body mass index：BMI，体重（kg）÷身長（m）^{2}）が正確に確認できる場合は適正範囲外の者の割合を把握し，肥満ややせの対象者に対しては個別対応を行うことが望ましい。

（5）事業所給食の管理栄養士・栄養士の役割

　近年では給食の利用者にとって料理の選択肢の幅が広いカフェテリア方式などが増加しており，利用者への栄養情報の提供を含めた栄養教育・指導が求められる。例えば，野菜摂取を促進するために期間限定で野菜を用いた単品料理の種類をメニューに追加し，関連するPOP等でイベントを周知するなどの健康教育が考えられる。健康増進法にも明示されているように，栄養成分表示や献立の掲示，栄養学的に望ましいモデル献立の提案など，各種媒体を活用した適切な情報提供に努める必要がある。

　また，厚生労働省によるTHP（トータルヘルスプロモーション）を背景に，2008（平成20）年から特定健診・特定保健指導が開始され，生活習慣病リスク要因の数に応じて医師，保健師，管理栄養士などが積極的に介入し，事業所における労働者の健康保持増進対策が推進されている。2020（令和2）年から2021（令和3）年にかけて改正されたTHP指針では，健康保持増進措置視点の対象について，従来の労働者「個人」のみならず「集団」対しての強化が行われ，事業場の特性に合った対応や医療保険者と連携したコラボヘルスの推進が求められるようになった。一方で，健康日本21（第2次）最終評価では，管理栄養士・栄養士配置率が低い事業所給食において，従業員等に対する健康管理の観点から，提供される食事や情報等の食環境整備への効果的な介入の必要性が指摘された。

　2018（平成30）年4月に制度化された「健康な食事・食環境（スマートミール）」は，提供する食事の作成・確認に管理栄養士・栄養士が関与することを明確にしていることが特徴である。本制度は，経済産業省が推進する企業における健康経営促進の一手段であり，特に事業所給食が重要な役割を果たしている。事業所給食における栄養管理の改善（提供される食事の質や健康情報等）が利用者の身体状況や食行動等の改善に

有効であるとされており，本制度の普及促進への期待が高まっている。

業務委託率が増大し，外食・中食産業との競争が激化するなか，今後，事業所給食は従来のような食事の質や量，価格のみならず，魅力あるサービス内容など食環境整備を進めることで労働者の健康保持増進へ寄与することが求められる。

2. 特定給食施設における管理栄養士・栄養士の業務と役割

管理栄養士・栄養士の業務と役割については，栄養士法に規定されている。第1条第1項において，「栄養士とは，都道府県知事の免許を受けて，栄養士の名称を用いて栄養の指導に従事することを業とする者をいう」とされ，同条第2項では，「管理栄養士とは，厚生労働大臣の免許を受けて，管理栄養士の名称を用いて，傷病者に対する療養のため必要な栄養の指導，個人の身体の状況，栄養状態等に応じた高度の専門的知識及び技術を要する健康の保持増進のための栄養の指導並びに特定多数人に対して継続的に食事を供給する施設における利用者の身体の状況，栄養状態，利用の状況等に応じた特別の配慮を必要とする給食管理及びこれらの施設に対する栄養改善上必要な指導等を行うことを業とする者をいう」と示されている。「特定多数人～」以下の部分は，給食施設における管理栄養士業務の定義といってもよい。

給食施設で働く管理栄養士には，栄養・食事管理やマネジメントの能力が求められる。利用者の身体状況や栄養状態，喫食状況等の情報を把握し，得られた情報を基にした栄養・食事管理計画を立て，さらには給食施設の運営を効率的に行っていくシステムを構築していくことである。

栄養士法にみられる管理栄養士・栄養士による給食管理の重要性から，健康増進法第21条第1項において，管理栄養士・栄養士の特定給食施設への必置規定あるいは努力規定が示され（p.9，表1-2参照），特定給食施設における管理栄養士・栄養士の必要性が重要視されている。

3. 特定給食施設の関係法規

（1）法規の種類

給食施設は，健康の保持・増進や疾病の治癒，成長・発達，QOL向上などの食事提供における目的の達成と同時に食中毒の発生防止などの安全・衛生の対応が求められる。これらの給食施設の活動は，法的な裏付けにより運営がなされている。給食施設の運営にかかわる管理栄養士・栄養士は，関係法規の内容を十分に理解し，各法規に示された内容に注意しながら各種業務を進めていかなければならない。給食施設に関与する栄養関係法規には，健康増進法，食品衛生法などが存在し，それぞれに示された内容をもとに各施設の運営がなされている。栄養関係法規として規定されているもののなかには，国が示す法律，政令，省令，地方自治体が示す条例，規則がある。

表2-14 法規の種類

種類		内容
国	法律	国会の両院の議決を経て制定されるもの（例：健康増進法）
	政令	憲法や法律の規定を実施するための種々の手続きや，法律によって特に委任された事項について内閣により制定されるもので，施行令ともいう（例：健康増進法施行令）
	省令	法律や政令を施行するために種々の手続きや法律，政令によって特に委任された事項を担当主務大臣により制定するもので，施行規則ともいう（例：健康増進法施行規則）
地方自治体	条例	法令に違反しない限りにおいて，一定の事務について定めたものであり，地方議会の議決によって制定されるもの（例：滋賀県食品衛生基準条例）
	規則	法令に違反しない限りにおいて，その権限の属する事務について定めたものであり，法律や法令などを地方自治体が執行する場合の具体的な事務手続きなどを規定するものである（例：滋賀県食品衛生法等施行規則）
国，地方自治体の両方	告示	伝えるべき事項を公式に広く一般に向けて公示されるもの（例：学校給食実施基準）
	通達・通知	法規の施行について，詳細な説明等が担当所管から出されるもの（法的拘束力はない）

それぞれの法規の種類を表2-14に示した。

（2）特定給食施設の主な関係法規

1）健康増進法〔2002（平成14）年制定〕

　健康増進法は，「我が国における急速な高齢化の進展及び疾病構造の変化に伴い，国民の健康の増進の重要性が著しく増大していることにかんがみ，国民の健康の増進の総合的な推進に関し基本的な事項を定めるとともに，国民の栄養の改善その他の国民の健康の増進を図るための措置を講じ，もって国民保健の向上を図ること」（第1条）を目的とする法律である。この法律は，国民健康・栄養調査等（第3章），保健指導等（第4章），特定給食施設（第5章），受動喫煙防止（第6章），特別用途表示等（第7章）等について規定している。給食経営管理分野に関連する項目としては，第5章の特定給食施設が該当する。ここでは，特定給食施設の届出，特定給食施設における栄養管理，指導および助言，勧告および命令，立入検査等について詳細に規定されており，この法律は給食施設を運営するための根拠となる極めて重要な法律である。

2）食品衛生法〔1947（昭和22）年制定〕

　食品衛生法は，「食品の安全性の確保のために公衆衛生の見地から必要な規制その他の措置を講ずることにより，飲食に起因する衛生上の危害の発生を防止し，もって国民の健康の保護を図ること」（第1条）を目的とする法律である。この法律は，給食施設のみならず，食品加工等食品関連業者も対象として定められている。食品及び添加物（第2章），器具及び容器包装（第3章），表示及び広告（第4章），食品添加物公定書（第5章），監視指導（第6章），検査（第7章），登録検査機関（第8章），営業（第9章）等について規定している。食品等の取り扱いをはじめ，食中毒発生時の措置などについても細部にわたる規定があり，給食施設にとっては重要な法律である。

(3) その他の関係法規

このほか，給食施設に関係する主な法規としては以下があげられる。

1) 医療法〔1948（昭和23）年制定〕

医療法は，医療提供施設の給食に関係する項目として，同法施行規則のなかで，病床数100床以上の病院に栄養士1名の必置が規定されている。

2) 学校給食法〔1954（昭和29）年制定〕

学校給食法は，児童・生徒の心身の健全な発達を目的に，学校給食の目標などが詳細に規定されている（本章「1.5 学校」参照）。

3) 児童福祉法〔1947（昭和22）年制定〕

児童福祉法は，児童福祉施設の種類とその目的および特徴が規定されている。主な施設ごとの栄養士の配置基準は，「児童福祉施設の設備及び運営に関する基準」に規定されている。

4) 老人福祉法〔1963（昭和38）年制定〕

老人福祉法は，老人福祉施設の種類やその目的，特徴が規定されている。

参考文献

- 藤原政嘉, 田中俊治, 赤尾正編著:『新・実践 給食経営管理論―栄養・安全・経営面のマネジメント 第3版』, みらい (2014)
- 君羅満, 岩井達, 松崎政三編著:『Nブックス給食経営管理論 第5版』, 建帛社 (2015)
- 医薬基盤・健康・栄養研究所監修, 石田裕美, 登坂三紀夫, 髙橋孝子編:『健康・栄養科学シリーズ給食経営管理論 改訂第3版』, 南江堂 (2019)
- 中山玲子, 小切間美保編:『給食経営管理論 第4版:新しい時代のフードサービスとマネジメント』, 化学同人 (2016)
- 鈴木久乃, 太田和枝, 殿塚婦美子編著:『給食管理』, 第一出版 (2011)
- 文部科学省:『食に関する指導の手引―第二次改訂版』, 健学社 (2019)
- 栄養法規研究会編:『わかりやすい給食・栄養管理の手引』, 新日本法規 (2006)
- 日本栄養改善学会監修, 市川陽子, 神田知子編:『管理栄養士養成のための栄養学教育モデル・コア・カリキュラム準拠 第11巻 給食経営管理論 給食と給食経営管理における関連項目の総合的理解』, 医歯薬出版 (2021)
- 朝見祐也, 小松龍史, 外山健二編著:『管理栄養士講座 三訂 給食経営管理論』, 建帛社 (2017)
- 幸林友男, 曽川美佐子, 神田知子, 市川陽子編:『栄養科学シリーズNEXT 給食経営管理論 第4版』, 講談社サイエンティフィク (2022)
- 韓順子, 大中佳子編:『サクセス管理栄養士・栄養士養成講座 給食経営管理論 改訂第9版』, 第一出版 (2021)
- 高田健人, 遠又靖丈, 長谷川未帆子:介護老人福祉施設・介護老人保健施設における栄養ケア・マネジメントの取り組み―2021年度施設実態調査–, 日本健康・栄養システム学会誌, 21巻2号 (2022)
- 厚生労働省:特定給食施設における栄養管理に関する指導及び支援について (平成25年3月29日健が発0329第3号)
- 日本給食経営管理学会監修:『給食経営管理用語辞典 第3版』, 第一出版 (2020)
- 食事摂取基準の実践・運用を考える会編:日本人の食事摂取基準2020年版の実践・運用–特定給食施設における栄養・食事管理–, 第一出版 (2020)
- 市川陽子:「健康な食事・食環境」の認証制度,「スマートミール」, 日本調理科学会誌, 52巻6号 (2019)

Ⅰ 給食・給食経営管理の概念と概要

第 3 章

給食経営管理の概要

> **学習のポイント**
> 給食業務の全体像を把握し，給食経営管理の概要，必要な経営資源，PDCAサイクルの重要性を理解する。

1. 給食における経営管理の概要

　給食の経営管理とは，特定の利用者に食事を提供し，その過程で様々な価値を創出する取り組みである。この「価値」は，金銭的な利益に限らず，おいしさや楽しみ，安全性や健康維持など，利用者にとって重要な要素を含めた広い意味で考える必要がある。給食は施設の理念や目標に沿って品質を決定，運営していかなければならない。単に利益を追求するのではなく，利用者に質の高い食事を提供することが主な目的である。

　給食は，食料の生産，加工，流通といった社会全体とのかかわりのなかで運営されており，これらのプロセスは社会のニーズに応じて進化し，より安全で効率的な食事の提供を目指す必要がある。さらに，利用者に提供される食事は，望ましい食習慣を育むための栄養教育や指導の一環でもあり，継続的に食事を提供することで，利用者が自分の食生活を適切に管理できるようサポートすることも重要な役割をもつ。利用者や地域社会を通じて，食に対する意識の向上も期待される。

2. 給食における資源の管理と活用

　給食運営では，限られた資源を効率的に管理し，最大限に活用することが，持続可能なサービス提供において非常に重要である。給食の運営や品質管理に関する要素を示すフレームワークには，人（man），材料（material），方法・工程（method），機械・設備（machine），マニュアル（manual），コスト（money），献立（menu）の **7つのM** がある。また，情報はすべての資源に関係する。つまり，新鮮で安全な食材料の調達と管理が，給食の品質を保つために不可欠である。また，効率的で衛生的な方法や工程を確立し，実践することが求められる。さらに，適切な機械の使用とメンテナンスが効率的な調理と安全性を確保する。食材料の分量や調理時間，温度管理など，適切な測定や管理が品質を左右する。これらのコスト管理をしっかり行うことで，予算内で高品質な給食を提供することができる。組織的な管理を行い，全体の品質と効率を

第3章　給食経営管理の概要

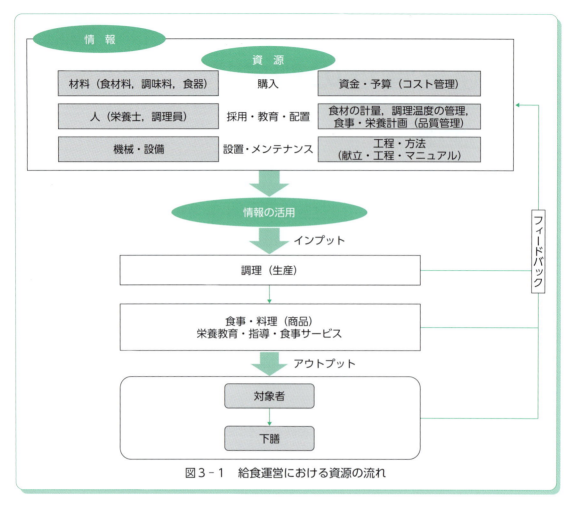

図3-1　給食運営における資源の流れ

維持することも重要である（図3-1）。

3. 給食経営管理におけるマーケティングの役割

給食施設の種類によって，対象者や給食提供の主な目的は異なる（表3-1）。給食経営におけるマーケティングは，各給食施設で利用者のニーズを把握することが重要

表3-1　給食施設の種類・対象者・給食提供の主な目的

種類	主な対象者	給食提供の主な目的
病院	患者	治療の一貫として，患者の回復を促進するため，病状に応じた栄養管理を行い，治療効果を最大化する
学校	児童・生徒	教育の一環として，食育を通じて健全な食習慣を育成する
高齢者・介護福祉施設	高齢者	高齢者の健康維持とQOLの向上を目指し，個々の栄養状態等に応じた食事提供を行う
事業所	従業員	福利厚生の一環であり，従業員の健康管理と業務パフォーマンスの向上を図る
児童福祉施設	乳幼児・児童	健全な発育を支援するため，必要な栄養素を提供し，健全な食生活の基礎を築く

3. 給食経営管理におけるマーケティングの役割

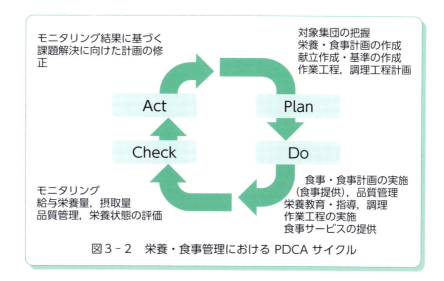

図3-2 栄養・食事管理におけるPDCAサイクル

である。また，給食市場における競合他社や他施設の動向を調査し，ブランドイメージを構築することも必要である。さらに，食材料の安全性や望ましい食事に関する情報を提供し，利用者とのコミュニケーションを強化することがマーケティングの重要な役割を果たしている。

3.1 給食経営管理とPDCAサイクル

　給食経営におけるPDCAサイクルは，給食の提供プロセスを継続的に改善し，利用者に対して安全で栄養価の高い食事を提供するための基本的な管理手法である。このサイクルは，計画（Plan），実施（Do），点検・評価（Check），修正・改善（Act）の4つのステップで構成されており，これらを繰り返すことで，給食の品質を向上させることができる（図3-2）。

① **計画（Plan）**　栄養アセスメントの結果をもとに食事や栄養計画を立てる。この際，集団の給与栄養目標量の基準を設定し，「日本人の食事摂取基準」に基づいて必要なエネルギー・栄養素の量を算出する。これにより，利用者の年齢や健康状態に応じた適切な栄養バランスを確保できる。次に，計画に基づいて，必要な食材料の調達や調理の手配を行う。

② **実施（Do）**　計画に従って給食を実際に提供する。この段階では，食材料の取り扱いや調理方法が適切であることを確認し，安全でおいしい食事を利用者に提供することが求められる。

③ **点検・評価（Check）**　提供された給食が計画どおりに実施されたかを評価し，利用者からのフィードバックや栄養状態の変化を確認する。この評価に基づいて，給食内容や運営方法に改善が必要かどうかを判断する。

④ **修正・改善（Act）**　評価結果をもとに計画や実施方法を見直し，必要な修正を加えることで，次のサイクルでよりよい給食の提供が可能となり，継続的な品質向

上が図られる。

3.2 給食におけるマーケティングの意義・目的

給食におけるマーケティングは，利用者の満足度を高め，施設の経営効率を向上させるために重要な活動である。特に，以下の3つの要素がその意義・目的を達成するための手段となる。

① **顧客満足度調査（customer satisfaction survey；CS調査）**　給食施設において利用者が提供されるサービスや食事内容に対してどの程度満足しているかを測定するための調査である。この調査の目的は，利用者のニーズや期待に応えるための改善点を特定し，サービスの質を向上させることである。

② **メニュー・マーチャンダイジング**　メニュー戦略を立てる前に，利用者の嗜好や購買行動を調査し，誰に向けて提供するかを明確にする。その上で，適正な商品を適正価格で適正時期に適量を市場に流すことを意識しながら，売上データを分析し，利益率の高いメニューと低いメニューを把握する。次に，分析結果に基づいて，メニューの配置，価格設定，ビジュアル要素などを設計する（p.185参照）。

③ **献立の品質**　提供される食事が対象の集団に対して適切な栄養量を満たし，味や見た目，提供温度などが利用者の満足を満たすこと，さらに安全性が確保されていることを含めて，献立の品質を総合的に管理する必要がある。

4. 給食経営と組織

給食施設は，それぞれの組織の理念や目標に基づいて運営されている。例えば，病院では，疾病の治療や予防，栄養管理を目的とし，他部門と連携しながら診療補助部門として機能する。福祉施設では，高齢者や障害者の栄養状態の維持と生活の質の向上を目的に，利用者のニーズに応じた食事を提供し，ケア部門などと連携して運営されている。学校給食では，児童・生徒の健康を支え，食育を通じて健全な食習慣を育てることが主な目的である。いずれの施設においても，給食経営を円滑に運営するためには，「人（人材）」「物（設備・材料）」「金（資金）」「情報」といった経営資源の管理と，フードサービスシステムの効率的な運用が不可欠である。これらの資源を効果的に組み合わせることで，質の高い給食サービスが提供される。また，組織の理念や目標に沿った給食運営を行うことで，利用者の満足度や組織の評価が向上する。したがって，給食経営は，単なる食事提供にとどまらず，組織の中核を担う重要な役割を果たしている。

4.1 栄養部門の役割と組織体制

一例として，病院組織における栄養部門の役割と位置付けを記す。

病院組織における栄養部門は，患者の栄養管理と食事提供において不可欠な役割を

担い，医療スタッフと緊密に連携しながら，患者一人ひとりの栄養状態に基づいた最適な食事計画を提供する。治療効果の最大化を目指す一方で，委託給食を行っている病院では，管理栄養士や栄養士が中心となり，委託業者の給食スタッフと協力して食材料の選定，調理，提供の各プロセスを管理し，病院の基準に従って安全で栄養価の高い食事を提供する責任を負い，その過程を定期的に評価・改善し，治療の一環として患者に提供する食事の重要な役割を担っている。

4.2 給食運営業務の外部委託

(1) 外部委託とその目的

給食施設の運営を外部の組織（企業）に任せることを**外部委託（アウトソーシング）**といい，これにより受託側が契約に基づいて給食業務を行うため，コントラクトフードサービスとも呼ばれる。委託方法には，全体を委託する全面委託と，一部を委託する部分委託があり，病院，福祉施設，事業所，学校などで広く利用されている。外部委託の目的は，①経営資源の本来業務への集中，②人件費や経費の削減，③人事管理の省力化，④給食業務の専門家による運営管理の向上，⑤給食の品質・サービス向上，⑥新しい調理方法やシステムの導入などである。

(2) 委託業務の範囲

委託給食の業務範囲は，提供するサービスの範囲や責任の分担方法により異なる。主に，委託業務の範囲には全面委託と部分委託がある。

1) 全面委託（フルアウトソーシング）

給食運営に関するすべての業務（調理，配送，配膳，食材料調達，献立作成など）を外部業者に委託する形態。この場合，給食に関する全責任は委託先業者が負う。

2) 部分委託（パーシャルアウトソーシング）

特定の業務のみを外部業者に委託する形態。例えば，調理業務だけを委託し，配膳や献立作成は自施設で行う場合が該当する。

(3) 委託契約の主な方式

1) 食単価契約

1食当たりの費用を基準に契約を結ぶ方法であり，提供する食数によって総費用が変動する。1食ごとの費用が明確に設定されているため，コスト管理が容易で，提供する食数によって総費用が変動する。

2) 管理費契約

給食サービスの運営にかかる管理費用を基準に契約を結ぶ方法である。受託給食会社は，管理費が固定されていることから，食単価契約よりも月々の収益が安定する。

3) 補助金制契約

自治体や政府が給食運営費の一部を補助金として支援し，その補助金を基本に契約

表3-2　病院が自ら実施すべき業務

区分	業務内容	備考
栄養管理	病院給食運営の総括 栄養管理委員会の開催，運営 院内関係部門との連絡・調整 献立表作成基準の作成 献立表の確認 食数の注文・管理 食事せんの管理 嗜好調査・喫食調査等の企画・実施 検食の実施・評価 関係官庁等に提出する給食関係の書類等の確認・提出・保管管理	受託責任者等の参加を求めること 治療食等を含む 受託責任者等の参加を求めること
調理管理	作業仕様書の確認 作業実施状況の確認 管理点検記録の確認	治療食の調理に対する指示を含む
材料管理	食材の点検 食材の使用状況の確認	病院外の調理加工施設を用いて調理する場合を除く
施設等管理	調理加工施設，主要な設備の設置・改修 使用食器の確認	病院内の施設，設備に限る
業務管理	業務分担・従事者配置表の確認	
衛生管理	衛生面の遵守事項の作成 衛生管理簿の点検・確認 緊急対応を要する場合の指示	
労働衛生管理	健康診断実施状況等の確認	

資料）医療法の一部を改正する法律の一部の施行について，医政発0805第8号，令和2年8月5日

を結ぶ方式である。つまり，自治体や学校が費用を節約しつつ，質の高い給食を提供するための効果的な手段である。ただし，補助金の安定供給や業者の品質管理，コストの透明性が求められる。

（4）委託に関連する法律

1）学校給食

「学校給食法の一部を改正する法律」（1985（昭和60）年）により，従来の学校内での調理方式に加え，調理済みの食事を配送する「センター方式」の導入が認められた。この改正により，栄養基準の見直し，衛生管理の強化，委託業者の選定や契約内容に関する規定が整備され，委託業務の適正化が図られた。ただし，学校給食では献立作成業務および食材料費の管理は外部委託はできない。

2）病院給食

「医療法の一部を改正する法律」（1992（平成4）年）により，医療機関での給食業務の外部委託，委託基準や契約に関する規定が明確化された。業務内容においては，病院自らが実施すべき業務が示されている（表3-2）。また，院外調理や複数業者への委託が認められ，業者は受託した業務のうち，食事の運搬，食器の洗浄等の一部の業務については，基準を満たす者に再委託することも差し支えないとされている。

3）保 育 所

1998（平成10）年に制定された「児童福祉法の一部を改正する法律」により，保育所が給食業務を外部の専門業者に委託することが制度的に明確化された。

> **参考文献**
> ・厚生労働省：特定給食施設が行う栄養管理に係る留意事項について（令和2年3月31日付け健健発0331第2号別添1）
> ・富岡和夫，冨田教代編：『給食経営管理論　給食のトータルマネジメント　第4版』，医歯薬出版（2022）
> ・片山直美，原正美編：『給食経営管理論　第3版』，みらい（2023）
> ・学校給食における児童生徒の食事摂取基準策定に関する調査研究協力者会議：学校給食摂取基準の策定について（報告）（2020）
> ・厚生労働省：「日本人の食事摂取基準（2025年版）」策定検討会報告書（2024）

II 給食の運営管理 （オペレーション管理）

第 4 章

栄養・食事管理

> **学習のポイント**
>
> PDCAサイクルに基づいた栄養・食事管理の基礎を学ぶ。また，栄養・食事管理について，PDCAサイクルではどのような管理活動や作業があるのかを具体的に学び，その流れを理解する。その上で，給食が適正に提供されているかの評価について学ぶ。

1. 栄養・食事管理とは

病院，福祉施設，学校，事業所等の給食施設では，利用者および対象集団の健康に貢献するために，アセスメントに基づいて献立計画を立案する。給食を提供したのちは評価を行い，必要に応じて改善点を計画に反映する。この一連の業務が栄養・食事管理である（図4-1）。

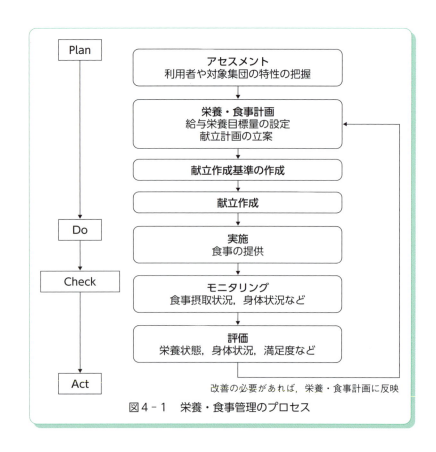

図4-1 栄養・食事管理のプロセス

2. 栄養計画と実施

2.1 栄養計画の目的

　利用者の健康の保持・増進，生活習慣病の予防には，最適な栄養状態を継続することが重要である。したがって，適当なエネルギー量や栄養素量の食事を提供し，十分な摂取量を維持する必要がある。そのため，利用者の身体状況や生活習慣，食事摂取状況についてアセスメントを行い，適当なエネルギー量や栄養素量を推定し栄養計画を立案する。その際，「日本人の食事摂取基準」（以下，食事摂取基準）を活用する。

2.2 栄養計画に必要なアセスメント（利用者の身体状況，生活習慣，食事摂取状況の把握）

　栄養計画の立案には，利用者個人を対象としたアセスメントの結果を集団として分析し評価する。

（1）個人を対象としたアセスメント

　エネルギー摂取の過不足は，年齢や身長，体重，BMI（体格指数：body mass index）などの身体状況より評価することができる。併せて，血液生化学データなどの臨床検査結果や食事調査による食事摂取状況，生活習慣，ニーズなどの情報を収集し総合的な評価を行う。健康診断の結果などが利用できる場合は，積極的に用いる。

（2）集団としての分析

　集団においては，栄養リスク者の割合を判定する。例えばBMIの分布を整理し，目標とするBMIの範囲（表4-1）から外れる者の割合を確認する。食事摂取基準には，集団の食事改善を目的として食事摂取基準を活用する場合の基本的事項が示されている（表4-2）。

2.3 栄養・食事管理のプロセス

　アセスメントや栄養リスクを評価したのち，利用者が健常者であれば，食事摂取基準を活用して栄養計画を立案する。病者であれば，食事摂取基準に加えて，各疾患のガイドライン等が優先される。食事摂取基準では，その活用において，食事評価をもとにした計画（plan），実施（do），検証（check），改善（act）と循環するPDCAサイ

表4-1　目標とするBMIの範囲（18歳以上，男女共通）

年齢（歳）	目標とするBMI（kg/m^2）
18～49	18.5～24.9
50～64	20.0～24.9
65～74	21.5～24.9
75歳以上	21.5～24.9

出典）「日本人の食事摂取基準（2025年版）」策定検討会報告書，p.58，2024

表4-2　集団の食事改善を目的として食事摂取基準を活用する場合の基本的事項

目　的	用いる指標	食事摂取状況のアセスメント	食事改善の計画と実施
エネルギー摂取の過不足の評価	体重変化量 BMI	○体重変化量を測定 ○測定されたBMIの分布から，BMIが目標とするBMIの範囲を下回っている，あるいは上回っている者の割合を算出	○BMIが目標とする範囲内に留まっている者の割合を増やすことを目的として計画を立案 〈留意点〉一定期間をおいて2回以上の体重測定を行い，その変化に基づいて計画を変更し，実施
栄養素の摂取不足の評価	推定平均必要量 目安量	○測定された摂取量の分布と推定平均必要量から，推定平均必要量を下回る者の割合を算出 ○目安量を用いる場合は，摂取量の中央値と目安量を比較し，不足していないことを確認	○推定平均必要量では，推定平均必要量を下回って摂取している者の集団内における割合をできるだけ少なくするための計画を立案 ○目安量では，摂取量の中央値が目安量付近かそれ以上であれば，その量を維持するための計画を立案 〈留意点〉摂取量の中央値が目安量を下回っている場合，不足状態にあるかどうかは判断できない
栄養素の過剰摂取の評価	耐容上限量	○測定された摂取量の分布と耐容上限量から，過剰摂取の可能性を有する者の割合を算出	○集団全員の摂取量が耐容上限量未満になるための計画を立案 〈留意点〉耐容上限量を超えた摂取は避けるべきであり，超えて摂取している者がいることが明らかになった場合は，問題を解決するために速やかに計画を修正，実施
生活習慣病の発症予防を目的とした評価	目標量	○測定された摂取量の分布と目標量から，目標量の範囲を逸脱する者の割合を算出	○摂取量が目標量の範囲に入る者又は近づく者の割合を増やすことを目的とした計画を立案 〈留意点〉発症予防を目的としている生活習慣病が関連する他の栄養関連因子及び非栄養性の関連因子の存在とその程度を明らかにし，これらを総合的に考慮した上で，対象とする栄養素の摂取量の改善の程度を判断。また，生活習慣病の特徴から考え，長い年月にわたって実施可能な改善計画の立案と実施が望ましい

出典）「日本人の食事摂取基準（2025年版）」策定検討会報告書，p.45（2024）

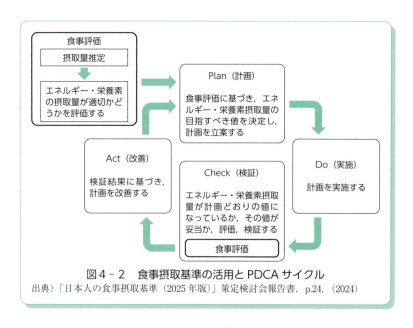

図4-2　食事摂取基準の活用とPDCAサイクル
出典）「日本人の食事摂取基準（2025年版）」策定検討会報告書，p.24，（2024）

クルの流れが示されている（図4-2）。給食施設においてもこの流れを基本として，栄養・食事管理を実施する。

2.4　食事調査の留意点

アセスメントでは，食事調査で得られた栄養素の習慣的な摂取量を，食事摂取基準

3. 日本人の食事摂取基準

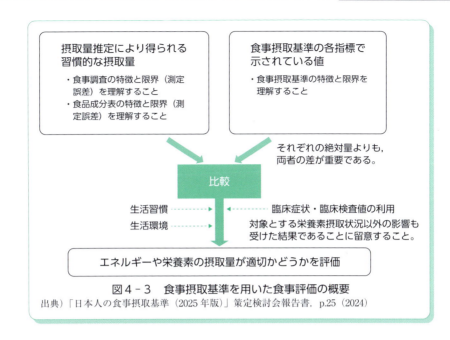

図4-3 食事摂取基準を用いた食事評価の概要
出典）「日本人の食事摂取基準（2025年版）」策定検討会報告書．p.25（2024）

の各指標で示されている値と比較し，生活習慣や生活環境，臨床症状・臨床検査値を利用してエネルギーや栄養素の摂取量が適切であるかを評価する（図4-3）。そのため，食事調査はできるだけ習慣的な摂取量を推定できる調査法を選択し，過小申告や過大申告，日間変動などを考慮して評価する。また，3食を提供しない給食施設では，給食以外の食事からの摂取量についても評価し，栄養・食事管理を実施する必要がある。

3. 日本人の食事摂取基準

栄養計画では，食事摂取基準を正しく理解して活用し，利用者や対象集団に合わせた給与エネルギー量や給与栄養量を設定する。

3.1 対象とする個人および集団

食事摂取基準は，健康な個人および健康な者を中心として構成され集団を対象として，国民の健康の保持・増進，生活習慣病の発症予防を目的として，食事によるエネルギーおよび栄養素の基準を示すものである。2025年版は，生活習慣病等や高齢者におけるフレイルに関する危険因子を有していても，「おおむね自立した日常生活」を営んでいる者やこのような集団を対象としている。

3.2 指　標

食事摂取基準では，国民の健康の維持・増進，生活習慣病の発症予防のための指標として，エネルギーは推定エネルギー必要量，栄養素は推定平均必要量，推奨量，目

安量，耐容上限量，目標量が設定されている。これらの指標の意味を理解し，栄養計画に活用する。

（1）推定エネルギー必要量

体重変化がなければ，エネルギー摂取量とエネルギー消費量は等しい。食事摂取基準では，エネルギーの摂取量および消費量のバランスの維持を示す指標としてBMIを採用している。しかし，二重標識水法で得られたエネルギー消費量のデータによって，性別・身体活動レベル別に代表値を定めることができるほどのデータは蓄積されておらず，摂取量の推定を行う食事計画には誤差が生じる。そのため，「体重1kg当たりの基礎代謝量基準値と参照体重と身体活動レベルの積」を用いた推定エネルギー必要量が，性・年齢・身体活動レベル別に別表として収載されている。

（2）栄養素

栄養素は，摂取不足の回避，過剰摂取による健康障害の回避，生活習慣病の発症予防を目的として，推定平均必要量，推奨量，目安量，耐容上限量，目標量が設定されている。栄養素の指標の目的と種類を表4-3に，各指標を理解するための概念図を図4-4に示す。

① **推定平均必要量**（estimated average requirement：EAR）　ある母集団における

表4-3　栄養素の指標の目的と種類

目　的	指　標
摂取不足の回避	推定平均必要量，推奨量 ＊これらを推定できない場合の代替指標：目安量
過剰摂取による健康障害の回避	耐容上限量
生活習慣病の発症予防	目標量

出典）「日本人の食事摂取基準（2025年版）」策定検討会報告書，p.2（2024）より作成

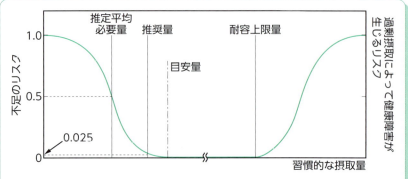

図4-4　食事摂取基準の各指標を理解するための概念図

目標量は，ここに示す概念や方法とは異なる性質のものであることから，ここには図示できない。

出典）「日本人の食事摂取基準（2025年版）」策定検討会報告書，p.7（2024）

平均必要量の推定値。その母集団に属する50％の者が必要量を満たすと推定される摂取量。

② **推奨量**（recommended dietary allowance：RDA）　母集団に属するほとんどの者（97～98％）が充足している量。

③ **目安量**（adequate intake：AI）　特定の集団における，ある一定の栄養状態を維持するのに十分な量。

④ **耐容上限量**（tolerable upper intake level：UL）　健康障害をもたらすリスクがないとみなされる習慣的な摂取量の上限。

⑤ **目標量**（tentative dietary goal for preventing life-style related diseases：DG）　生活習慣病の発症予防を目的として，特定の集団において，その疾患のリスクや指標となる生体指標の値が低くなると考えられる栄養状態が達成できる量。現在の日本人が当面の目標とすべき摂取量。

（3）エネルギー産生栄養素バランス

エネルギーを産生する栄養素であるたんぱく質，脂質，炭水化物，およびアルコールが総エネルギー摂取量に占めるべき割合（％エネルギー）を示した指標である。

4. 栄養計画

4.1　食事の種類の集約

給食は特定多数の者を対象とするが，すべての利用者にとって望ましい食事を提供しなければならない。しかし，給食の対象は，様々な特性をもった個人や，その個人が集まった集団である。また，給食施設には，病院や介護・高齢者福祉施設，学校，事業所等，様々な種別があり，各給食施設において個別に対応できる限界が異なる。したがって，各給食施設の現状に合わせた集団に対する食事計画が必要である。そこで，適切な給食の提供を継続するために，給食の提供に必要な資源（人，物，資金等）や安全・衛生，給食利用者の満足度（総合品質）について考慮しながら食事の種類の集約を行う。集約にあたり，基本となるのが給与エネルギー目標量である。

4.2　給与エネルギー目標量

給与エネルギー目標量は，個別に算出した推定エネルギー必要量，または食事摂取基準に収載されている参考表などをもとに，推定エネルギー必要量の範囲を整理して集約する。食事摂取基準の参考表では，推定エネルギー必要量は，性別，年齢，身体活動レベル別（低い・ふつう・高い）に示されている。

（1）人員構成表

利用者の性・年齢・身体活動レベル（**表4-4**）等に関する人員の構成を確認する。

表4-4　身体活動レベル別にみた活動内容と活動時間の代表例

身体活動レベル（カテゴリー）	低い	ふつう	高い
身体活動レベル基準値[1]	1.50（1.40〜1.60）	1.75（1.60〜1.90）	2.00（1.90〜2.20）
日常生活の内容	生活の大部分が座位で，静的な活動が中心の場合	座位中心の仕事だが，職場内での移動や立位での作業・接客等，あるいは通勤・買い物・家事，軽いスポーツのいずれかを含む場合	移動や立位の多い仕事への従事者，あるいは，スポーツ等余暇における活発な運動習慣を持っている場合
中程度の強度（3.0〜5.9メッツ）の身体活動の1日当たりの合計時間（時間/日）	1.65	2.06	2.53
仕事での1日当たりの合計歩行時間（時間/日）	0.25	0.54	1.00

1) 代表値。（　）内はおよその範囲。
出典）「日本人の食事摂取基準（2025年版）」策定検討会報告書，p.68（2024）

表4-5　人員構成表（例）　　　（人）

身体活動レベル	低い		ふつう	
性別	男性	女性	男性	女性
18〜29歳	120	70	140	40
30〜49歳	100	120	80	30
50〜64歳	80	40	60	50
合計	300	230	280	120
男女計	930			

定期的あるいは人事異動などで人員構成に変化が生じた場合に作成する（表4-5）。

（2）利用者のエネルギー分布と給与エネルギー目標量の集約

表4-6は，性別，年齢，身体活動レベル別の対象人数と，推定エネルギー必要量を整理した例である。利用者の推定エネルギー必要量が，給与エネルギー目標量の±10％の範囲となるように集約する。給与エネルギー目標量のおよそ±200 kcalとして集約することもある。ただし，各給食施設の状況をふまえ，食事提供の実現性を考慮して集約を行う。

4.3　給与栄養目標量

給与栄養目標量の設定は，主に，たんぱく質，脂質，炭水化物，ビタミンA，ビタミンB_1，ビタミンB_2，ビタミンC，鉄，カルシウム，食物繊維，食塩相当量について行う。これら以外の栄養素については，必要に応じて設定する。すべての利用者にとって望ましい範囲となるように設定する（表4-7）。

（1）エネルギー産生栄養素

エネルギー産生栄養素であるたんぱく質，脂質，炭水化物は，食事摂取基準に示されているエネルギー産生栄養素バランス（％エネルギー）を用いて設定する。

表4-6　利用者のエネルギー分布と給与エネルギー目標量の集約例

該当者			推定エネルギー必要量 (kcal/日)	対象人数 (人)	対象人数合計 (人)	給与エネルギー目標量 （ ）内は±10% (kcal/日)
性別	年齢（歳）	身体活動レベル				
女	50～64	低い	1,650	40	230 【Aグループ】	1,800 (1,620～1,980)
女	18～29	低い	1,700	70		
女	30～49	低い	1,750	120		
女	50～64	ふつう	1,950	50	420 【Bグループ】	2,100 (1,890～2,310)
女	18～29	ふつう	2,000	40		
女	30～49	ふつう	2,050	30		
男	50～64	低い	2,200	80		
男	18～29	低い	2,250	120		
女	50～64	高い	2,250	―		
女	18～29	高い	2,300	―		
女	18～29	低い	2,300	―		
男	30～49	低い	2,300	100		
男	30～49	高い	2,350	―	280 【Cグループ】	2,600 (2,340～2,860)
男	50～64	ふつう	2,600	60		
男	18～29	ふつう	2,650	140		
男	30～49	ふつう	2,700	80		
男	50～64	高い	2,950	―		
男	18～29	高い	3,050	―		
男	30～49	高い	3,050	―		

表4-7　1日当たりの給与栄養目標量の設定例（抜粋）

性別	年齢（歳）	身体活動レベル	たんぱく質（範囲）		脂質（範囲）		炭水化物（範囲）		食物繊維	食塩相当量
			%エネルギー (%)	目標量 (DG) (g)	%エネルギー (%)	目標量 (DG) (g)	%エネルギー (%)	目標量 (DG) (g)	目標量 (DG) (g)	目標量 (DG) (g)
女	50～64	ふつう	14～20	73.5～105.0	20～30	46.7～70.0	50～65	262.5～341.3	18以上	6.5未満
女	18～29	ふつう	13～20	68.3～105.0	20～30	46.7～70.0	50～65	262.5～341.3	18以上	6.5未満
女	30～49	ふつう	13～20	68.3～105.0	20～30	46.7～70.0	50～65	262.5～341.3	18以上	6.5未満
男	50～64	低い	14～20	73.5～105.0	20～30	46.7～70.0	50～65	262.5～341.3	22以上	7.5未満
男	18～29	低い	13～20	68.3～105.0	20～30	46.7～70.0	50～65	262.5～341.3	20以上	7.5未満
女	50～64	高い	14～20	73.5～105.0	20～30	46.7～70.0	50～65	262.5～341.3	18以上	6.5未満
女	18～29	高い	13～20	68.3～105.0	20～30	46.7～70.0	50～65	262.5～341.3	18以上	6.5未満
女	18～29	低い	13～20	68.3～105.0	20～30	46.7～70.0	50～65	262.5～341.3	18以上	6.5未満
男	30～49	低い	13～20	68.3～105.0	20～30	46.7～70.0	50～65	262.5～341.3	22以上	7.5未満
給与栄養目標量				73.5～105.0		46.7～70.0		262.5～341.3	22以上	6.5未満

給与エネルギー目標量 2,100kcal/日の場合　　　　　　資料）日本人の食事摂取基準（2025年版）より

（2）ミネラル，ビタミン

　　ミネラルやビタミンは，食事摂取基準の指標から，すべての利用者にとって望ましい範囲となるように設定する。推定平均必要量（EAR），推奨量（RDA），目安量（AI），目標量（DG）（下限）の指標では，利用者の食事摂取基準の数値の「最大値」を，耐容上限量（UL）や目標量（DG）（上限）の指標では，「最小値」を用いる。

（3）給与栄養目標量の設定

表4-7は，表4-6のBグループのエネルギー産生栄養素と食物繊維，食塩相当量の給与栄養目標量の設定例である。このほかに通常は，ミネラルとしてカルシウムと鉄，ビタミンはA，B_1，B_2，Cは必須の項目である。給与栄養目標量は，エネルギー産生栄養素やミネラル，ビタミンについては「最大値」とし，すべての給食利用者の耐容上限量を上回っていないことを確認する。食塩相当量は「最小値」とする。

4.4 食品構成表

食品構成は，設定した給与エネルギー目標量や給与栄養目標量を一定期間で摂取するために必要な，食品や食品群の組み合わせの目安である。あらかじめ食品群ごとの使用量や頻度の目安を設定しておくことで，計画的に効率よく給与エネルギー目標量や給与栄養目標量に沿った献立を作成することができる。食品構成表を作成するためには，食品群別荷重平均栄養成分表が必要である。

4.5 食品群別荷重平均栄養成分表

日本食品標準成分表は，各食品100g当たりのエネルギー量や栄養素量を示しているが，食品群別荷重平均栄養成分表は，各食品群の100g当たりのエネルギー量や栄養素の平均的な成分値を算出し作成したものである。食品群別荷重平均栄養成分表は，施設の食品の使用状況をもとにして作成する。施設により使用する食品は異なるため，施設ごとに作成する必要がある。表4-8は，食品群別荷重平均栄養成分表の例である。

【食品群別荷重平均栄養成分値の算出方法】
① 一定期間の献立の食品の総使用重量（可食部）を算出する。
② 食品群ごとに総使用重量を算出する。
③ ①を②で除して，食品群ごとに各食品の使用割合（％）を算出する。
④ 算出した使用割合を100g当たりの可食量として，日本食品標準成分表を用いて栄養計算を行う。
⑤ 食品群ごとに④を合計して，食品群別荷重平均栄養成分値を算出する。

4.6 食品構成表の作成

食品構成表は次の手順で作成する。その際，各食品の使用重量や使用頻度は，利用者の食習慣や，料理の可食部重量として適当であるように設定する（表4-9）。

【食品構成表の作成手順】
① 食事摂取基準に示されている，エネルギー産生栄養素バランス（％エネルギー）をもとに，主な炭水化物の供給源となる穀類の使用重量を設定する。
② 動物性食品の重量を設定する。
③ 野菜の重量を設定する。

表4-8 食品群別荷重平均栄養成分表（例）

		エネルギー (kcal)	たんぱく質 (g)	脂質 (g)	炭水化物 (g)	食物繊維 (g)	食塩相当量 (g)	カルシウム (mg)	鉄 (mg)	ビタミンA (μgRAE)	ビタミンB₁ (mg)	ビタミンB₂ (mg)	ビタミンC (mg)
穀 類	米	342	5.3	0.8	75.6	0.5	0.0	5	0.8	0	0.08	0.02	0
	パン類	294	8.3	6.4	49.3	2.5	1.3	35	0.7	1	0.09	0.06	0
	めん類	160	5.0	0.7	31.1	2.7	0.2	11	0.6	0	0.06	0.02	0
	その他穀類	358	9.3	3.1	70.2	2.6	0.6	48	0.8	3	0.12	0.05	0
いも類	いも	73	1.4	0.1	13.8	5.4	0.0	17	0.7	1	0.09	0.02	19
	いも加工品	73	1.4	0.1	13.8	5.4	0.0	17	0.7	1	0.09	0.02	19
砂糖および甘味料		352	0.1	0.0	89.2	0.4	0.0	3	0.1	0	0.00	0.00	2
豆 類	大豆製品	88	7.4	5.6	1.2	1.2	0.0	116	1.7	0	0.08	0.04	0
	大豆・その他の豆類	227	16.0	5.1	21.3	15.0	0.0	119	4.7	0	0.37	0.15	1
種実類		489	14.7	40.2	12.4	9.2	0.0	603	5.6	4	0.30	0.30	4
野菜類	緑黄色野菜	26	1.4	0.1	3.5	2.7	0.0	62	1.1	350	0.08	0.15	31
	その他の野菜	23	0.8	0.1	3.9	1.8	0.0	32	0.4	11	0.04	0.03	17
	野菜漬物	50	1.3	0.3	8.6	3.5	4.8	45	1.8	42	0.11	0.03	3
果実類	果実	62	0.6	0.1	13.5	1.3	0.0	15	0.2	8	0.05	0.03	37
	果実加工品	79	0.3	0.1	18.7	1.1	0.0	4	0.2	10	0.02	0.02	4
きのこ類		33	2.1	0.2	2.7	5.0	0.0	2	0.6	0	0.15	0.23	1
藻 類		129	8.7	0.6	16.3	10.3	5.5	183	3.3	76	0.08	0.24	5
魚介類	魚介類（生）	144	16.6	6.8	4.0	0.0	0.3	35	0.5	50	0.13	0.18	0
	干物塩蔵缶詰	153	27.2	1.2	8.5	0.0	1.4	562	5.2	3	0.08	0.10	1
	練り製品	99	11.3	1.1	11.6	0.0	2.2	63	0.4	9	0.02	0.04	0
肉 類	肉類（生）	171	16.4	10.3	3.2	0.0	0.1	5	0.8	12	0.36	0.25	2
	肉加工品	203	14.2	13.5	5.9	0.0	2.2	6	0.7	2	0.59	0.18	35
卵 類		140	11.1	9.2	3.4	0.0	0.5	46	1.5	208	0.06	0.40	0
乳 類	牛乳	61	3.0	3.5	4.4	0.0	0.1	110	0.0	38	0.04	0.15	1
	乳製品	102	6.9	4.0	8.7	0.0	0.4	243	0.1	41	0.07	0.40	1
油脂類	植物性	742	0.6	80.6	3.3	0.0	1.0	3	0.1	7	0.01	0.01	0
	動物性	702	0.5	74.8	6.7	0.0	1.7	15	0.1	554	0.01	0.03	0
調味料類	食塩	0	0.0	0.0	0.0	0.0	99.5	22	0.0	0	0.00	0.00	0
	しょうゆ	71	5.8	0.0	8.2	0.0	14.0	28	1.6	0	0.05	0.15	0
	みそ	185	10.7	5.3	21.1	4.9	11.5	102	3.9	0	0.03	0.10	0
	その他の調味料	151	2.9	3.0	25.1	0.8	6.3	21	0.6	6	0.03	0.05	2

日本食品標準成分表2020年版（八訂）による

④ 食品群別荷重平均栄養成分表を用いて，食品群別の栄養計算を行う。
⑤ 給与エネルギー目標量，給与栄養目標量を考慮し，油脂，砂糖類，調味料類などの重量を設定する。

5. 食事計画

　栄養計画に基づき食事を提供するためには食事計画の立案が必要である。食事計画は，各給食施設の給食の目的，利用者や対象集団の特性をはじめ，品質管理，食材料管理，生産管理，サービス・提供管理，安全・衛生管理，施設・設備管理，人事・労務管理，原価管理なども考慮し立案する。
　食事計画の立案では，年間計画を立て，各給食施設の任意の期間（月間，週間，サ

表4-9 1人1日当たりの食品構成表例

		重量(g)	エネルギー(kcal)	たんぱく質(g)	脂質(g)	炭水化物(g)	食物繊維(g)	食塩相当量(g)	カルシウム(mg)	鉄(mg)	ビタミンA(μgRAE)	ビタミンB_1(mg)	ビタミンB_2(mg)	ビタミンC(mg)
穀類	米	220	752	11.7	1.8	166.4	1.1	0.0	11	1.7	0	0.18	0.04	0
	パン類	30	88	2.5	1.9	14.8	0.8	0.4	11	0.2	0	0.03	0.02	0
	めん類	70	112	3.5	0.5	21.8	1.9	0.1	8	0.4	0	0.04	0.02	0
	その他穀類	15	54	1.4	0.5	10.5	0.4	0.1	7	0.1	0	0.02	0.01	0
いも類	いも	50	37	0.7	0.0	6.9	2.7	0.0	9	0.4	0	0.04	0.01	10
	いも加工品	3	2	0.0	0.0	0.4	0.2	0.0	1	0.0	0	0.00	0.00	1
砂糖および甘味料		30	106	0.0	0.0	26.7	0.1	0.0	1	0.0	0	0.00	0.00	1
豆類	大豆製品	90	79	6.7	5.1	1.1	1.1	0.0	104	1.5	0	0.07	0.03	0
	大豆・その他の豆類	10	23	1.6	0.5	2.1	1.5	0.0	12	0.5	0	0.04	0.02	0
種実類		3	15	0.4	1.2	0.4	0.3	0.0	18	0.2	0	0.01	0.01	0
野菜類	緑黄色野菜	130	34	1.8	0.2	4.5	3.5	0.1	81	1.4	455	0.10	0.20	40
	その他の野菜	250	57	2.1	0.2	9.8	4.4	0.0	79	0.9	26	0.10	0.08	42
	野菜漬物	4	2	0.1	0.0	0.3	0.1	0.2	2	0.1	2	0.00	0.00	0
果実類	果実	70	43	0.4	0.1	9.4	0.9	0.0	10	0.2	6	0.03	0.02	26
	果実加工品	20	16	0.1	0.0	3.7	0.2	0.0	1	0.0	2	0.00	0.00	1
きのこ類		20	7	0.4	0.0	0.5	1.0	0.0	0	0.1	0	0.03	0.05	0
藻類		1	1	0.1	0.0	0.2	0.1	0.1	2	0.0	1	0.00	0.00	0
魚介類	魚介類(生)	70	101	11.6	4.8	2.8	0.0	0.2	24	0.4	35	0.09	0.13	0
	干物塩蔵缶詰	5	8	1.4	0.1	0.4	0.0	0.1	28	0.3	0	0.00	0.00	0
	練り製品	10	10	1.1	0.1	1.2	0.0	0.1	6	0.0	1	0.00	0.00	0
肉類	肉類(生)	90	154	14.8	9.3	2.9	0.0	0.1	4	0.7	11	0.32	0.23	2
	肉加工品	10	20	1.4	1.4	0.6	0.0	0.2	1	0.1	0	0.06	0.02	4
卵類		30	42	3.3	2.8	1.0	0.0	0.1	14	0.5	62	0.02	0.12	0
乳類	牛乳	130	79	3.9	4.6	5.7	0.0	0.1	143	0.0	49	0.05	0.20	1
	乳製品	50	51	3.5	2.0	4.4	0.0	0.2	121	0.0	21	0.03	0.20	1
油脂類	植物性	15	111	0.1	12.1	0.5	0.0	0.1	1	0.0	1	0.00	0.00	0
	動物性	3	21	0.0	2.2	0.2	0.0	0.1	0	0.0	17	0.00	0.00	0
調味料類	食塩	1	0	0.0	0.0	0.0	0.0	1.0	0	0.0	0	0.00	0.00	0
	しょうゆ	10	7	0.6	0.0	0.8	0.0	1.4	3	0.2	0	0.01	0.02	0
	みそ	5	9	0.5	0.3	1.1	0.2	0.6	5	0.2	0	0.00	0.01	0
	その他の調味料		0	0.0	0.0	0.0	0.0	0.0	0	0.0	0	0.00	0.00	0
	合計	1445	2041	75.6	51.4	301.1	20.5	5.4	707	10.1	690	1.29	1.41	128

イクルメニューの期間など)について献立を計画する。献立計画については次節で詳しく述べる。

5.1 食事の種類

各給食施設では,給食の目的や利用者のニーズ,診療報酬や介護報酬の算定要件などから,いくつかの食事の種類を設定している。病院では,一般治療食と特別治療食,学校では普通食やアレルギー対応食などの設定がある。

5.2 食事形態の計画

給食施設では,給与エネルギー目標量や給与栄養目標量に基づき給食の提供を行うが,重要なのは利用者が完食できることである。したがって,給食施設の種類や利用

表4-10 献立作成基準（例）

料理区分	食品	1食の目安
主食	飯（精白米）	S：75 g，M：95 g，L：105 g
主菜	肉	60～100 g
	魚	60～100 g
	豆腐	100 g
	卵	50 g
副菜	緑黄色野菜	50 g
	その他の野菜	80 g
	いも類	60 g
汁物	野菜，海藻	30 g
デザート	果物	50～100 g
	乳製品	50～100 g

出典）幸林友男ほか編：『栄養科学シリーズNEXT 給食経営管理論 第4版』，講談社サイエンティフィク（2023）より改変

者の特性に合わせた食事形態の計画が必要となる。摂食・嚥下機能の低下を有している者が対象となる給食施設であれば，嚥下障害食，ソフト食，刻み食等，利用者に合わせて選択する。

5.3 献立作成基準の意義

次節「献立計画」で詳しく述べるが，献立とは，1回の食事を構成する料理や食品の組み合わせを示したものである。給食施設では，献立に基づいて調理を行い，設定した給与エネルギー量や給与栄養量の食事を提供する。一定期間の継続した献立を計画的に効率よく作成するためには，献立作成基準が必要である。献立作成基準には献立作成の方針が示されており，1日当たりのエネルギーや栄養素量の給与目標量，食事区分（朝食，昼食，夕食，間食など）ごとのエネルギーや栄養素量の配分，主食・主菜・副菜の組み合わせパターンや料理区分ごとの主材料の使用量や頻度などを基準として設定する（表4-10）。

6. 献立計画

献立計画は，給食の目的に沿って合理的に運営することが大切である。施設の役割や特性に基づいて設定された給食の目標を達成するため，栄養教育や指導の教材としても活用できることが重要である。また，献立計画は，利用者に給食を提供するまでの食材料の購入，調理作業の工程，安全・衛生管理といった業務の基礎となるものである。

計画的に献立を立案するためには，施設の年間目標に従い，その目標に沿って給食が実物教材として実施できるよう，年間目標を設定する必要がある。具体的には，行事食や郷土料理，旬の食材を取り入れた献立を作成し，単一定食，複数定食，選択食（カフェテリア，バイキング）など，様々な供食形態を工夫することで，目標が達成できる内容豊かな献立を提供することが求められる。

6.1 献立とは

献立とは，給食施設において利用者の給与エネルギー目標量，給与栄養目標量や食品構成に基づき，主食・主菜・副菜・汁物・デザートなどを組み合わせた食事内容を指す。その具体的な内容を示したものが献立表であり，料理名のみを記載したものはメニュー，料理名や材料名，使用量，作り方など詳細に記載したものは作業指示書（レシピ）と呼ばれる。このように給食施設での献立は作業指示書としての機能をもち，管理栄養士が食事計画を具体的な給食として形にするマネジメント業務の中核をなす。

提供された料理は利用者の評価を確認し，その結果を次の献立計画に反映していく。このように，献立の作成は一連の管理体系を有する業務であり，給食の総合的な計画として位置付けられる。

6.2 献立の役割と機能

献立は，給食運営を計画する際の基盤として，利用者の特性やニーズに応じた食事内容，供食方法，そして予算を考慮して作成されたものである。利用者に必要なエネルギーや栄養素を満たすだけではなく，おいしい，楽しいなど精神的な満足を与えるものとする必要がある。

施設の設備や必要な人員を考慮に入れた効果的な給食システムを構築する役割をもち，献立に基づいて食材料の購入や調理，配膳・配食といった一連の作業が計画，実施されることにより，効率的な給食の提供が実現される。

一方で，献立は栄養教育の教材としての役割を果たしている。給食施設で提供される食事は，単なる栄養補給の手段にとどまらず，利用者が健全な食習慣を形成するための教育的な役割も担っている。

献立に基づく献立表は，利用者に予定された献立を知らせるための重要な情報伝達ツールとしての機能を有する。

6.3 献立作成の要点

献立作成の際には，「食事バランスガイド」，「日本人の食事摂取基準」，「健康日本21」などの基準に沿った献立とし，栄養バランスだけでなく，栄養教育・指導や食育を意識することで実践効果が期待できるものとすることが大切である。

献立作成にあたっての要点を表4-11にまとめた。

6.4 献立作成の実際

（1）年間献立

献立計画は，施設の給食目的や目標に沿った年間スケジュールを立て，高齢者・介護福祉施設や児童福祉施設，学校などでは，行事食やイベントメニューを導入する。表4-12に年間行事と行事食の例を示した。月，週など，一定期間を定めて計画を作成する（期間献立）が，一般には2〜4週間とする場合が多い。病院では平均入院日数

表4-11 献立作成の要点

① 栄養のバランスを取るため，給与栄養目標量を充足させる。
　一定期間内の平均値が±10%以内に収まるよう計画し，治療食では±5%の日差を目安とする。
② 栄養素の配分を朝，昼，夕と適正に，かつできるだけ均等に配分する。
③ 食事形態や食事回数が対象者に適合していること。
④ 料理の組み合わせに変化と調和をもたせる。
⑤ 保有食器の種類や大きさを把握して盛り付け効果を考える。
⑥ 利用者の食欲や嗜好を考慮し，楽しく食事ができるよう工夫する。
⑦ 調理条件を考慮し，料理担当者の能力や人数，設備，調理機器の稼働状況を把握した上で無理のない計画を立てる。
⑧ 安全面・衛生面に十分配慮した献立を作成する。
⑨ 食品の選択では，多種類・多品目の食品を使用し，新鮮で旬のものを取り入れ，季節感を出す。
⑩ 予算内で最大限の効果を上げるために，給食費（食材料費，人件費，水道光熱費など）を考慮し，柔軟に対応する。
⑪ 栄養教育の教材として機能する献立を工夫し，利用者が食事を通じて体験学習を行い，自己管理能力を身に付けられるようにする。

を基準とすることがある。期間を定めることで，給食業務が円滑に進み，食材料の購入や調理作業が計画的に運営される。また，調理技術の安定と向上が保たれ，献立に変化をもたせやすくなる。季節の食品を積極的に使用することで，内容に変化をもたせることもできる。

（2）期間献立

期間献立では，献立作成基準に基づき一定期間内の料理区分，さらに主食，主材料，また調理法，料理様式の重複・頻度を考慮する。料理とその組み合わせの一覧表を作って構成する。

- 料理区分（主食，主菜，副菜1～2品，汁物，デザートを基本とする）
- 主食（米，パン，めん）
- 主材料（肉，魚，卵，豆・大豆製品）
- 調理法（焼く，煮る，炒める，蒸す，揚げる）
- 料理様式（和食，洋食，中華など）

（3）献立作成の手順

献立作成の実際例ついての手順を以下に示す。ここでは1日3食を提供する給食施設での一汁三菜の例を示した。

① 季節にあった旬の食材をリストアップしておく。
② 朝・昼・夕3食の配分比率（1:1:1～1:1.5:1.5）を決める。
③ 献立の料理様式（和・洋・中華）を決める。
④ 主食を決める：主にエネルギー源となる炭水化物を多く含む穀類（米，パン類，めん類）から食材料を選択する。
⑤ 主菜を決める：主にたんぱく質や脂質の供給源となる肉類，魚類，卵，大豆，大豆加工品などから選択する。同じ食材，料理様式や調理法が重複しないようにする。施設での保有食器を考慮し，適切な分量や切り方に注意する。
⑥ 副菜を決める：主菜で不足しがちなビタミンやミネラル，食物繊維を補うため

表 4-12　年間行事と行事食

月	行事	日	内容
1	正月	1	おせち料理　雑煮　屠蘇
	七草（人日の節句）	7	七草かゆ（春の七草：セリ，ナズナ，ゴギョウ，ハコベラ，ホトケノザ，スズナ，スズシロ）
	鏡開き	11	おしるこ・ぜんざい（割った鏡餅を入れる）
	小正月	15	餅花　小豆粥
	成人の日	第2月曜日	祝い膳（赤飯・鯛の塩焼）
2	節分	3頃	いわし料理，巻き寿司，大豆料理
	バレンタインデー	14	チョコレート
3	上巳の節句（桃の節句ひな祭り）	3	ちらし寿司，はまぐりの吸い物，菱餅，ひなあられ
	ホワイトデー	14	マシュマロ
	春分の日	春分日	ぼた餅
4	入学式		祝い膳
	花祭り	8	甘茶
	お花見		花見弁当　花見団子
5	端午の節句（こどもの日）	5	柏餅，ちまき
	母の日	第2日曜日	祝い膳
6	父の日	第3日曜日	祝い膳
7	七夕の節句	7	そうめん
8	土用の丑の日		うなぎ料理
	お盆	13-15	精進料理
9	重陽の節句	9	菊酒，栗ごはん
	お月見	15	月見団子，里芋
	敬老の日	第3月曜日	祝い膳
	秋分の日	秋分日	おはぎ，松茸ごはん
10	スポーツの日	第2月曜日	行楽弁当
	ハロウィーン	31	お菓子，かぼちゃ料理
11	七五三	15	祝い膳，ちとせ飴
	勤労感謝の日	23	祝い膳
12	冬至	21か22	かぼちゃ料理
	クリスマス・イブ	24	鶏料理，ケーキ
	クリスマス	25	
	大晦日	31	年越しそば
その他	毎月の誕生日		祝い膳
	創立記念日		祝い膳

に，野菜類，いも類，きのこ類，海藻類などを幅広く使用する。調理法を選択し，主菜の調理法や味付けと重複しないようにし，見た目や形態が異なるよう工夫する。副菜は少量で1〜2品にする。

⑦ 汁物を決める：主食，主菜，副菜で不足している栄養素を補い，食欲を増進させる。汁物は1日1回を基本とし，主菜や副菜との調和を考えて選ぶ。

⑧ デザートを決める：必要に応じて，食事全体のエネルギーや栄養素量を調節・補正する。果実類や乳製品など，他の料理で使用しにくい食品を使い，食事に

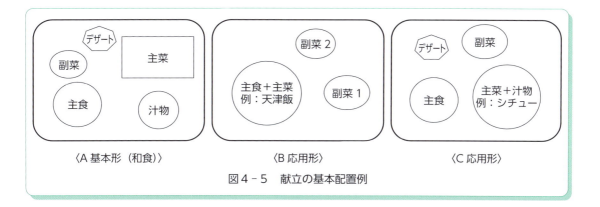

図4-5 献立の基本配置例

豊かさや満足感を与える効果をもたせる。
⑨ 香の物の追加：献立の組み合わせに応じて，香の物を追加する。
⑩ 献立全体の味やバランスを配膳を想像しながら確認する。
⑪ 一食のバランスだけでなく，1日のトータルでバランスが取れているか確認する。

（4）献立の配置例

料理の組み合わせ方と配置例について図4-5に示した。Aは和食の一汁三菜での基本形である。BやCなどのように応用する場合も様々ある。

（5）献立のレシピの記載方法と実施献立の記録

献立を作成したら，それを実際に作る調理業務のためにレシピを作成する。レシピは，いわば調理業務の際の**作業指示書**であり，施設ごとに標準化することで効率化を図ることができる。以下にその記載方法を示す。

① 献立の記入順序は，主食・主菜・副菜・汁物・デザート・飲み物の順とする。
② 食品名は料理ごとに調理手順に従い記入する。肉類・魚介類の種類・部位を記載する。
② 同じ料理のなかで別個に調理するものは，その食材料をグループに分けて，それぞれを括弧でくくる。
③ 調理に必要な水分の量を記入する（茹で水や乾物を戻す水は記載不要）。
④ だし汁に使用する鶏がら，だし昆布，かつお節，煮干しなどは，その名前を記入する。栄養量は記入しないが，その費用は記入し，食材料の費用に含める。だしの栄養量は，抽出しただしで計算する。または，水と顆粒や固形だしの量で栄養価計算をする。
⑤ 調味料は，重量（g）で記入し，「少々」または「適宜」の表現はしない。
⑥ 可食部量，正味量，純使用量というように表現されるものは，実際に喫食し，栄養摂取の対象になる分量のことである。廃棄量は含まれない。
⑦ 「使用量」「材料量」などと表現されるものは，可食部分に廃棄部分を含む食材

⑧ 「廃棄率」は，素材重量に対する廃棄部重量の率（パーセント）で表される。
⑨ 「総使用量」「購入量」「発注量」は，予定給食数に対して使用する食材料の使用重量を意味する（廃棄量が含まれる）。

栄養量の計算は「日本食品標準成分表」（以下，食品成分表）による。

栄養量の計算では，食品成分表に記載されているエネルギーや栄養素と同じ表示単位にする。

⑩ 視覚的な添え物として食べないものは，栄養量の計算はしない。
⑪ 食品成分表に載っていない食品は，栄養的に類似した食品を選んで計算する。
⑫ 調理加工食品は，食品成分表に記載されているもの以外はその材料の構成割合を確かめ，原材料の目安量を記入し，それぞれのエネルギー・栄養素量を計算する。

調理実施後は，実際に使用した食品や使用量について，作成したレシピに変更・追加・削除などの修正を加え，記録する必要がある。これは実施献立と呼ばれるが，食事内容の実際の記録であり，給食関係書類作成の資料になる。

7．給食の提供方式

給食の提供方式には，単一定食と選択食の形態がある（**表4-13**）。

① **単一定食方式**　単一定食は，一種類のみの献立を提供し，喫食者全員が同じ食事をとる形式である。そのため，利用者の多くが満足できる量や嗜好に沿った料理を組み合わせ，栄養バランスがとれるようにすることが重要である。予定量が均一に盛り付けられない場合，残菜が発生する可能性が高く，残菜が出ると計画した栄養量を給与できなくなるため，事前にニーズを把握し，残菜を出さない工夫が求められる。また，盛り付けが均一でないと利用者からのクレームの原因ともなりかねない。

② **選択食方式**　選択食は，利用者が数種類の料理から自分の好みに合わせて選択する形式である。利用者が自分の意思で食事内容を選ぶため，年齢や性別による嗜好の違いや栄養面に配慮した献立が必要である。**複数定食方式，カフェテリア方式，バイキング方式**などが選択食の形態に含まれる。複数定食方式では嗜好や栄養面で差を

表4-13　給食の提供方式

提供方式		内　容
単一定食方式		1種類のみの定食型献立。業務の効率は良いが，喫食者に選択肢はない。
選択食方式	複数定食方式	2種類以上の定食献立または1種の定食献立と何種類かの一品料理を提供する方式。喫食者が自ら選択できる。単一定食方式に比べて調理作業が増すため，それを考慮した献立が求められる。
	カフェテリア方式	喫食者が提供される料理の中から自由に選択できる。
	バイキング方式	決められた金額で，提供される料理から好みのものを好きな分量選択できる。

つけた献立とし，カフェテリア方式では選択される組み合わせを想定して栄養バランスを考慮する。バイキング方式では，大皿盛りの料理から好みの種類や量を選ぶため，利用者が栄養バランスのとれた食事を選べるように料理の内容を検討することが大切である。

選択食では，料理の種類が増えるため，調理作業も増加する。したがって，調理作業が効率よく行えるように，献立内容や使用する調理機器，調理従事者数を考慮して作成する必要がある。また，調理作業に偏りが出ないようバランスと効率化にも配慮することが求められる。

8. 給食システムの構築

献立作成は給食経営管理業務において重要な役割を担っており，経営面や労務管理の観点からも，合理的かつ効率的に行うためには，献立のシステム化が必要になる。以下の方法が有効である。

8.1 オーダリングシステムとサイクルメニュー

医療施設では電子カルテの導入が普及しており，給食においてもオーダリングシステムが採用されている。特定給食施設においては，オーダリングシステムの導入が望まれる。オーダリングシステムを稼働させるには事前の準備として，食種のリストと給与栄養量，レシピのデータベース化が不可欠である。この作業によってサイクルメニューの導入が達成される。

サイクルメニューは，一定期間（2週間，4週間，1か月，3か月など）の献立をあらかじめ作成し，それを繰り返し使用するものである。サイクルメニューの立案には，過去の実施献立を参考にし，嗜好や形態，作業量，価格などの評価を基に，食材料や調理法が重複しないよう配慮する必要がある。サイクルメニューを導入することで，献立作成の時間短縮や作業の軽減が図れるだけでなく，食品の計画購入や調理作業の標準化，省力化が可能となるため，給食運営の効率化にも寄与する。この方式を採用する際には，利用者の生活状況や満足度に配慮し，旬の食材料や季節に合わせたメニューを取り入れ，同じ曜日に同じ献立が重ならないようにする工夫が必要である。

8.2 給食管理ソフトの活用

給食管理ソフトを導入することで，献立作成業務をシステム化し，迅速かつ適正に行うことが可能となる。給食管理ソフトの使用には，標準化されたレシピの作成が前提となるが，これにより献立の評価を確実に行い，業務全体の効率化が期待できる。今後，情報通信技術（ICT）の応用，汎用が栄養・食事管理の質を高め，患者や高齢者などの給食利用者のニーズ（needs）とウォンツ（wants）に応えるカギとなるといえよう。

第4章　栄養・食事管理

9. 個別対応の方法

　特定給食施設の給食は，性別，年齢，身体活動レベル，身長，体重が異なる多様な「個人」に対応した食事を提供することが理想であるが，現実的にはすべての個人に完全に対応することは難しい。そのため，可能な限り食事の種類を集約し，すべての利用者に対して適切な許容範囲内での食事を提供することが求められる。
　具体的には，年齢区分ごとに推定エネルギー必要量（EER）を基にした複数の給与エネルギー目標量を設定し，提供する食事の種類や量を調整する。エネルギーの幅を±200 kcal/日の範囲内に収めるようにし，適切な食事を提供することで，個別対応が可能となる。また，利用者自身が食事を選択する場合には，適正な食事内容や量を選択できるように栄養教育を行い，料理の種類や盛り付け量を考慮した食事提供が必要である。さらに，献立や料理の栄養成分表示を行い，利用者がそれを活用できるようにすることも重要である。個別対応を目指しつつも，現実的な制約のなかで集団を構成する個人に対応した食事を提供することが，特定給食施設における栄養管理の重要な部分である。

10. 給食施設ごとの献立の種類と献立のポイント

　特定給食施設における献立は給食業務での中心的な役割があり，施設の給食目的をかなえる献立としなければならない。
　特定給食施設については第2章で概説しているので，本章では献立作成のポイントに焦点を当てて施設ごとに以下に示す。

10.1　医療施設

　医療施設における給食の対象者は，①疾患・傷害をもつ患者であり，②ライフステージすべての患者（新生児から高齢者まで）である。ただし，③対象者の多くは高齢者という特徴がある。また，医療における栄養基準は医師の処方した食事箋が優先されるため，献立作成では嗜好と栄養基準が類似する対象者をグループ化することが可能である。つまり，離乳食期，幼児期，学童期，思春期，青年期，壮年期，高齢者などに分類し，それぞれに共通する栄養基準と嗜好や料理の好みに配慮することで喫食率や満足度を高めることが可能となる。

10.2　高齢者・介護福祉施設

　高齢者は，定義上65歳以上を指すが個人差が大きいため，例えば，①咀嚼能力に応じた形態分類，②嚥下能力に応じた嚥下食の度合いを栄養基準にプラスして考慮する必要がある。高齢期の対象者は食欲低下による低栄養の改善，予防の意味から，食事内容は嗜好だけでなく，少量でエネルギー量の高い食事や間食などの補食を考慮す

ることがある。入所者にとって施設は生活の場であり、行事食や祭事など、高齢者が季節感や楽しみから生き甲斐を感じられる食事計画や食卓の工夫（装飾や季節感を感じさせるものなど）が求められる。

10.3　児童福祉施設・障害児(者)福祉施設

　これらの施設の入所者は身体的，精神的，また家庭的および社会的に支援を必要とする1歳未満の乳児および小学校入学前までの幼児，18歳未満の少年，並びに妊産婦を対象としている。一時的ではあるが生活の場となり，とりわけ精神面での癒しや回復を必要としており，食卓の楽しさ，食事のおいしさなどの情緒的に配慮した工夫が求められる。その一方で，成長期であり，思春期の入所者があることから，食事や食卓が食育の場となり，心豊かな人間性の育成，正しい食習慣，食事のマナーを学ぶことのできる実践教育の場となることを留意し，栄養・食事計画に沿った献立とすることが大切である。

10.4　学　　　校

　わが国で実施されている学校給食システムは，開発途上国などに進出している現状があり，世界の模範となり得るものとして構築されてきた。学校給食の対象は，主に小学校の児童と中学校の生徒である。学校給食法〔2008（平成20）年改正〕によって，教育の一環とされており，心身の健全な発達に資するだけでなく，食育の推進を図ることを目的としている。

　この時期の児童や生徒は心身の成長期であり，食生活の乱れ，朝食の欠食，肥満ややせ願望などの課題があり，教育委員会や校長などの管理者と管理栄養士・栄養士は十分なコミュニケーションをとる必要がある。また，アレルギーや肥満，貧血，栄養不良などを抱えた児童や生徒との個別指導と保護者との個別面談を通して個々の必要を把握することが食育効果につながる。

　献立作成にあたっては，学校給食の配膳法にも関連するため，「単独校調理方式」，「共同調理場方式」の特徴や欠点などを把握する必要がある。一般的には，共同調理場方式はコストや労務管理に利点があり，単独校調理方式はおいしさ，個別対応などに利点があるといわれている。しかし，近年のIT化や調理機器および調理システムの発展に伴い，学校給食で働く管理栄養士・栄養士に対して，生涯教育やマネジメント能力のさらなる向上が求められている。給食の目的達成のための新しい技術や考え方に対して，前向きな姿勢が求められる。

　近年は，学校給食においてもグローバル化が加速しており，アレルギー対応だけでなくベジタリアン食，ハラール食など個々に対応できる給食システムを構築する必要がある。「子ども食堂」による夕食サービスが求められていること，朝食欠食，高齢者向け配食サービスとの併設，学校給食が昼食しか提供しない現状，採算性の問題など，今後の学校給食のサービス対象や役割を考慮する時期といえる。これらの現状に

向かい合うと同時に将来の展望を考えることも管理栄養士・栄養士の責務であり、そのような視点で献立を考える必要がある。

10.5 事業所

事業所は様々な形態で運営されており、一様ではない。10歳代から60歳代に至る幅広い年齢層の利用者を対象としており、生活習慣病の予防や改善も給食には期待される。事業所給食は、事業所の福利厚生の一環である。つまり、事業所給食に求められるのは、嗜好（おいしさ）、楽しさ、迅速さ、便利さ、安さなどである。こうした求めに応じることで、勤労意欲や作業能率を高めることが事業者側のねらいであり、近年は利用者の生活習慣病の予防・改善に加え、精神的な癒しとなる食卓、食事時間の提供を通して利用者の心身の健康を維持することが求められている。

事業所では、楽しみや癒しを増す食環境やコミュニケーションが図れる食卓やテーブルの並べ方、自由に選べるバイキングスタイル、食べたものが栄養計算されるなどのITを駆使した食事サービスや健康情報とリンクした新たなサービスが展開されつつある。「給食は安いがまずい」では通用しない時代にあり、このような新しい食事サービスに対応できる献立構成や料理の多様性が必要である。

10.6 その他—自衛隊・海上保安庁、更生保護施設

自衛隊や海上保安庁の給食対象者は、一般事務職から長い期間を海上生活する勤務者と様々である。対象者は比較的若年層（20～40歳代）が中心であり、多くが肉体労働を伴う職種であり、必要エネルギー量は高い。海上自衛隊、陸上自衛隊、航空自衛隊では、一般職と特殊な隊員を区別して栄養基準が設定されており、各隊で栄養基準に従った献立が立てられている。活動力や体力が良好に維持されることが優先されるが、一般職や壮年時の幹部隊員の健康の保持・増進が図られる献立も必要となる。海上保安庁でも同様である。

そのなかでも、「海軍カレー」、「横須賀カレー」などのように一般にも普及している人気メニューがあり、各施設では特色ある献立が立てられ、各隊相互での味自慢なども行われている。これらの施設においても、食事の楽しみは重要であり、食卓はコミュニケーションの場でもある。管理栄養士・栄養士のちょっとした工夫が隊員の士気に影響する。

更生保護施設は、犯罪をした人や非行のある少年を一定期間保護し、円滑な社会復帰を助ける施設である。更生保護施設の給食は、衛生的に調理され、健康維持に必要なエネルギーと栄養素量が確保された味覚が豊かなものであることが大切である。献立は、1週間分を立てることになっている。更生保護事業法による法人が運営する施設が、2023（令和5）年時点で全国に102カ所あり、そのうち87施設は男性用である。刑事施設から仮釈放になる者の3割が入所し、自立の支援を受けている。

11. 献立は生きた教材―給食を通した栄養教育・指導

　給食施設における栄養教育は，利用者に望ましい食習慣を形成させることを目的とし，給食そのものが「生きた教材」として機能するものである。「献立」はまさにその生きた教材といえる。

　給食を通じて正しい食習慣を確立するためには，単に栄養状態に適した食事を提供するだけでなく給食を通して食事選択の知識を定着させ，自己管理能力を養えるよう継続的な栄養教育が必要である。このため，給食施設では，施設の特性や喫食者の栄養アセスメント結果を踏まえ，年間目標や月間目標，対象者別目標を設定し，計画的かつ系統的に栄養教育を実施する必要がある。また，給食を栄養教育の教材として活用することは，狭義の栄養教育に留まらず，食文化や食料生産システム，環境問題など，食生活全体にわたる広範な教育を可能とする。このように，給食施設における栄養教育は，喫食者の食生活改善に向けて大きな役割を果たすものであり，その効果を最大限に引き出すための計画的な取り組みが求められる。

　具体的な栄養教育のプロセスについては，本章14節に概説した。

12. 適切な食品・料理選択のための情報提供

　特定給食施設における栄養管理の基準の一つとして，栄養に関する情報提供が健康増進法施行規則第9条に定められている。これに基づき，給食施設利用者が日常の食事選択の場でも適切な食品や料理を選択できるよう，積極的に栄養情報を提供することが求められている。また，給食施設の利用者には様々な国の人が存在する。国により食文化に大きな違いがある場合もあり，宗教などによって禁忌とされる食材など多様な要望に応えるための知識が求められる。

13. 栄養・食事計画の評価，改善

　献立計画に基づき提供した給食の給与エネルギー量や給与栄養量について，利用者や対象集団の摂取量が適切であったかを，一定期間ごとに利用者および給食提供者の視点で評価する。評価の結果，栄養・食事計画の達成が十分ではなかった場合，計画にフィードバックし再立案する（p.46, 図4-1参照）。

13.1　食事計画の評価

　栄養計画に基づき提供された食事が，利用者の満足を得ることができていたかを評価する。給食の質・満足度として，食事量，味付け，嗜好，季節感などを評価する。また盛り残しや残菜が多い場合は，献立作成基準や献立で使用した食品の使用重量についても見直しを行う。

13.2 栄養計画の評価

　給食は，給与エネルギー目標量，給与栄養目標量を設定し，食品構成表や献立作成基準をもとに献立を立案して食事を提供する。この食事が栄養計画に合致していたかを確認する必要がある。評価の結果，改善が必要であれば，計画を見直す。

（1）栄養出納表

　一定期間の実施献立から1人1日（1食）当たりの給与エネルギー量や給与栄養量，各種栄養比率，食品群別使用量を算出し目標量と比較する。

（2）摂取状況の評価

　利用者や対象集団の給食の摂取量を確認し，エネルギー量や栄養素量について，給与量と摂取量の差を評価する。その上で，利用者の健康に対して，計画どおりに貢献できていたのかを評価する。

（3）献立計画の評価

　実施献立の食品構成や献立作成基準を計画と比較し評価する。また，利用者の満足についても評価が必要である。献立は，様々な管理項目と関連性が高いため，生産管理や品質管理，安全・衛生管理，さらに，栄養教育媒体としての献立について総合的に判断する。

14. 栄養・食事管理と栄養教育

　給食施設では，特定多数の者に対して継続的に食事を提供する。また，提供される食事は，アセスメントに基づき計画されるため，利用者や対象集団にとって，経験を伴う生きた栄養教育媒体として活用することができる。したがって，栄養教育目標は，アセスメント結果や社会的背景，ニーズに応じて設定し，栄養教育目標を達成しうる栄養・食事計画の立案が必要である。

　給食を活用した栄養教育のプロセスを図4-6に示す。栄養教育の実施は，PDCAサイクルの手順に従って行う。Plan（計画）では，利用者や対象集団のアセスメントを行い，栄養教育目標を設定する。そして，栄養教育目標を達成しうる教育計画を立案し献立計画に反映する。併せて，献立を活用した教育の効果を最大限に引き出せるような栄養教育の実施計画を立案し，栄養情報を提供する媒体を作成する。Do（実施）では，食事の提供や栄養教育を実施する。Check（評価）では，利用者や対象集団の栄養状況や身体状況等を評価する。また，提供した献立や栄養教育の効果について検証し，栄養教育の継続の必要性を検討する。Act（改善）では，栄養教育目標や栄養教育計画，栄養教育媒体について，評価の結果に基づき必要に応じて計画に反映し改善する。

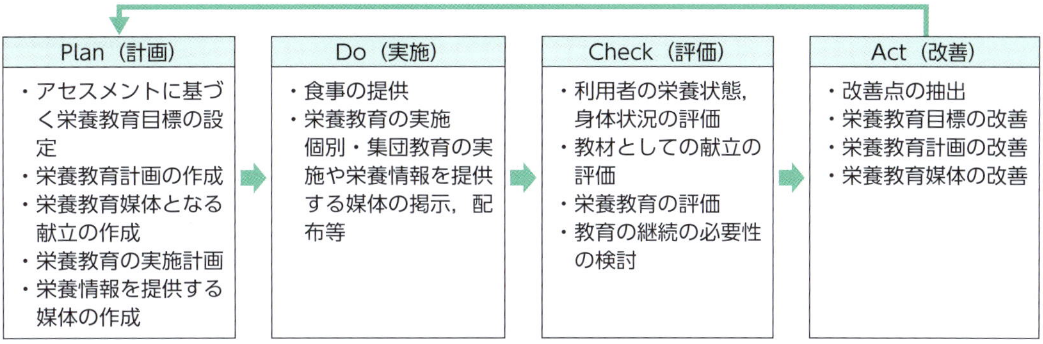

14. 栄養・食事管理と栄養教育

Plan（計画）	Do（実施）	Check（評価）	Act（改善）
・アセスメントに基づく栄養教育目標の設定 ・栄養教育計画の作成 ・栄養教育媒体となる献立の作成 ・栄養教育の実施計画 ・栄養情報を提供する媒体の作成	・食事の提供 ・栄養教育の実施　個別・集団教育の実施や栄養情報を提供する媒体の掲示，配布等	・利用者の栄養状態，身体状況の評価 ・教材としての献立の評価 ・栄養教育の評価 ・教育の継続の必要性の検討	・改善点の抽出 ・栄養教育目標の改善 ・栄養教育計画の改善 ・栄養教育媒体の改善

図 4-6　栄養教育のプロセス

出典）岩井達，名倉秀子，松崎政三編：『N ブックス新版給食経営管理論　第 2 版』，建帛社（2021）より改変

参考文献

- 厚生労働省：「日本人の食事摂取基準（2025 年版）」策定検討会報告書（2024）
- 岩井達，名倉秀子，松崎政三編：『N ブックス新版給食経営管理論　第 2 版』，建帛社（2021）
- 幸林友男，曽川美佐子，神田知子，市川陽子編：『栄養科学シリーズ NEXT 給食経営管理論　第 4 版』，講談社サイエンティフィク（2023）
- 三好恵子，山部秀子編著：『テキストブックシリーズ給食経営管理論　第 5 版』，第一出版（2023）
- 日本給食経営管理学会監修：『給食経営管理用語辞典　第 3 版』，第一出版（2020）
- 韓順子，大中佳子編：『サクセス管理栄養士・栄養士講座　給食経営管理論　第 9 版』，第一出版（2019）
- 芦川修貳，田中寛編：『実力養成のための給食管理論　第 2 版』，学建書院（2023）
- 大中佳子，土岐田佳子，大澤絢子著：『サクセス管理栄養士・栄養士養成講座　給食経営管理論　第 11 版』，第一出版（2024）
- 富岡和夫，冨田教代ほか：『エッセンシャル 給食経営管理論給食のトータルマネージメント　第 4 版』，医歯薬出版（2019）
- 松崎政三，藤井恵子，寺本あいほか：『映像で学ぶ調理の基礎とサイエンス』，学際企画（2015）
- 坂本裕子，森美奈子ほか：『調理・献立作成の基礎』，化学同人（2019）
- 加藤由美子，金光秀子，君羅満ほか：『給食経営管理テキスト　第 5 版』，学建書院（2023）

II 給食の運営管理 (オペレーション管理)

第 5 章

品質管理

> **学習のポイント**
>
> 給食の品質とは何を指すのか，その定義や種類を理解した上で，品質はどのような基準で評価されるべきなのかを，品質改善活動におけるデータ解析ツールなどの例示から，具体的に理解する。

1. 品質管理とは

1.1 品質管理の定義と目的

　品質管理（QC；quality control）とは，「買手の要求に合った品質の品物またはサービスを経済的に作り出すための手段の体系」（旧 JIS；日本工業規格，1981 年）とされており，利用者ニーズを満たす品質の製品やサービスを提供する過程において，組織の全部門が品質の改善と維持に取り組むことである。つまり，製品やサービスの品質が，規格または一定の水準を保つように製造工程を管理することである。顧客が満足する製品やサービスを効率的・経済的に提供し，さらに不良品や不適合品を出さないように管理し，それによって販売の拡大（損失の軽減，収益の確保）につなげることが品質管理の目的となる。品質管理は，その目標・目的を達成するために計画を立案し（Plan），計画に基づく実施（Do），結果の評価・検証（Check），そして修正・改善（Act）することである。給食における品質管理は，利用者（喫食者）のニーズに合わせた食事やサービスを経済的に，安全・衛生に生産するための管理手法であり，質の高い食事を正確に適時適温で提供するための管理活動である。

2. 品質管理の種類と管理項目

2.1 品質管理の種類

　給食施設における利用者（喫食者）の栄養管理は，提供する食事の品質管理がなされて成立する。また，利用者が満足する食事の提供を継続していくことは，施設の経営を維持していくためにも重要である。給食の目的は施設ごとに異なり，その施設の理念や利用者ニーズに合わせた食事やサービスの品質があり，その品質は給食の目標・目的を達成するために大きな影響を及ぼす。食事やサービスの品質を決定し，そのとおりの食事を生産・提供することで，給食の目標・目的を達成することができる。給食における品質管理は，設計品質と適合品質，総合品質に分類される。**設計品**

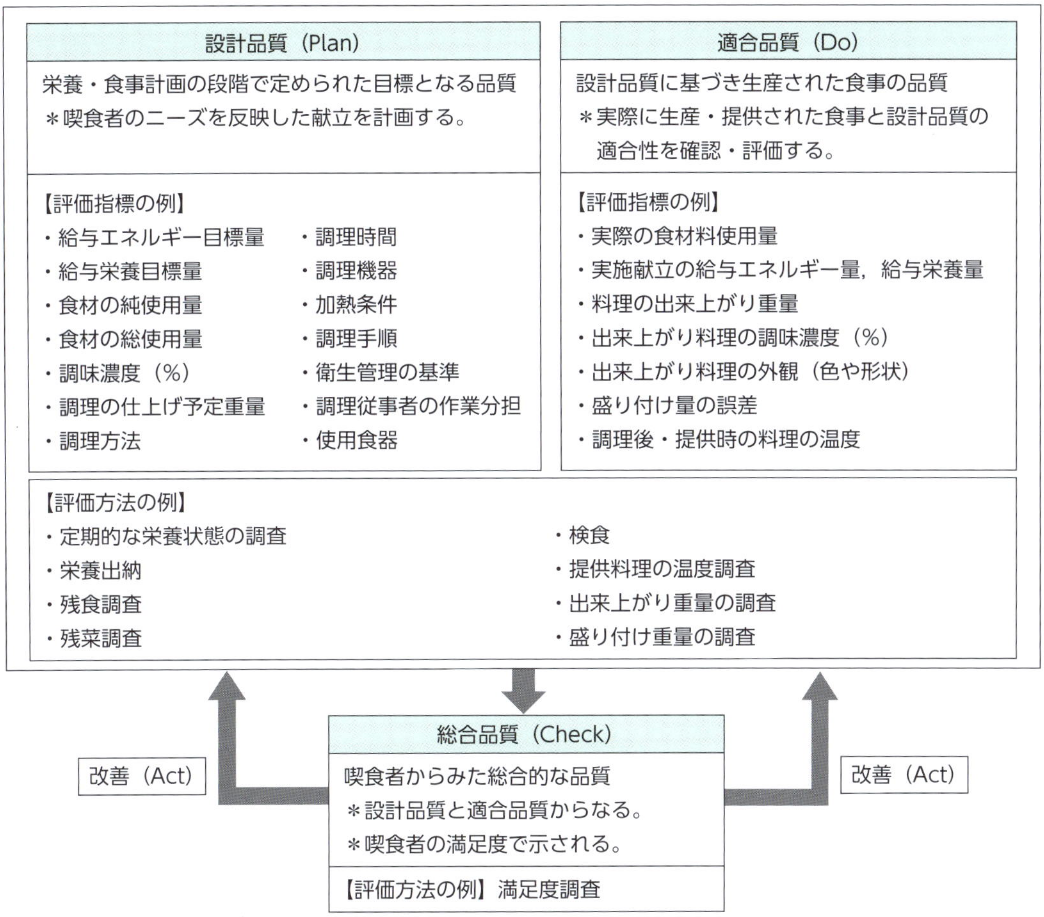

2. 品質管理の種類と管理項目

```
┌─────────────────────────────────────┬─────────────────────────────────────┐
│         設計品質（Plan）              │         適合品質（Do）               │
│ 栄養・食事計画の段階で定められた目標となる品質 │ 設計品質に基づき生産された食事の品質       │
│ ＊喫食者のニーズを反映した献立を計画する。    │ ＊実際に生産・提供された食事と設計品質の    │
│                                      │   適合性を確認・評価する。              │
└─────────────────────────────────────┴─────────────────────────────────────┘
```

【評価指標の例】
- 給与エネルギー目標量　　・調理時間
- 給与栄養目標量　　　　・調理機器
- 食材の純使用量　　　　・加熱条件
- 食材の総使用量　　　　・調理手順
- 調味濃度（％）　　　　・衛生管理の基準
- 調理の仕上げ予定重量　・調理従事者の作業分担
- 調理方法　　　　　　　・使用食器

【評価指標の例】
- 実際の食材料使用量
- 実施献立の給与エネルギー量，給与栄養量
- 料理の出来上がり重量
- 出来上がり料理の調味濃度（％）
- 出来上がり料理の外観（色や形状）
- 盛り付け量の誤差
- 調理後・提供時の料理の温度

【評価方法の例】
- 定期的な栄養状態の調査　　　　　・検食
- 栄養出納　　　　　　　　　　　・提供料理の温度調査
- 残食調査　　　　　　　　　　　・出来上がり重量の調査
- 残菜調査　　　　　　　　　　　・盛り付け重量の調査

総合品質（Check）
喫食者からみた総合的な品質
＊設計品質と適合品質からなる。
＊喫食者の満足度で示される。
【評価方法の例】満足度調査

改善（Act）　　　　　　　　　　　　　　　　　　改善（Act）

図5-1　給食における品質管理

質は，栄養や食事計画の時点で定められる品質であり，適合品質は生産された食事と設計品質との適合性を示すものである。設計品質と適合品質を合わせたものが総合品質となる（図5-1）。質の高い食事やサービスの提供を続けるために，これらの品質について継続的に改善活動を行う。

（1）設計品質

「製品の目標とする品質」をいう。給食においては，栄養アセスメントによって利用者のニーズを把握し，アセスメント結果に基づき栄養・食事管理に対する方針を決定し，利用者に応じた給与エネルギー目標量・給与栄養目標量を設定する。この目標量を充足するために，どのような食品をどれだけ摂取すればよいかの基準（食品構成）を示し，これらの食品を組み合わせて献立を立案し，作業指示書（レシピ）を作成する。給食の設計品質は作業指示書によって示される。提供する料理が満たさなければならない要求事項の集まりが作業指示書である。具体的には，栄養価，食品構成，外

観，調味濃度，食器，安全・衛生の重要管理点，原価などの詳細を示す必要がある。設計品質の水準を高めることが，利用者の満足度の向上と，質の高い給食の継続につながる。そのためには，設計品質である**作業指示書の標準化**が重要となる。

標準化とは，いつ，誰が調理しても一定の品質を保持した食事を提供できるよう，食材料の使用量や調理工程などについて，標準的な量や方法を定めることである。標準化のために作業指示書には，給与エネルギー目標量・給与栄養目標量，使用食材料と分量，調理方法，調理時間，調味濃度，調理機器，加熱条件，出来上がり料理の量，盛り付け量，食器，味，形状や彩りなどの外観，料理の提供温度，調理従事者の役割分担，安全・衛生管理の基準などについて記載する。

(2) 適合品質

「設計品質に基づき製造された製品の実際の品質」であり，製造品質ともいわれる。給食では，設計品質として計画した食事の品質目標と，実際に調理して提供された食事の適合度を示す。実際に提供される食事の味や外観，形状，温度，重量，安全・衛生などが予定どおりにできたかどうかを設計品質と適合させて評価する。給食では，食材料の原価や作業能力によって，出来上がった食事が設計品質と同様にはならない場合も少なくない。給食の適合品質を高めるためには，作業指示書や作業工程表に示されたとおりに作業を行うことが大切である。

(3) 総合品質

「顧客の視点からみた総合的な品質」である。設計品質と適合品質から成り立ち，利用者の満足度で示される。総合品質の向上は，利用者のニーズに応じた食事を作業指示書に示し（設計品質），作業指示書に示した栄養価，調味濃度，量，外観や温度どおりに，安全・衛生を担保した食事を生産する（適合品質）ことである。高い水準の作業指示書であっても，実際に調理して提供された食事が利用者の満足度の低いものであれば，高い総合品質は得られない。総合品質の評価は，設計品質と適合品質の評価によってなされるため，これら両者の品質を高めることが，利用者の満足度（総合品質）を保証し向上させることにつながる。また，"モノ"である料理のほか，配食時や食堂でのサービス，照明や室温などの喫食環境，栄養情報の提供，価格といったサービス全般も，利用者の満足度に影響をおよぼす要因である。喫食環境やそのときのサービスが，施設の給食に対するイメージの形成にも影響する。給食施設の種類や目的により重視するサービスは異なるが，これらの品質管理は総合品質を向上させるために重要である。このようなサービス品質は無形性であるため，数値化することが困難であり，評価もあいまいになりがちである。このサービス品質を測定する方法として，**SERVQUALモデル**という尺度がある。サービス品質を，顧客が抱いているサービスに対する「期待」と実際にサービスを体験した上での「知覚」の程度の差（ギャップ）を測定する方法である（図5-2，表5-1）。給食施設におけるサービス品

2. 品質管理の種類と管理項目

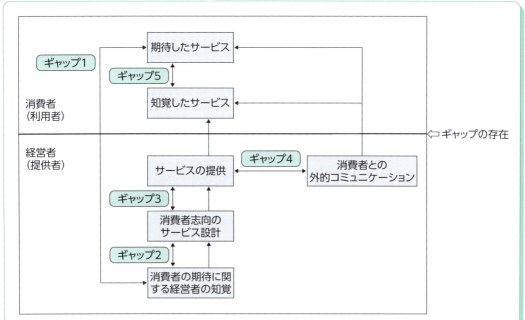

資料）Zeithaml, V.A., Parasuraman, A., Berry, L.L.（1985）をもとに作成

図5-2　SERVQUAL モデルにおける5つのギャップ

ギャップ1：給食サービスに対する利用者の期待と提供者側が考える利用者の期待に対する認知のギャップ
ギャップ2：提供者側が認知する利用者の給食サービスに対する期待が，うまくサービスに反映されていないときのギャップ
ギャップ3：提供者側が計画した給食サービスと実際に提供したサービスとのギャップ
ギャップ4：食堂サービスや喫食環境，栄養情報等の実際と，給食施設外へ発信した情報や広告内容とのギャップ
ギャップ5：利用者が期待した給食サービスと実際に体験した上で知覚したサービスのギャップ

表5-1　SERVQUAL モデル　5つの次元と給食サービス

次元	定義	給食サービスの例
信頼性 Reliability	約束されたサービスを確実かつ正確に実行する能力	● 約束された時刻での給食提供 ● 予定されたとおりの献立，栄養価の給食提供 ● 利用者の抱える栄養・食事の問題に対する誠実な対応 ● 正確な栄養情報，会計の提供
反応性 Responsiveness	顧客を支援し，迅速なサービスを提供する意欲	● 食堂混雑時の迅速な対応 ● 利用者の健康や身体，食べる機能に応じた形態の食事提供 ● 利用者の給食に対する要望へ迅速に対応する姿勢
有形性 Tangibles	物理的な施設や設備，人員の外観や資料類の見た目	● 快適な食堂 ● 食堂サービス者の清潔な身なり ● 見やすいメニュー表 ● 適切な栄養情報の提供媒体
保証性 Assurance	従業員の知識と礼儀正しさ，信用と信頼	● 栄養・食事に関する十分な知識 ● 利用者からの栄養や食事に関する質問への正確な返答や説明 ● 食堂サービス者の礼儀正しさ
共感性 Empathy	顧客個々に対する思いやりと配慮	● 利用者ニーズの把握 ● 利用者のメリットを優先した考え ● 利用者の摂食機能に応じた形態の食事や食器類への配慮

資料）Parasuraman, A., Zeithaml, V.A., Berry, L.L.（1988）をもとに作成

質の方法を検討する際にも SERVQUAL モデルが参考になる。

2.2 品質保証
(1) 品質保証の概念
品質保証（QA；quality assurance）とは，顧客の立場に立って，製品を通じて顧客満足度（CS；customer satisfaction）を保証し，信頼を得るための体系的活動である。給食において，利用者が満足する食事の提供を継続していくためには，食事や食事のサービスにかかわる技術の向上，作業の進め方や手順など，給食業務の質を確保・向上させることが欠かせない。給食では，味や温度の確認，検食，栄養分析など，様々な品質管理の手法がとられてきた。また，嗜好調査や満足度調査などからとらえた利用者の満足度をとおして，食事や食事サービスの質を評価している。

(2) 品質保証システム
1) 製造物責任法
わが国では，1995（平成7）年に施行された製造物責任法（PL法；Product Liability Law）において，品質管理の不備によって生じた欠陥が原因で被害を被った者が損害賠償を請求した場合，製造者にその責任が生じるとされている。給食施設で調理・提供される食事も PL 法における製造物に該当する。そのため，食材料購入の段階から信頼できる業者を選定し，厳格な体制での検収，保管管理を徹底することから始め，厳重な品質管理を行わなければならない。調理段階では，HACCPの概念を取り入れた「大量調理施設衛生管理マニュアル」（巻末資料，p.203参照）に沿った手法で安全・衛生を確保できるよう，食材料の購入や検収の方法，調理作業の工程を標準化することが重要となる。また，給食の品質管理に対する従業員の意識を向上させることも大切であり，教育訓練や研修の実施，専門の委員会や部門を設置するなど，組織全体として品質管理の仕組みを構築していくことが望まれる。そして，品質管理の継続的改善を繰り返し，利用者の信頼確保と満足度の向上に努めなければならない。

2) 品質保証の国際規格
国際標準化機構（ISO；International Organization for Standardization）が制定する ISO 規格といわれる国際規格がある。製造された製品や提供するサービス等に関する国際的な基準である。ISO 規格のうち，マネジメントシステムに関する規格を総称して ISO マネジメント規格という。ISO マネジメント規格の基本は，業務の標準化であり，その仕組みは PDCA サイクルである。目標を達成するために組織を適切に指揮・管理する仕組みの国際基準といえる。組織のルールを明確に定めて「文書化」し，定めたルールどおりに作業が「実行」されたことを記録し，「証明」できることが特徴である。また，この仕組みが組織として管理されていることについて第三者（ISO 認証組織）からの証明を取得する制度を ISO 認証制度という。ISO 取得の利点は，従業員の権限や責任を明らかにし，業務の流れを標準化，明確化できることである。ま

た，組織内では気付かない問題点について第三者から指摘を受けることで，品質管理の新たな目標設定ができ，継続的改善につながるとともに，社会的な信用の向上も期待できる。

給食施設では，大量の食事（給食）をいかに効率的かつ安全・衛生を確保し，生産するかが重要な課題であるため，各施設の実態に応じたマネジメントの仕組みを構築していくことが大切である。給食にかかわるISOマネジメント規格としては，「ISO9001（品質マネジメントシステム）」，「ISO14001（環境マネジメントシステム）」，「ISO22000（食品安全マネジメントシステム）」などがある（表5-2）。

表5-2　給食にかかわる主なISOマネジメント規格

ISO 9001（品質）	● 顧客の要求する製品の製造やサービスを提供するためのシステムの管理を目的としたとした国際規格。 ● 顧客満足度の向上や品質管理システムについての「継続的改善」のための「仕組み」。
ISO 14001（環境）	● 環境負荷の低減，環境への貢献を目的とした国際規格。 ● サスティナビリティ（持続可能性）の考え方に通じる。
ISO 22000（食品安全）	● 消費者へ安全な食品を提供することを目的とした国際規格。 ● HACCPとISO 9000ファミリー規格をもとに策定。
ISO 45001（労働安全）	● 従業員が安全な労働環境の下で働けることを目的とした国際規格。
ISO/IEC 27001（情報セキュリティ）	● 情報の機密性・完全性・可用性を管理し，漏洩を防ぐことを目的とした国際規格。 ● ISOと国際電気標準会議（IEC；International Electrotechnical Commission）による共同策定。 ● 「JIS Q 15001（個人情報保護）」は，日本産業規格（JIS；Japanese Industrial Standard）による国家標準。

2.3　品質評価

（1）品質評価の指標と方法

給食における品質評価は，生産（調理）された食事や提供されたサービスが設計どおりに実施できたか，また，利用者のニーズを充足したかを評価することである。給食の品質評価は，栄養・食事管理，食材料管理，施設・設備管理，安全・衛生管理，経営管理など給食システムを構成する要素すべてが対象となる。評価の対象ごとに管理目標を定め，品質評価を行うことになる。高水準の食事やサービスを提供するためには，これらが相互に関連していることを理解し，多角的かつ総合的な評価が求められる。評価の指標には，栄養的価値，味や外観，温度，安全・衛生などの種々の対象があり，これらが利用者の満足度を左右する。評価の方法は，利用者側と提供者側の両方によって行われる。

利用者側では，嗜好調査等により満足度を評価する。これが給食の総合品質となる。提供者側による評価方法としては，提供料理の温度，調味濃度，盛り付け重量，残菜量の調査や配膳時間などにより適合品質を評価する。また，検食者による評価も品質評価の方法の1つとして大切である（図5-1）。

第5章 品質管理

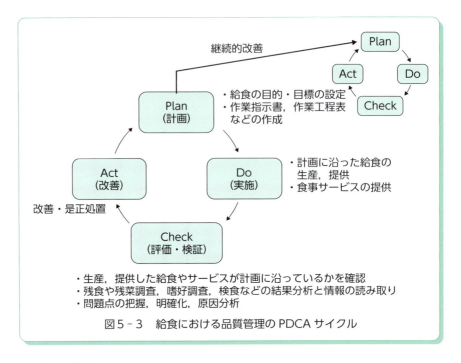

図5-3 給食における品質管理のPDCAサイクル

（2）品質改善活動

　給食における品質管理では，提供する食事やサービスの品質（栄養的価値，味付け，外観，形状，温度，量など）について **PDCAサイクルの手順で実施する** ことが重要である。品質管理そのものがPDCAサイクルの機能を有するため，品質管理はPDCAサイクルを繰り返すことによって達成される。品質改善活動は，取り組むべき問題点を明確化し実施することで継続的改善を図っていくことが大切である。1つのPDCAサイクルを終えたら，次の計画に反映させ，この品質改善活動を繰り返すことでより高い目標に到達することができる（図5-3）。品質改善活動では，データから様々な情報を読み取り，把握，分析することが求められる。給食においては，実施献立の栄養価，盛り付け重量，残菜量，残食量，提供料理の温度，調理作業時間の調査，検食，利用者による嗜好や満足度調査などを評価活動として実施する。これら調査結果から情報を収集して傾向を把握し，適切に分析し，有効に活用することが品質改善活動では重要となる。品質改善活動で用いられるデータ解析ツールには **表5-3** のようなものがある。

3．大量調理における品質管理と標準化

3.1 大量調理における品質管理の目的

　給食施設での大量調理は，給食の目標に到達するための栄養・食事計画の立案と，計画に基づき作成した作業指示書に沿って，調理機器の種類や性能，調理時間，調理作業者の技術・技能や人数など限られた条件のなかで **効率的，衛生的** に決められた時

3. 大量調理における品質管理と標準化

表5-3 データの種類と解析手法

データの種類	給食におけるデータの例	データ解析ツール
数値データ 　実測値として数値で取得したデータ	料理の温度，残菜量，残食量，盛り付け重量，作業時間などの実測値	グラフ，ヒストグラム（図5-4），パレート図（図5-5），チェックシート，散布図（図5-6），特性要因図（図5-7），管理図
数値化データ 　アンケートなどの段階評価の結果を数値に変換したデータ	嗜好調査，満足度調査，検食簿などの評価結果	
言語データ 　文章などのデータ	嗜好調査や満足度調査のなかで，意見や要望など自由記述欄に書かれた文章	親和図法，連関図法，系統図法，PDPC法，マトリックス図法，アローダイアグラム，マトリックスデータ解析法

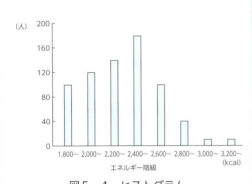

図5-4　ヒストグラム
エネルギー階級別にみた給食利用者の構成人数（例）
度数分布を棒グラフで表したもの。

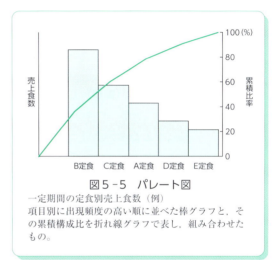

図5-5　パレート図
一定期間の定食別売上食数（例）
項目別に出現頻度の高い順に並べた棒グラフと，その累積構成比を折れ線グラフで表し，組み合わせたもの。

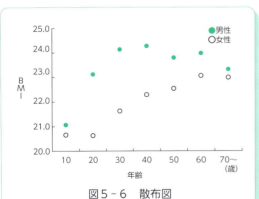

図5-6　散布図
年代別にみた男女別の平均BMI値（例）
2種類の特性をX軸とY軸に示した図で，2種の特性の関連性を調べるために用いる。

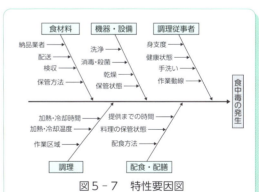

図5-7　特性要因図
食中毒の発生に対する要因の整理（例）
品質の特性と，それに影響をおよぼす要因を整理した図。形が魚の骨に似ていることからフィッシュボーンともいわれる。

間に食事を生産することが要求される。そこで，給食にかかわる資源を有効活用し，一定水準の食事を恒常的に生産していくための作業工程や調理操作の標準化が欠かせない。大量調理では，少量単位の調理と比べ，調理操作や工程における諸条件が出来上がり料理の品質に影響をおよぼす。そのため，給食の生産（調理）においては，大量調理の工程を品質管理としてとらえ標準化することが大切である。

3.2　献立の標準化

献立の標準化は，生産（調理）工程を標準化するために必要である。献立には，栄養価，味，外観など利用者のニーズ，調理時間，調理技術，調理機器の種類や性能など作業者側の条件を考慮して作成する。さらに標準化には，献立構成（主食，主菜，副菜，汁物など）や供食形態（単一定食方式，複数定食方式，カフェテリア方式など）もあわせて検討する。また，献立の品質管理を効率化するには，サイクルメニューや給食施設の実状に応じた給食管理ソフトの活用も欠かせない。

3.3　生産（調理）工程の標準化

生産（調理）工程の標準化とは，「むだ・むら・むり」をなくし，作業全体の効率化，提供する食事の品質，そして顧客満足度を向上させる活動である。提供する料理の品質を保証するには，献立の標準化と合わせ，生産工程と調理操作の標準化が重要となる。給食施設の設備や機器，調理作業者の技術・技能に合わせて標準化することで，作業の効率化を図り，一定水準の品質をもつ食事を予定どおりの時間に提供することができる。生産工程を標準化する利点は，①品質の安定化，②作業時間の短縮と安定化，③調理作業員の技術や技能の一定化と向上，④作業工程上の問題点の把握，⑤献立や作業指示書の改善，⑥安全・衛生管理の向上などがあげられる。

3.4　調理操作の標準化

大量調理では，少量単位の調理と比較し，付着水量，蒸発量，加水量，加熱や冷却速度，加熱時間や温度，1回の仕込み量，調味濃度などが出来上がり料理の品質を左右する（表5-4）。また，調理機器の性能や作業者の調理技術や人数なども影響する。したがって，大量調理の特性，各施設で用いる調理機器の特徴や性能を理解し，調理作業による品質の変化に応じた調理方法の標準化が必要となる。

調理機器の扱い方を理解するための作業者への教育も大切である。生産（調理）工程の標準化は，食事の品質基準や提供時刻を設定しておくことを前提とし，作業の効率化や安全・衛生の点でも重要である。

表5-4　大量調理の特徴と標準化

調理操作			大量調理の特性	標準化のための対応
下調理	水切り 洗浄		洗浄後の付着水は，調理操作や出来上がり料理の品質に影響する	● 洗浄による付着水量を最小限にする方法（水切り）や時間を決定する
	廃棄量 切さい		同一の食材料でも切り方や形状，調理機器，調理技術，収穫された季節などにより廃棄量は異なる	● 食材料の切り方や調理機器など異なる条件での廃棄量を把握し，廃棄量を最小限におさえる
	下味 操作		調味料の濃度，食品成分や組織，切り方による表面積，温度などが調味料の浸透に影響する	● 調味順序，調理操作単位量（処理量），調味時間，下味操作中の食材料保管温度を決定する
加熱調理	乾式加熱	炒める	熱源と熱容量（加熱調理機器の大きさ）に比例し，食材料投入後の温度低下が大きく，加熱時間が長くなる 加熱時間が長くなると食材料からの放水量が増え，調味に影響する	● 加熱時間や温度などの条件を各調理機種に応じて決定する ● 熱源と熱容量に応じ，炒め上がりの重量減少量が最小限になるよう，1回に炒める量を決定する ● 高温で短時間に仕上げる
		焼く	熱源の種類，加熱方法，料理の種類，機器によって加熱温度や時間が異なる 焼き上がりの重量変化に応じて味が濃縮される	● 加熱機器や加熱方法，食材料や料理ごとに加熱温度，時間などを加味し，焼き上がりの重量減少率が低くなる条件にする ● 加熱後の重量に応じた調味濃度を決定する ● 調味濃度(％) = {調味料の重量(g)／材料の重量(g)} × 100
		揚げる	食品および衣中の水分と揚げ油の置換が行われる温度が風味や食感に影響する	● 揚げ油の量，加熱温度，食材料の投入量を決定する ● 揚げ時間は投入量により決定する。投入量は揚げ油の10％前後が目安である ● 加熱後の重量変化を把握しておき，出来上がり料理の重量に応じた調味濃度を決定する
	湿式加熱	茹でる	加熱機器の種類や機種により容量，茹で水の沸騰にかかる時間，食材料投入後に低下した茹で水が再沸騰するまでの時間が異なる	● 加熱機器の種類，食材料の種類ごとに，茹で水の量，1回当たりの食材料投入量を決める
		煮る	食品の内部温度上昇速度は加熱機器の種類や熱容量などにより異なる 沸騰までの時間が，沸騰してからの食材料の加熱時間に影響する	● 1回の仕込量，煮汁の量，調味や撹拌の時期，煮込み時間や予熱を含めた加熱時間を決定する
		蒸す	蒸気の温度上限（100℃）以下で加熱する料理の品質は，加熱速度や温度の影響を受けやすい	● 料理ごとに1個の分量や大きさ，加熱する分量に対して加熱温度と時間を決定する ● 加熱温度は，加熱最終温度より高めに設定する ● 水蒸気量や温度，時間などの加熱条件を制御できる機器では，料理や食材料の種類に応じて諸条件を決めておくとよい
		炊飯	炊飯量，洗米時間，加水量，浸漬時間，加熱時間などの条件設定が炊き上がりの品質に影響する	● 炊飯量：釜の炊飯容量の70～80％を目安として決定するとよい。炊飯量が多いと沸騰までの時間を要するため，釜の上・下層部の飯の品質に差が生じる ● 洗米時間：3～4分を目途とする。栄養成分の流出や砕米率の影響を最小限にする ● 加水量：炊上りの飯の軟らかさに蒸発量を加えた量とする ● 浸漬時間：1～2時間とする。米の種類や季節により適当な浸漬時間を決めておく ● 加熱時間：自動炊飯器の場合は，温度調節機能が備わっているため，条件に応じた加熱時間を把握しておく
		汁物	水分蒸発により，出来上がり量と調味濃度が異なる 出来上がりから喫食までの保温時間にともなう水分蒸発や塩分濃度の変化が生じる	● 加熱時間，火力などの条件を決定した上で，蒸発量を予測し，調理開始時の水量を決める水分蒸発や保温時間，具材の種類や量を加味し，塩分濃度を決定する

参考文献

- 三好恵子,山部秀子著:『テキストブックシリーズ給食経営管理論　第5版』,第一出版（2023）
- 大中佳子,土岐田桂子,大澤絢子著:『サクセス管理栄養士・栄養士養成講座　給食経営管理論　第11版』,第一出版（2024）
- Zeithaml, V.A., Parasuraman, A. Berry, L.L. : Problems and Strategies in Services Marketing. Journal of Marketing, 49（1985）
- Parasuraman, A, Zeithaml, V.A., Berry, L.L.: SERVQUAL : a multiple-item scale for measuring consumer perceptions of service quality. Journal of Retailing, 64（1988）
- 日本栄養改善学会監修,市川陽子,神田知子編:『管理栄養士養成過程におけるモデル・コア・カリキュラム準拠第11巻　給食経営管理論第2巻　給食と給食経営管理における関連項目の総合理解』,医歯薬出版（2024）
- 日本給食経営管理学会監修:『給食経営管理用語辞典　第3版』,第一出版（2020）

II 給食の運営管理（オペレーション管理）

第 6 章

食材料管理

> **学習のポイント**
> 食材料管理のポイントは，①必要なときに，②必要なものを，③必要な量のみ，④適正な価格で購入し，⑤適切に保管し，むだをなくすことにある。その手法を発注・検品・保管・出庫のステップのなかで理解する。

1. 食材料管理とは

1.1 食材料管理の目標・目的

　食材料管理は，必要なときに，安全で品質の良い食材料を，適正な規格と価格で必要な量を購入し，適切に保管し，むだのないよう，管理することが目的である。給食においては，栄養管理に基づいた献立計画を行うために，必要となる食材料の情報収集を行い，購入計画を立て，発注・納品・保管・支払方法，原価の把握までの食材料にかかわる一連の業務が適切に行われるように管理する必要がある（図6-1）。食材料を選定する上で最も重要なことは，利用者に安心・安全な食材料を提供することである。また食材料の品質により食事の給与エネルギー量・給与栄養量やおいしさの評価にも影響する。一方，給食経営管理としては，原価の40～50％を占めるといわれている食材料費の管理をいかにするかは，制約がある給食費の原価管理をする上で重要なことである。よって，限られた予算を有効に活用して，良質の食材料を必要量確保する購入技術が必要となる。少なくとも，表6-1の内容については，食材料購入時に考慮すべきである。

1.2 食材料の開発・流通
（1）食材料の開発

　近年は，地元の食品を消費する地産地消から始まり，流通・保管技術の目覚ましい向上により日本の遠隔地や，また輸入規制緩和で輸送領域が拡大され，海外からも多種多様な食材料が入手できるようになった。その上，魚の養殖やビニールハウス等の温室栽培，建物の中でもできる水耕栽培，品種改良やバイオテクノロジー（遺伝子組換え操作）などの技術発展により，より多くの食材料が季節を選ばずつくられている。また加工技術の向上により，長期間保存が可能な食品（缶詰やレトルト食品や冷凍食品，抗菌性包装材料など），ライフステージに合わせた食品（高齢者用のとろみ剤など）や特定保健用食品などが日々開発されている。

第6章 食材料管理

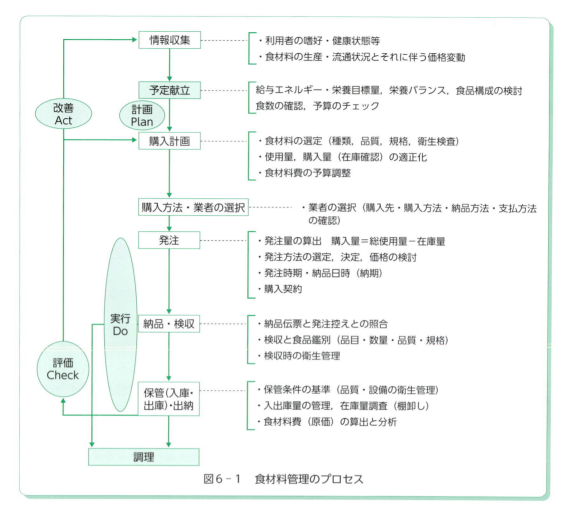

図6-1 食材料管理のプロセス

表6-1 給食で食材料購入に考慮すべき内容

- 食材料の安心・安全が確認できること（ISO14001/9001，HACCPなど）
- 食材料の品質が確保されていること（鮮度，保管・配送状態など）
- 給食に適した規格であること（冷凍食品の品種・重量・形状・包装単位など）
- 適切な量を確保できること（使用頻度の高い食材料を日によって入手できないなどはあってはならない）
- 適切な時間に入手できること（定めた時間に配達される）
- 環境や作業効率に留意されていること（ごみを出さないカット野菜や水を流さない無洗米など）
- 予算価格内で収めること

（2）食材料の流通

　食材料は，図6-2に示すように，生産者（集荷・出荷）→卸売業者→仲卸業者→小売業者→消費者と流通する。生産者から消費者が直接購入をすることもあり，多様化している。また，輸入食品は商社をとおして流通している。食材料の価格は，生産者から中間業者をとおるたびに経費と利益が付加され，消費者の購入時には高くなる。
　安全性については，BSE（牛海綿状脳症）問題から牛肉に，事故米穀問題から米・

2. 食材料の選択

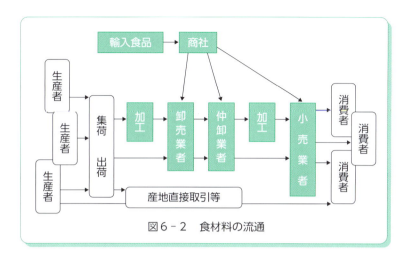

図6-2 食材料の流通

米加工品に<u>トレーサビリティが義務化</u>された。トレーサビリティとは，対象となる物品の流通履歴を明確にできるシステムのことである。例えば牛肉の場合は，牛が生まれたときに，耳標が装着され，個体識別番号が表示される。また，<u>低温流通機構（コールドチェーン）</u>で流通されており，低温管理が徹底されている。

2. 食材料の選択

給食施設で使用される食材料は，300～500種類といわれている。食材料は以下のように分類される。

2.1 食材料の分類

(1) 食品群による分類

「日本食品標準成分表（八訂）増補2023年」においては，2,538食品が18食品群に分類されている。一方で，体内作用や栄養素の働きから，3群，4群，6群などの分類もあり，これらの分類は主に栄養教育・指導などに使われることが多い。

(2) 保管条件による分類

食品の保管条件によると，生鮮食品と貯蔵食品，冷凍食品に分類できる。さらに，貯蔵食品は，長期間貯蔵可能なものと短期間しか貯蔵できないものに分けられる（表6-2）。

米国では，温度と時間の関係が品質に影響するとして，これをT-TT（time-temperature tolerance：時間-温度許容限度）理論として推進しており，その成果は冷凍食品の流通管理に大きく貢献している。<u>T-TT理論</u>とは食品を低温保存する場合，品質を変化させずに保存できる期間と保存温度の間には個々の食品ごとに一定の関係

第6章　食材料管理

表6-2　食材料の保管条件による分類

分　類		主な食品	分類の説明	購入時に考慮すべき点
生鮮食品 (即日消費食品)		生の魚介類，獣鳥肉類，野菜類，乳など	加熱，乾燥などの操作を施すことなく，生鮮な状態で流通し販売されている食品のこと	即日使用を原則とする 天候や季節により価格が変動することがある
貯蔵食品	長期貯蔵食品 (備蓄食品・在庫食品)	穀類，乾物，缶詰，瓶詰，調味料など	一定期間常温保存しても品質変化が少なく，大量購入，長期保存が可能な食品のこと	まとめ買いに適している 1回の購入量は，保管設備の状態や購入資金，購入時の単価などを考慮して決める
	短期貯蔵食品	根菜類，いも類，卵，マヨネーズ，バターなど	冷蔵庫で短期保存が可能な食品のこと	ある程度のまとめ買いに適している 消費期限が短いので買いすぎに注意する
冷凍食品		調理冷凍食品，日本農林規格等に関する法律(JAS法)指定品目以外の冷凍食品(グラタン・ピザ等)，水産冷凍食品，野菜冷凍食品	前処理を施し，品温が-18℃以下になるように急速凍結し，通常そのまま消費者に販売されることを目的として包装されたもの(日本冷凍食品協会による)	まとめ買いに適している 年間をとおして価格の変動が少なく，購入計画が立てやすい 調理が短時間でできる 食品衛生法では，-15℃以下となっている

表6-3　加工食品の加工度別分類

加工度	種　類	保存方法と食品例
第一次加工品	野菜類	室温・冷蔵：漬物　＊単に洗って切ったカット野菜は生鮮食品 冷凍：カット野菜，冷凍野菜(グリンピース，ミックスベジタブルなど)
	魚肉類	室温・冷蔵：干し物 冷蔵：肉切り身，挽き肉，魚切り身
	調味料	室温：砂糖，酒類，味噌，醤油，食塩，油，ソース類
第二次加工品 (半調理品)	野菜類	室温：ネクター，ジャム 冷凍：冷凍野菜(ゆで処理野菜)
	魚肉類	冷蔵：ハム，ソーセージ，ベーコン，水産練り製品 冷凍：ハンバーグ，コロッケ，シウマイ，フライ類，むきえびなど
	調味料	室温：スープの素，缶詰 冷蔵：マーガリン，マヨネーズ 冷蔵・冷凍：ソース類(ホワイトルー，カレールー)
第三次加工品 (完全調理品)	調理済食品	室温・冷蔵：製菓，カップめん チルド：調理済チルド食品 冷蔵：惣菜食品

があるとするもので，これによると冷凍食品は保存温度が低いほど長期間の品質保持ができると考えられている。

(3) 加工度別による分類

　加工度別では，第一次から第三次の3段階に分類されており，給食の施設や従事者の人数や能力，予算等に合わせて加工度を選択するとよい(表6-3)。

2.2　様々な食材料

(1) 輸入食品

　現在，わが国の食材料の海外依存度は，外食産業，給食，スーパーマーケット，百

貨店の四大産業が最も高いといわれている。今後もますます拡大される可能性が高く，厚生労働省では，食品衛生法に基づき，毎年度，輸入食品監視指導計画を策定し，輸入食品の安全性確保対策を講じている。本計画では，重点的，効率的かつ効果的な監視指導を実施するため，①輸出国における安全対策，②水際（輸入時）での対策，③国内での対策の3項目について定め，実施している。特に，日本国内で認められていない農薬の残留等には，厳しい規制がなされている。

（2）遺伝子組換え食品（バイオ食品）

遺伝子組換え（組換えDNA技術応用）食品とは，他の生物から有用な性質をもつ遺伝子を取り出し，その性質をもたせたい植物などに組み込む技術（遺伝子組換え技術）を利用してつくられた食品である。わが国で流通している遺伝子組換え食品には，①遺伝子組換え農作物とそれからつくられた食品，②遺伝子組換え微生物を利用してつくられた食品添加物がある。じゃがいも，大豆，てんさい，とうもろこし，なたね，わた，アルファルファ，パパイヤやαアミラーゼなどの添加物が耐病性，対害虫性などの付与を目的に実用化されている。

（3）有機（オーガニック）食品

農薬や化学肥料に頼らず，環境への負荷をできる限り少なくする方法で生産される有機農産物と有機畜産物，それらを原料にした有機加工食品のことをまとめて有機食品という。1999（平成11）年に改正されたJAS法（当時の正式法律名：農林物資の規格化及び品質表示の適正化に関する法律，現在の正式法律名，2018（平成30）年改正：日本農林規格等に関する法律）に基づき，有機農産物とそれを原料とした加工食品のJAS規格が定められた。農林水産大臣が登録した登録認定機関から認定された有機農産物の生産農家や有機加工食品の製造業者が，このルールを守って生産した有機食品にのみ，有機JASマークを付けられる（表6-4）。また，有機JASマークがなければ，これらの食品に「有機」や「オーガニック」と表示・販売することはできない。

2.3　食品の表示と規格基準

食品の表示と規格基準は，その食品の品質などを判断し選択するときの重要な情報を含んでおり，大部分の表示は法律や自治体の条例に従っている。

① 食品表示法に基づくもの　食品の品質基準に合格した製品に対する表示許可，食品添加物の表示，食品の消費期限・賞味期限などの表示制度，栄養表示基準制度

② 健康増進法に基づくもの　特別用途食品の表示許可，特定保健用食品の表示許可（表6-4）

表6-4 主な食品マーク

特別用途食品	総合衛生管理（HACCP）厚生労働大臣承認マーク
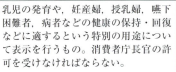 乳児の発育や，妊産婦，授乳婦，嚥下困難者，病者などの健康の保持・回復などに適するという特別の用途について表示を行うもの。消費者庁長官の許可を受けなければならない。	営業者がHACCPの考え方に基づいて自ら設定した食品の製造または加工の方法およびその衛生管理の方法について，厚生労働大臣が承認基準に適合することを個別に確認するもの。
特定保健用食品（トクホ）	JASマーク
食生活において特定の保健の目的で摂取する者に対し，その摂取により当該特定の保健の目的が期待できる旨の表示を行うもの。消費者庁長官の許可を受けなければならない。	食品・農林水産品やこれらの取扱い等の方法などについての規格（JAS）を国が制定するとともに，JASを満たすことを証するもの。当該食品・農林水産品や事業所の広告などに表示できる。
条件付き特定保健用食品	有機JASマーク
特定保健用食品の審査で要求している有効性の科学的根拠のレベルには届かないものの，一定の有効性が確認されるもの。科学的根拠が限定的である旨の表示をすることを条件として，許可がされる。	農薬や化学肥料などの化学物質に頼らないで，自然界の力で生産された食品を表しており，農産物，加工食品，飼料および畜産物に付けられている。

3. 購買と検収

3.1 購入業者

（1）購入業者の選定

購入業者を選定する際は，①衛生管理が徹底している〔施設（保管場所）および従業員教育，配送時の温度等〕，②食品の品質がよく価格が適正である，③納期が正確である，④立地条件が良い（急な納品にも対応ができる），⑤経営状況が良い，などを確認し，選定する。

（2）契約方式

購入業者との契約方式を表6-5に示す。随意契約方式，競争契約方式，相見積り方式のほかに，単価契約方式があり，これは入札方式，相見積り方式のなかで，品目ごとに単価を契約する方式である。

3.2 購入方法

食品の購入方法には，購入量や施設の規模，献立などにより，いくつかの方法がある。購入の合理化を図るために計画購買・一括購入により**カミサリー**（commissary）システムを取り入れているところも増加している。

カミサリーとは，食材料や給食関連の消耗品を一括購入し，保管・配送までをまとめて行う流通センターのことを指し，複数の給食施設が共同で設置する。多くの給食受託会社が設置しており，流通段階の省略，大量購入による経費の節減ができ，各給

表6-5 契約方式

契約方式		特　徴	適する食品
随意契約方式		競争方式ではなく、特定の相手先を任意に選択して契約する方法（市場や小売店に直接出向く場合も含む）。信頼関係で長く継続することもある	価格変動の大きな生鮮食品（野菜や魚） 購入量の少ない食品 使用頻度の少ない食品
競争契約方式	指名競争入札方式	あらかじめ資力、信用がおける業者のなかから、特定多数を選択し、品目、数量を提示し、競わせ、最も有利な条件を提供した業者と締結する契約方式。手間と時間がかかる	価格変動の小さな貯蔵食品や冷凍食品 購入量の多い食品 使用頻度の高い食品
	一般競争入札方式	指名競争入札との違いは、どの業者も自由に応募できることである	
相見積り方式		複数の業者に品目、数量を提示し、複数の業者に見積書を提示してもらい、最も有利な条件の業者と契約する方式。「相みつ」ともいう	一般的によく用いられる
単価契約方式		入札方式、相見積り方式により品目ごとに単価を決定して契約しておき、納入量に応じて支払う方式	品質が安定している食品 購入量が多い食品 使用頻度が高い食品

食施設において合理的・効率的な運営が可能となる。また、生産原価の引き下げと品物の品質の安定化が期待できる。カミサリーはセントラルキッチンと同義に使用されることもあるが、一次加工までがなされることが多い。

3.3　食品の出回り期

表6-6に水産物・農産物の出回り期を示した。生鮮食品の出回りの時期を旬といい、最も風味がよく、栄養価も高く、価格も安定している場合が多い。献立作成における季節感は、使用する水産物、農産物で示すことができ、そのために旬の食材料を選ぶのは大切なことである。一方、市場に出回らなくなる時期を端境期という。

多くの生鮮食品が養殖や輸入、ハウス栽培等により、1年をとおして市場に出回っているのが実情であるが、旬を上手に取り入れた食材料計画が望まれる。

4. 食材料の保管・在庫管理

4.1　保管管理

検収された食材料は、外部からもち込まれた段ボールや発泡スチロールから取り出し、専用容器に移し替え、使用するまでは適切な温度と場所を確保し、保管しなければならない。「大量調理施設衛生管理マニュアル」（巻末資料、p.203参照）にあるように、温度別に倉庫、冷蔵庫、冷凍庫等に分類する。食材料の保管温度を保管場所別に表6-7に示す。また、使用頻度の高いもの、低いもので置く場所を考える。先入れ先出しを原則として（FIFOの原則：first in, first out）、古いものから先に出す置き方の工夫が必要である。さらに、品質を保持するための工夫をする。5S（整理、整頓、清掃、清潔、習慣、p.113、表9-1参照）を遵守することが大切である。

例えば、食材料別に整理をする、落下細菌の防止のためにふたのある容器に移し替

第6章 食材料管理

表6-6 水産物・農産物の出回り期

食品名	1月	2月	3月	4月	5月	6月	7月	8月	9月	10月	11月	12月	食品名	1月	2月	3月	4月	5月	6月	7月	8月	9月	10月	11月	12月
まあじ													アスパラガス												
あゆ													さやいんげん												
いさき													えだまめ												
まいわし													さやえんどう												
うなぎ													オクラ												
めかじき													かぶ												
かつお													かぼちゃ												
かます													キャベツ												
まかれい													きゅうり												
きんめだい													ごぼう												
しろさけ													こまつな												
さば													しゅんぎく												
さわら（国産）													だいこん												
さんま													たけのこ												
すずき													たまねぎ												
まだい（天然）													とうもろこし												
たちうお（国産）													トマト												
またら													なす												
にしん													にんじん												
養殖はまち													根深ねぎ												
ひらめ（国産）													はくさい												
ぶり													ピーマン												
まぐろ類													ブロッコリー												
くるまえび（国産）													ほうれんそう												
たこ													レタス												
するめいか													れんこん												
あさり													いちご（とちおとめ）												
かき													かき（富有）												
はまぐり													普通みかん												
ほたてがい													キウイフルーツ												
さつまいも													バナナ												
さといも													ぶどう（巨峰）												
じゃがいも（男爵）													もも（あかつき）												
ながいも													りんご（ふじ）												

1％未満　　1％以上10％未満　　10％以上30％未満　　30％以上
いずれも年間取扱総量に対する月別割合（％），東京都中央卸売市場（2023年8月～2024年7月）
※いずれの場合も出回り期には地域差があることを考慮したい。
資料）東京都卸売年報（水産物編，農産物編）

表6-7 食材料の保管温度

保管場所	温度	食品名
食品庫	室温	穀類加工品(小麦粉, でんぷん), 砂糖, 液状油脂, 乾燥卵, 清涼飲料水
冷蔵庫	15℃以下	ナッツ類, チョコレート, バター, チーズ, 練乳
冷蔵庫	10℃前後	生鮮果実・野菜
冷蔵庫	10℃以下	食肉・食肉製品, 鯨肉・鯨肉製品, ゆでだこ, 生食用かき, 魚肉ソーセージ, 魚肉ハムおよび特殊包装かまぼこ, 固形油脂(ラード, マーガリン, ショートニング, カカオ脂), 殻付き卵, 乳・濃縮乳, 脱脂乳, クリーム
冷蔵庫	5℃以下	生鮮魚介類(生食用鮮魚介類を含む)
冷凍庫	−15℃以下	細切りした食肉・鯨肉を凍結したものを容器包装に入れたもの, 冷凍食肉製品, 冷凍鯨肉製品, 冷凍ゆでだこ, 生食用冷凍かき, 冷凍食品, 冷凍魚肉ねり製品
冷凍庫	−18℃以下	凍結卵

資料)厚生労働省:大量調理施設衛生管理マニュアル(2017)

表6-8 食品受払簿(例)

在庫食品受払簿

食品名 薄力粉

月・日	時間	適用	入庫 受入 kg	入庫 単価 円	入庫 合計金額 円	出庫 出庫 kg	出庫 金額 円	在庫 在庫 kg	在庫 金額 円	印	備考
6月19日	9:00	1kg×15袋	15	110	1,650			15	1,650	田中	
6月20日	7:30					3	330	12	1,320	田中	
6月21日	7:30					2	220	10	1,100	吉田	

える, 防虫防鼠を徹底する, 光を遮断する, 温度, 湿度, 換気の管理をする, などがあげられる。

4.2 在庫管理

　食品の入庫, 出庫状況を記録する食品受払簿(表6-8)を作成し, 在庫状況として何がどれだけあるのかを確認する。給食経営管理業務の合理化を図るためPCソフトウェアを使用する施設が増加している。食材料の在庫量と食品受払簿は, おおむね一致するはずであるが, 保管中の損失もあるので, 出庫時, 月末などに定期的にチェックする必要がある。また, 貯蔵食品は在庫下限値(限界在庫量)以下にならないようにする。このような在庫量調査を棚卸しともいい, 原価計算の資料ともなる。

5. 食材料と献立

　献立作成時に食材料で考慮することは，施設の大型機器の配置状況，従業員（調理員）の人数と習熟度，それに合わせた食品の加工度（カット野菜や冷凍食品，調理済み食品等は，原価が上がり，作業工程は短くなる），エネルギーおよび栄養素を給与目標量に近づけるだけではなく，出回り期，利用者の健康・嚥下状態，疾病，嗜好にあったものであるか，行事にあったものであるかなど，様々な要素をみる必要がある。食材料の選択によって，献立の良し悪しと原価管理が決定するといっても過言ではない。

6. 発注方法の種類と発注業者

6.1　発注量の算出方法

　発注量の算出方法は，廃棄のない食材料と廃棄のある食材料では異なり，次の式で求める。

　　廃棄のない食材料

　　　発注量（総使用量）＝ 1人分の純使用量（可食量）× 食数

　　廃棄のある食材料

　　　発注量（総使用量）＝ 1人分の純使用量 ÷（100 − 廃棄率）× 100 × 食数

　または，**表6-9**に示す**発注換算係数**（小数点以下第2位までを示す）を用いて計算する方法もある。

　　　発注量（総使用量）＝ 純使用量 × 発注換算係数 × 食数

　　　発注換算係数 ＝ 100 ÷（100 − 廃棄率）＝ 100 ÷ 可食部率

　この方法は，計算が単純になるため能率的に計算ができる。発注量に関してもPCソフトウェアを用いることが多いが，どのような数式により算出されているのかを理解しておくことは大切なことである。

　廃棄率は「日本食品標準成分表」の値を用いることが多いが，切さい機器類によって廃棄率は異なるため，稼働率が高い機器類では，施設独自の廃棄率を示しておくとよい。その値は，一般的に「日本食品標準成分表」よりも高くなる傾向にある。できるだけ廃棄率を低くする工夫と日々の変動を少なくする標準化が求められる。

6.2　発注方法と発注時期
（1）発注方法

　発注方法の主なものとして，発注伝票がある。発注伝票には，食品名，規格（例「冷凍，しろさけ切り身60g」），数量，納入月日・時間，価格，備考（例「骨なし，甘塩」）などの欄がある。伝票は複写式になっており，発注の確認，納入時の検収のチェックに用いる。下記のどの方法を用いるときも作成しておく。発注業者といずれの方法がよいか事前によく話し合っておくとよい。

表6-9 廃棄率と食品例

廃棄率（％）	発注換算係数	食品例
0	1.00	しろさけ（切り身），さわら（切り身），ぶり（切り身），大葉
2	1.02	きゅうり，ミニトマト，レタス，いちご
3	1.03	さやいんげん，トマト，りょくとうもやし
4	1.04	ズッキーニ，だいずもやし
5	1.05	スナップエンドウ，にら，マッシュルーム
6	1.06	たまねぎ，はくさい，エリンギ
8	1.09	赤たまねぎ
9	1.10	さやえんどう，にんにく，柿
10	1.11	西洋かぼちゃ，なす，にんじん，ほうれんそう，ごぼう，ぶなしめじ
15	1.18	まだこ，オクラ，キャベツ，こまつな，チンゲンサイ，青ピーマン，えのきたけ，キウイフルーツ，にほんなし，ぶどう，もも，りんご
20	1.25	アスパラガス，しょうが，れんこん，しいたけ
25	1.33	うんしゅうみかん
30	1.43	するめいか，かぶ，グレープフルーツ
35	1.54	かつお，さんま，ブロッコリー，オレンジ
40	1.67	子持ちがれい，根深ねぎ，すいか，バナナ
45	1.82	えだまめ，パイナップル，メロン
50	2.00	まさば，たけのこ，スイートコーン
55	2.22	まあじ（皮つき生），まだい（養殖皮つき生）
60	2.50	まいわし，あさり，はまぐり
65	2.86	あまえび
75	4.00	かき（養殖生）

資料）日本食品標準成分表 2020 年版（八訂）

① **伝票による方法**　発注伝票を直接手渡しする方法。発注時に間違いやすい点について直接口頭でも伝えられるので，間違いは少ないが，突発的に頼みたいときには不向きである。

② **店頭による方法**　直接確認して発注するので，発注の際に特別に配慮する必要がある場合や良い品物を確実に入手する場合には利点がある。しかし，店頭に出向く時間がかかったり，欲しい量が手に入らない場合もある。

③ **電話による方法**　手軽な方法であるが，明瞭に話さなければ，聞き間違いもある。そのため，必ず復唱することが大事となる。

④ **ファクスによる方法**　業者が留守の場合でも，発注内容をスムーズに送ることが可能である。また，業者からの見積書なども受け取ることができ，事務管理の合理化を図ることができる。

⑤ **電子メールによる方法**　給食経営管理のPCソフトウェアのなかには，献立を入力すると食材料発注までできるものが多く存在しており，ますます事務管理の合理化が図られている。簡単な操作で短時間にできるため，正確に入力しなければ，桁違いの量が納入されることもあるので，確認が必要である。

（2）発注時期

　生鮮食品は，使用当日の納入を原則としている。3日～数日前に1日ごとの発注をする方法や1週間分の食材料をまとめて特定曜日に頼み，1日分ずつ納入する方法などがある。

　貯蔵食品では，施設ごとに各食品の保管できる上限量，すなわち在庫上限値（最大在庫量）とこれ以上減じると給食業務に支障をきたす量を下限量として定めておく。この下限量とは，1日最高必要量に発注から納入までに必要な日数を乗じてこれに若干量を加えた量，すなわち在庫下限値（限界在庫量）のことである。この在庫下限値のときに発注をすることとなる。在庫上限値を超えないように発注をする。

6.3　発注業者

　発注業者には，大きく分けて以下の3つの業態がある。それぞれの利点と欠点を表6-10にまとめた。

① **小売店**　　八百屋，魚屋，肉屋等の専門店やスーパーや業務用スーパー，市場などである。

② **卸売業者**　　商品総合卸，食品専門商社（輸入食品等）などで，給食では主流となる。

③ **カタログや通信販売**　　カタログやネットストアに商品の画像や情報を掲載し，電話，ファクス，インターネットで注文ができる。

表6-10　発注業者の利点と欠点

	利　点	欠　点
小売店	実際にみて確認しながら，食品を吟味できる	専門店によってはファクスや電話で配達をしてくれる店もあるが，配達をしてもらえないところも多い
卸売業者	一般的には，小売店よりは安く仕入れられ，品物も豊富であり，大量購入に向く	営業を通じて見積りを発行してもらう手間がいり，少量購入に対応していないところもある。入荷まで日数がかかることが多い
カタログや通信販売	営業をとおして見積りを発行する手間がいらず，注文すればすぐ届く。大量購入でなくとも購入することが可能である	実物をみながら購入することができない

6.4　納品・検収

　発注した食材料は，発注伝票に従い，指定した日時と場所に納品される。

　納品されたものは，担当者立ち会いのもと，納品された食材料が発注したとおりであるか確認する。これを検収という。検収では，食品名，規格，数量，品質〔鮮度・品温（表面温度計で測定）・異物混入・消費期限等〕，価格，衛生状態などを納品食材料と納品伝票を発注伝票と見比べて確認をする。検収担当者は，食品鑑別ができる管理栄養士・栄養士や調理主任らで，厳正な態度で立ち会わなければならない。納入品に不適格品があった場合は返品し，代替品の納入を依頼する。時間がない場合は，急遽

献立を一部変更する（保管されている冷凍食品を使用するなど）。特に，生鮮食品などで食中毒の危険が懸念されるような場合は，使用を避ける，あるいは加熱調理献立に切り替えるなどの臨機応変な対応が必要である。

7. 食材料管理の評価

食材料費は，人件費とともに給食の原価構成のなかで多くの割合を占める。いかに費用を抑えるかで利益率が変わってくるため，原価管理は重要である。以下の式で考え，むだ・むら・むりのないように食材料費を管理する。

食材料費＝期首在庫金額＋期間支払金額－期間在庫金額

また，使用量の高い食材料順に並べた ABC 分析を実施し，使用量の高い A に属する食材料を重点的に管理し，安く仕入れるようにすれば，全体の食材料費を抑えることができる（p.174 参照）。生鮮食品は天候等により価格変動がみられるので，適正価格を予測することも大切である。そのための資料として，消費者物価指数，使用食品単価一覧表，卸売物価指数，新聞などによる価格変動予測報道などを積極的に活用する。なお，実施献立の食材料原価が予想献立の食材料原価を上回る場合は，原因を分析し献立全体もしくは一部食材料を変更するなど改善を図る必要がある。

参考文献

- 消費者庁：輸入食品　https://www.caa.go.jp/policies/policy/consumer_safety/food_safety/food_safety_portal/imported_food/（2020 年 2 月 13 日アクセス）
- 厚生労働省：輸入食品監視業務FAQ　https://www.mhlw.go.jp/stf/seisakunitsuite/bunya/0000072466.html#HID1（同上アクセス）
- 厚生労働省医薬食品局食品安全部：遺伝子組換え食品Ｑ＆Ａ（平成 23 年 6 月 1 日改訂第 9 版），p.1（2011）
- 君羅満，岩井達，松崎政三編著：藤井恵子，第 3 章 2　給食の生産（調理）管理，『N ブックス給食経営管理論　第 5 版』，建帛社（2015）
- 日本給食経営管理学会監修：『給食経営管理用語辞典　第 3 版』，第一出版（2020）

II 給食の運営管理（オペレーション管理）

第7章 生産管理（調理）と作業管理

> **学習のポイント**
>
> 近年，調理機器や器具，設備の発展に伴い，安全管理，衛生管理を可能にする新たな調理システムがホテルやレストランを皮切りに，医療や介護の場にも普及している。これらの新調理法（レディフードシステム）について，生産システムの違いと特徴を理解する。

1. 生産管理（調理）の目標・目的

　生産管理（調理）は，予定献立に示された品質〔栄養量・味・温度・形態・盛り付け（外観・量）〕を喫食時刻までに効率よく，安全・衛生に留意して適正価格で調理・提供する業務である。図7-1に生産管理のプロセスを示した。献立表・作業工程表に示されている食材料，従業員，設備（大型機器類の稼働）をインプットして，下処理→主調理→配膳→配食→供食の調理工程のプロセスを経て生産された供食時の食事が主なアウトプットとなる。作業工程はその後も続き，食器回収→洗浄→消毒→廃棄物処理までの工程がある。生産管理は常にPDCAサイクルを回しながら実施するが，生産管理の主要な評価は品質，価格，納期といわれており，この3点を中心に行う。

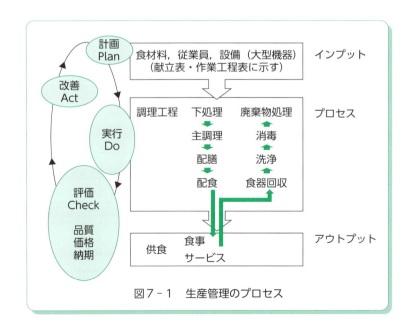

図7-1　生産管理のプロセス

2. 調理法の種類と特徴

給食の生産システムでは，従来の**コンベンショナルシステム**（conventional system）と**レディフードシステム**（ready food system，事前調理法）の大きく２つに分類される（図７-２）。従来の給食の生産システムは業務に繁閑があるので，それを平準化するために調理と食事提供を別の時間軸で行うレディフードシステムの導入が進められている。この新システムを導入するためには，機器類のイニシャルコスト，ランニングコストと温度と時間の管理をはじめとする衛生管理，複雑化する発注業務，作業管理などのマニュアルづくりをし，標準化することが重要となる。

標準化とは，一定の品質を得るために工程や作業の基準を設定することであり，平準化は，献立内容や作業内容による労働量の繁閑差を均一にすることをいう。

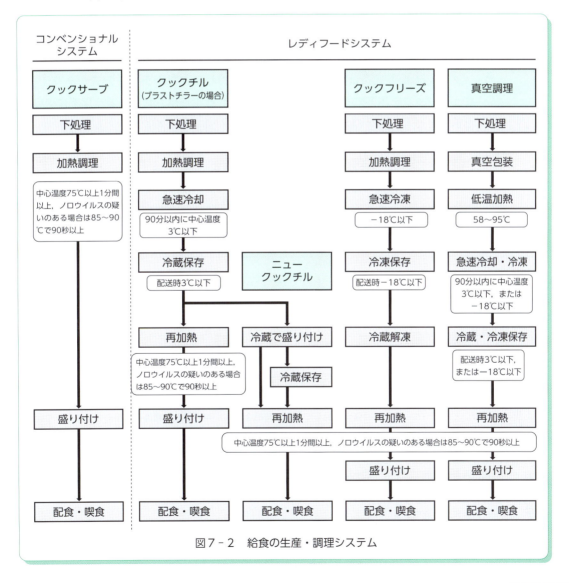

図７-２　給食の生産・調理システム

2.1 クックサーブ（cook and serve）方式

クックサーブ方式は，生産システムのコンベンショナルシステムで活用される調理システムである。調理後すぐに食事を提供する，従来から行われている方式である。喫食当日に提供する時間および食数に合わせて同一施設内あるいは隣接した施設で給食の生産（cook）をし，提供（serve）までを連続して行うシステムである。加熱調理の場合は，中心温度75℃で1分間（二枚貝等ノロウイルス汚染の疑いのある食品は，85～90℃で90秒）以上で調理され提供される。

2.2 クックチル（cook and chill）方式

クックチル方式は，レディフードシステムのなかでは主流の調理システムである。あらかじめ加熱調理（cook）したものを急速冷却（chill，加熱後30分以内に冷却を開始し，90分以内に中心温度3℃以下まで冷却）し，チルド状態（0～3℃）で保存・配送し，喫食前に再加熱を，中心温度75℃で1分間（二枚貝等ノロウイルス汚染の疑いのある食品は，85～90℃で90秒）以上で調理され提供される。

クックチル方式には，ブラストチラー方式とタンブルチラー方式があり，また，ニュークックチル方式と呼ばれる新たなものも近年使用されている。以下にその概要を示すとともに，そのメリットについて，表7-1にまとめた。

（1）ブラストチラー方式とタンブルチラー方式

クックチル方式の冷却方法は，ブラストチラー（冷風吹き付けタイプの急速冷却器）方式とタンブルチラー（氷温の冷却水を循環させたタンク内のドラムを回転させながら急

表7-1 クックチル方式と真空調理方式のメリット

クックチル方式	クックチル方式	①味の均一化および歩留まりの向上が図れる ②冷蔵保存が可能となるため，閑散時に大量に仕込んで，繁忙時に備えることで，計画生産による作業の標準化と生産性の平準化が図れる ③生産工程のマニュアル化によるHACCPに基づいた衛生管理および品質管理の徹底および意識の向上が図れる ④調理のマニュアル化により，効率的な人員計画が立てやすくなり，労働環境の改善と人件費の削減が図れる ⑤レシピを増加することで喫食サービスの向上が図れる
	ニュークックチル方式	①チルドのまま手袋をして盛り付けができるため，作業がスピーディで衛生面でも安全性が高くなる ②再加熱カートの利用により，チルドで盛り付けたものを提供直前に再加熱し，そのまま配膳ができるため，料理を適温で提供することが確実に実践でき，おいしい状態での喫食が可能となる ③時間がかかる最終工程の盛り付けを事前に行えるためアイドルタイム（給食の場合は，調理作業が閑散時間帯のことで，一部の機能・設備が稼働していない時間をいう）の活用や調理作業の集約化により，早朝勤務や休日勤務の緩和につながるといったことがあげられる
真空調理方式		①素材本来の風味やうま味が逃げず，ビタミンの調理損失も少ない ②素材の劣化を抑制することができる ③低温調理が可能で，ジューシーな食感に仕上げることができる ④味の均一化が可能である ⑤食材料の煮崩れが少ない ⑥計画調理が可能である ⑦フィルムパックのため保存時の整理整頓がしやすい ⑧必要量に応じたフィルムサイズで調理・保存ができるので，各メニューを1人分から調理できるなど個別調理も可能

速冷却を行う急速冷却器）方式の2つに分類される。ブラストチラー方式では，保存期間は製造日と消費日を含めて5日以内である。タンブルチラー方式は，液状食品と固形食品では，調理方法と使用する機器が異なるが，保存期間は双方とも45日と長く保存できる。ブラストチラーと違う点は，包材に充填すること，急速冷却を60分以内に3℃以下にすること，その後－1～0℃で保存することである。レディフードシステムのいずれの方式でも，保存期間が過ぎた場合，再加熱後2時間を過ぎた料理は必ず廃棄する。

（2）ニュークックチル方式

ニュークックチル方式は，再加熱カート（第8章参照）を利用する方式で，2つの方法がある。1つはチルドの状態のまま再加熱カートの専門食器に盛り付け，トレイメイク（料理を盛り付けた食器をトレイにセッティングすること）した後に再加熱して提供する方法である。もう1つは，トレイメイクした状態で一旦冷蔵保存し，配食時間に合わせてトレイのまま再加熱して提供する方法である。再加熱する機器としては，再加熱カートのほか，スチームコンベクションオーブンやスチーム付き電子レンジの利用があげられる。

2.3　クックフリーズ（cook and freeze）方式

クックフリーズ方式はレディフードシステムで活用される調理システムの1つで，あらかじめ加熱調理（cook）したものを急速冷凍（freeze）して－18℃以下で保存・配送し喫食前に再加熱の上，盛り付けて提供するシステムである。クックチルに比べて保存期間は8週間程度と長いが，冷凍による食材料による組織破壊がみられ，適用できる料理に制限がある。

2.4　真空調理（vacuum packaged pouch cooking）方式

真空調理方式はレディフードシステムで活用される調理システムの1つで，クックチルとともに組み合わせて用いることが多い（表7-1）。真空調理は，食品を生あるいは下処理した状態で調味料とともに真空用パックに入れ，真空包装機を用いて真空包装し，真空調理用の湯煎器やスチームコンベクションオーブンなどの加熱調理機を使用して低温（58～95℃）で長時間加熱調理する方法である。低温加熱後は，冷蔵3℃以下，または冷凍－18℃以下の状態で保存・配送をする。正式に示されていないが，冷蔵で5日程度，冷凍ではそれ以上保存することができる。

2.5　その他の生産システム

大量の食材料，調理完成品，給食関連消耗品を扱う場所に視点を置いた生産システムとして，カミサリーシステム，セントラルキッチンシステム，アッセンブリーシステムがある。

（1）カミサリーシステム

　カミサリー（commissary）システムとは，複数の施設が食材料や給食関連消耗品を一括購入し，保管配送を行う方式で，大量購入により経費が削減できる。セントラルキッチンシステムと同義語として使われるケースもあるが，セントラルキッチンよりも，食品の加工度が低いことが多い。

（2）セントラルキッチンシステム

　セントラルキッチンシステムは，中央集中調理場のことで，食材料の調達から調理を1カ所の厨房でまとめて行い，複数の離れた施設に配送して提供するシステムである。セントラルキッチンで調理された調理済み食品（クックチル，クックフリーズなど）を複数のサテライトキッチン（調理施設）に配送して，そこで提供前に再加熱など一部の調理を行って製品（食事）を提供するシステムである。食材料の調達から調理までを1カ所で集中的に行うため，合理的で効率的な運営が可能となる。

（3）アッセンブリーシステム

　アッセンブリー（assembly）とは組み立てる，という意味があり，アッセンブリーシステムは，組み立て方式と訳される。アウトソーシングした製品（食事）を購入し，提供前に加熱するシステムでコンビニエンスシステムともいう。

3．調理の機器類・器具類の種類と分類・機能

3.1　調理機器類

　給食の生産管理は，いかに食材料，従業員，設備（大型機器類の稼働）をインプットし適正に活用するかで評価が決まる。どこまでを従業員の手で作業し，どこからを大型機器に頼るかは，その施設の規模とどのような製品（料理）をつくるかによって異なる。給食の従事者は，最新の機器類とその使用方法の知識を得る必要がある。そのためには，大型機器類の展示会等に足を運び，学ぶことが大切である。機器類は自動化され，その構造が複雑になるほど，故障しやすくなる。どこまでの機器操作が必要か機能性をみきわめることも重要な要素である。高価なため，一度購入するとすぐに買い替えることは難しい。使用頻度および大きさ，耐久性，メンテナンス性，安全性・衛生性，さらには使用に際してのランニングコスト（部品交換費や光熱費など）を考慮することが大切である。一般的にスチームコンベクションオーブンなどの機器に対し，ブラストチラーなどの冷却機器は2倍の容量があると作業がスムーズに進む。また，大型機器類は10年を過ぎると，修理や買い替えが必要となるため，減価償却費を意識して計画的に購入予算を貯蓄していく必要がある。

　ここでは，主に使用される作業区域ごとの大型機器を図7-3にまとめた。

3.2 調理器具類

給食施設で用いられる調理器具は，少量調理に使用する器具と同等のものと，大量調理用に大型化したものがある。また，衛生管理のために色分けされた器具類（包丁の柄やまな板）がある。細菌などの栄養源となる木製の器具類の使用は極力控える。

図7-4には，計量，切る・むく，混合・撹拌，ろ過，成形，磨砕・粉砕，鍋類・容器，配膳，その他に分類し，それぞれ調理器具を示した。

4. 生産計画と人員配置

4.1 大量調理と少量調理の違い

大量調理の特性を知り，調理作業を標準化するためには，少量調理とは異なる大量調理について理解する必要がある。大量調理と少量調理の違いを表7-2にまとめた。

4.2 作業指示書と作業工程表

給食の生産計画は，食事提供時間に向けて，何人の従業員がどのような食材料をどれだけ，どのような機器類や器具を使用して，品質の良い製品（食事）を作成するかがわかるようにしなければならない。そのためには，まず，作業指示書（レシピ）を作成する。作業指示書は，標準化した作業内容を調理従事者への指示として表したもので，書き方は施設ごとに様々であるが，必要な項目は，①料理名，②食品の種類と重量（純使用量および総使用量），③調理作業の指示内容，④食事の品質管理基準の4

表7-2 大量調理と少量調理との違い

廃棄率		食材料の品質，規格，季節，調理操作の方法，使用機器，手切りによって異なる。手切りの場合，調理従事者の切さい能力によっても異なる。一般に「日本食品標準成分表」の値より，機械を使用した場合は，廃棄率が高くなることが多い。
水分	付着水	洗浄後の水切り条件により付着水の量が異なる。加熱時間・温度，調味濃度に大きくかかわる。少量調理に比べ，付着水は多い。
	脱水・放水	和え物などに調味する場合，少量調理に比べて，脱水が多く，味が濃くなりやすい。色も悪くなりやすい。放水は，加熱時間，塩分濃度，放置時間，絞り方の強さによって異なる。調味料を和える時間を極力提供直前にする必要がある。
	加熱時の水分蒸発	加熱による水分蒸発は少量調理に比べ，蒸発率は低いが，蒸発量は多い。鍋の大きさ，火加減，食材料の切り方などで異なる。
調味濃度		加熱中の水分蒸発率が低いため，少量調理と比べ味付けが難しい。調味料は一度に入れるのではなく，何度かに分けて追い味をし，塩分計などで確認しながら調整する。
温度管理		少量調理に比べ，水や油などの適温上昇までの時間は緩慢である。また，食材料を投入し，何度も繰り返すときは，適温回復に時間がかかることも考慮する必要がある。
煮崩れ		少量調理に比べ，加水率が低い。また，火を止めた後も温度が下がりにくく，特にでんぷん量が多い食材料は煮崩れしやすい。いも類などは，早めに火を止める必要がある。
保温		少量調理に比べ，保温が長くなりやすい。水分の蒸発などで塩分濃度が濃くなったり，品質劣化が起きやすい。温度が高いほど顕著である。
生産管理との関連性		食数が多くなればなるほど，温度管理と時間管理の重要性が増す。大量調理では，作業全般の標準化が必要となる。

第7章 生産管理（調理）と作業管理

汚染作業区域	準清潔作業区域
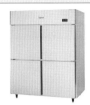 冷蔵庫：写真のパススルー型の冷蔵庫は，汚染作業区域と準清潔作業区域をつなぐのに適している	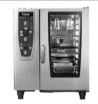 加熱調理複合機器：茹でる，炒める，焼く，煮る，揚げる，さらに圧力調理・真空調理までをこなす
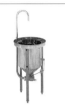 洗米器：洗米が短時間でできる	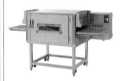 スチームコンベクションオーブン：蒸気により，焼く，蒸す，炒める，煮る，揚げる調理ができる
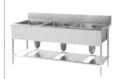 三槽シンク：野菜類などは3回洗浄する必要があるので，下処理室に備え付けたい	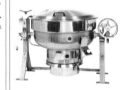 ジェットオーブン：コンベア式になっており，加熱された空気に圧力を加え，ジェット噴射で食品の上下に衝突させ，直接加熱するので加熱速度が速く，焼きめも付く
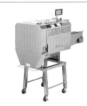 フードスライサー：刃を変更することにより，千切り，輪切り，みじん切り，おろしと様々に対応できる	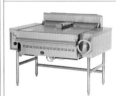 回転釜：煮込み，炒め，汁物などの調理に適している。熱源にはガス，電気，蒸気がある
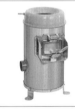 ピーラー：主にいもの皮むきに使用する	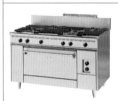 ブレージングパン（ティルティングパン）：煮込み，炒め，蒸し物などに適する。ハンドルを回すことで，回転釜と同様に角度を調節できる
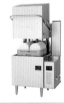 洗浄機：縦型洗浄機（写真）以外にも，大量な場合はコンベア式等様々な形状があり，食器を洗浄する	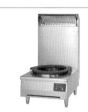 レンジ・テーブル：ガスレンジ（写真），ガステーブル，電気レンジ，電気テーブルがある。厨房の広さ，用途で選択をする
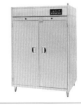 食器消毒保管庫：洗浄した皿等を80℃以上にして消毒する保管庫で，洗浄室と清潔作業区域を結ぶパススルー方式になっているものもある	ローレンジ：スープ等に使用する寸胴鍋に適したレンジである

図7-3 主な大型機器類
資料）フジマック業務用厨房機器総合カタログより写真掲載

4. 生産計画と人員配置

準清潔作業区域（つづき）	
	縦型炊飯器：白飯，炊き込みご飯などができる。粥が炊けるものもある
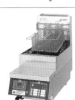	フライヤー：揚げ物全般に使用する。揚げ物の頻度や量によってガス，電気，IHで多くの機種がある
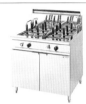	茹でめん器：1食分ずつ，スムーズに茹でることができる
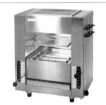	焼き物器：遠赤外線バーナーで焼き上げる
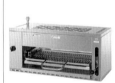	サマランダー：グラタン，ドリアなどの仕上げのこげめ付けに使用する
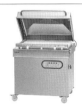	真空包装機：真空調理をするときに空気を抜き，パックをする機器
	エアーシャワー：従事者が汚染作業区域から準清潔作業区域に移動するときにとおり，埃，塵，髪の毛などを風圧で取り払う

準清潔作業区域（つづき）	
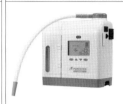	微酸性電解水生成装置：生食の野菜などを殺菌する。また，次亜塩素酸ナトリウム水を生成する機器もある
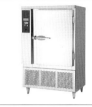	ブラストチラー：調理途上の料理や調理済みの料理を強冷風で素早く冷却する機器。0〜3℃，−18℃以下で保存することもできる
	真空冷却器：加熱された食品を減圧状態に置き，食品内部に含まれる水分を蒸発させ，その際の蒸発潜熱によって冷却する

清潔作業区域	
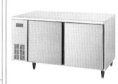	コールドテーブル：冷蔵と冷凍，冷蔵冷凍がある。出来上がった料理を10℃以下，または-18℃以下に保つことができる
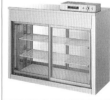	コールドショーケース：ディスプレーしながら10℃以下に保冷することができる。両面から使用できる。
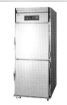	温蔵庫：料理に合わせて温度・湿度を調整し，出来たてを最良な状態で温蔵できる
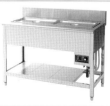	ウォーマーテーブル：湯煎式で出来上がった料理を保温しながら提供できる

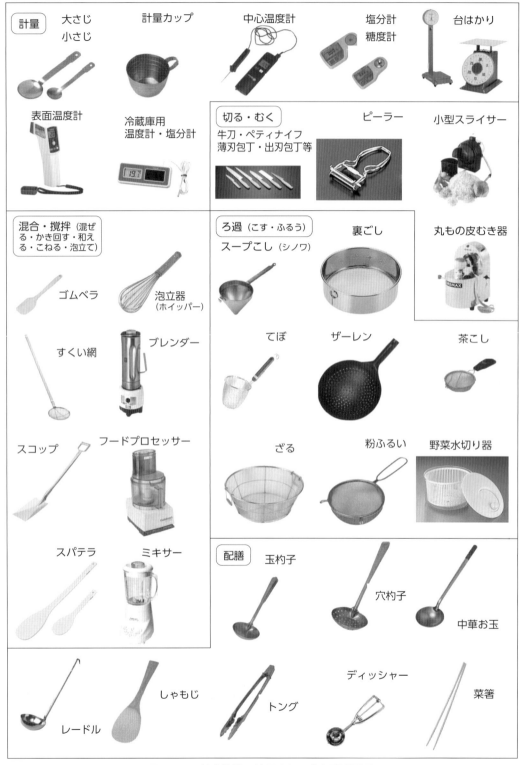

図7-4 給食施設で使用される主な調理器具

4. 生産計画と人員配置

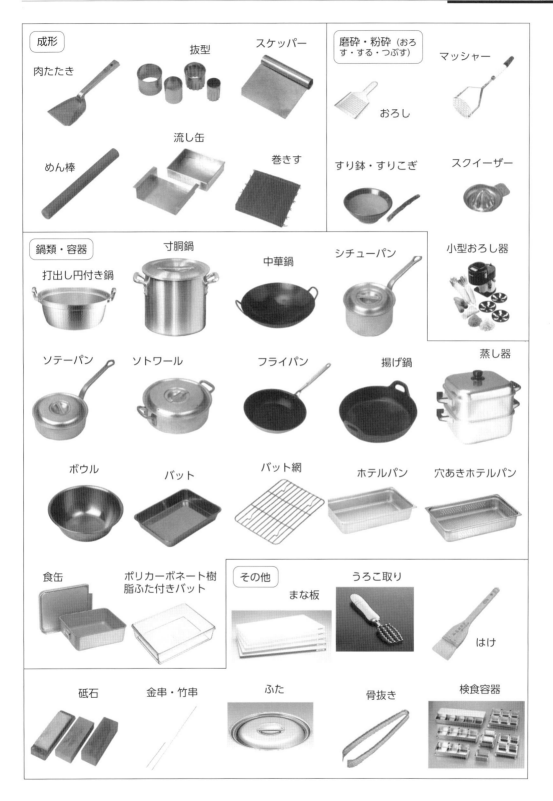

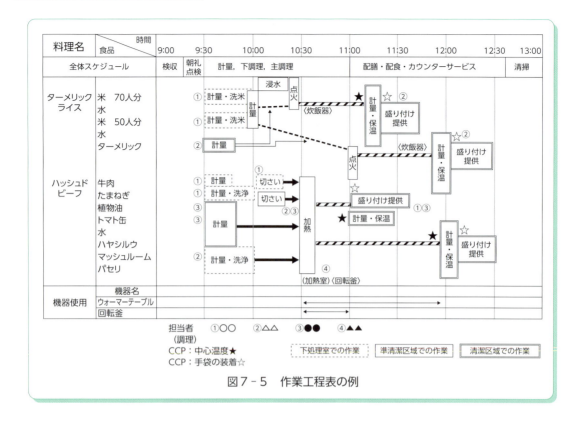

図7-5　作業工程表の例

点で，具体的に表示する。次に作業工程表を作成する（図7-5）。これも様々であるが，必要な項目は，①料理名，②食品名，③作業区域，④時間，⑤衛生管理（重要管理点：CCP，第9章参照），⑥大型機器の稼働状況（余熱の時間も含める），⑦人員名で，厨房全体の動きを示すものである。これらを作成することで，作業を標準化することができる。人員配置は，調理作業中に事故が絶対に起こらないよう細心の注意を払い，調理従事者の能率や疲労度を考慮して決める必要がある。

5. 調理工程・作業工程の標準化と平準化

　調理工程とは，原材料の下処理から料理の出来上がりまでの過程をいい，その調理工程に合わせて，作業のプロセスを組み立てたものが作業工程となる。
　まず，表7-3の生産管理による調理工程の分類を行い，作業工程の標準化を行う。直接食材が料理になるまでの主体作業を中心に，付帯作業についても標準化していく。作業内容に合わせ，適材適所に人を配置していく。表7-4には，標準化すべき作業事項をまとめた。平準化については，従来のコンベンショナルシステムとレディフードシステムの適切な配分を考慮した融合が今後ますます大切になっていくと考えられる。

5. 調理工程・作業工程の標準化と平準化

表7-3 生産管理による調理工程の分類と例

分　類		作業の特徴	例
主体作業	主作業	直接食材料が料理になるまでの調理作業全般	洗浄，切さい，加熱，調味，盛り付けなど
	不随作業	主作業を行うため前後，途中でどうしても必要な作業	加熱機器の始動，停止作業，食器の準備など
付帯作業	準備・後始末作業	主体作業を達成するための準備・後始末作業	準備作業：器具の準備・調理台の消毒など 後始末作業：器具の後片付け，掃除など
	運搬作業	主体作業を達成するための運搬作業	食材料の運搬など

表7-4 標準化すべき作業工程の事項

作　業	標準化すべき作業工程の事項
作業指示書（レシピ）・作業工程表	・作業指示書（レシピ）を作成し，調理方法，調味%を記し，調理作業の手順を標準化する ・作業工程表を作成し，時間軸でどの区域で誰が何を担当するのか明示し，CCPも標準化する
機器のマニュアル	・マニュアル作成によって，機器の使用が標準化される
洗浄	・食材料ごとの重量（kg）当たりの目標時間を決定しておく
切さい	・手切りと機械切りを使用する場合は時間と廃棄率等が異なるので，それぞれ目標時間・切り方を決定しておく ・切り方をそろえる。繊維に対しての向きおよび縦・横・厚さ
下味	・食材料の重量に対する調味料などの調味%および投入時間，投入順序
水切り	・料理によって水切り率を（茹で上がり重量，冷却後重量に対して）一定にする。手作業の場合と機器による場合によっても時間および水切り率が異なる
茹でる	・鍋に対する水の重量，投入時の温度，1回の投入量，加熱時間
冷却	・水と冷却機器（ブラストチラー，タンブルチラー，真空冷却器等）を使用する場合は時間と付着水が異なる ・水で冷却する場合は，流水・氷水などを使用するか，冷却機器の場合は，調節する温度と1ホテルパン当たりの重量と広げ方を決定しておく
炊く	・洗米時間を一定にし，一釜の量を80%以下とし，水分量と浸漬時間を一定にする
煮る	・鍋に対する食材料および水分量の適量，各食材料の切り方，重量，投入順序，撹拌の仕方，加熱時間と火を止めた後の鍋の中での余熱を考慮する。また汁物の場合は，保温することで塩分%が上昇することが知られているので，利用者の最初の人と最後の人で味を一定にする工夫が必要である（何度かに分けてつくる，だしを足すなど）
蒸す	・蒸す温度と時間，食材料の大きさ・厚さ，1ホテルパン当たりの食材料重量，機器に1回に投入するホテルパンの数を一定にする
炒める	・大量に炒めると放水量は増え，料理の品質が悪くなる。加熱調理のなかで，最も技術が必要である。そのため，食材料の水切りをしっかりとし，鍋に対する1回の投入量，撹拌の仕方を決める。例えば，野菜炒めの場合，ニンニクなどの香味野菜は弱火，火力を上げて，火のとおりにくいものの順に入れるなどの投入順と火力の順番も一定にする。火のとおりにくいものは，別に余熱をする，また色をよく仕上げたい場合は油通しするなども一定にする
焼く	・オーブンやスチームコンベクションオーブンを使用することが多い。温度，スチーム%，切り方，厚さ，1枚のホテルパンへの並べ方，個数，機器に1回に投入するホテルパンの数を一定にする。高温にすると調理時間は短くなるが，水分の蒸発量が多く縮みやすいので，最後に高温にし，焼き目を付けるなどの機器温度，モードの切り替え時間も決めておく。スチームを入れ，コンビモードにすると内部温度上昇速度が速く，加熱時間が短縮され軟らかく仕上がる
揚げる	・フライヤーを使用することが多い。一定温度に調節できるので，食材料の切り方と1回の投入量を一定にすれば，比較的標準化しやすい
和える	・生の場合はそのまま，茹でた野菜等は，冷却後のしぼり率を一定にする。和えてから提供するまでの時間を極力短くし，一定にする
盛り付け	・食材料が均一に入るように盛り付ける。器のサイズに対する分量もおおよそ決めておく。レードルなども容量を決めやすいものを用意しておく
廃棄物処理	・廃棄物処理についてマニュアル化しておく
準備・掃除マニュアル	・準備・掃除方法をマニュアル化しておく
その他の帳票	・廃棄率，加熱温度，冷却記録，提供温度を記録し，CCPの確認にも利用する

6. 生産管理の評価

　評価は，①生産工程（労働生産性も含む），②料理の品質と価格，③調理従事者の疲労度等，多方面から評価をし，顧客満足度（CS）と従業員満足度（ES）の両方が向上する生産計画に結び付くよう努力しなければならない。

参 考 文 献

・君羅満，岩井達，松崎政三編著：藤井恵子，第3章2　給食の生産（調理）管理，『Nブックス給食経営管理論　第5版』，建帛社（2015）
・日本給食経営管理学会監修：『給食経営管理用語辞典　第3版』，第一出版（2020）

II 給食の運営管理（オペレーション管理）

第 8 章

サービス・提供管理

> **学習のポイント**
>
> 提供管理とは，利用者への配膳・配食といった，食事を提供する最終の工程である。提供サービス，配膳・配食システムを理解するためには，生産管理（調理）システムと合わせて考えることが重要である（第7章 参照）。衛生的，適時適温管理を踏まえ，さらに利用者のニーズに合わせた個々に適した様々なサービス・提供管理の特徴を学ぶ。

1. 配膳・配食方法の種類と特徴

提供管理とは，利用者への配膳・配食，すなわち，供食時間に適温の食事を盛り付け，提供することである。

1.1 配膳・配食

食事の提供は献立表に基づき，確実に利用者に届けることが重要である。配膳・配食とは調理された製品を最終的に利用者に手渡す工程である。配膳（盛り付け）は出来上がった料理を作業指示書の分量に従って食器に盛り付け，1食分をセットする（トレイメイク）ことである。配食は，その配膳した料理を利用者に配って提供することをいう。また，調理済みの食事を在宅高齢者などに届けるサービスは在宅配食サービスと呼ばれる。配膳・配食は，調理作業の総仕上げであるため，温度管理や衛生面に気を付け，短時間に効率よく作業することが重要である。

配膳の際には定められた分量を均等に盛り付けることが要求される。また，盛り付ける食器の選択も大切であり，1人当たりの分量のみならず，料理の種類にも配慮した選択が望まれる。さらに，見た目の良し悪しは利用者の食欲にも影響するため，盛り付けた外観にも気を付ける。

給食施設での配膳は複数人で行うが，各作業の担当者を決め，流れ作業で効率よく行う。配膳の時間を短縮することは，後述する料理の適温維持にも大切である（コンベヤーなどを用いる場合もある）。配膳の量の正確さは給与栄養量の精度にも影響し，品質向上の面でも重要である。栄養計画どおりの食事を利用者に提供するためには，盛り付けの精度を上げるために作業従事者へのトレーニングや配膳管理が必要となる。

1.2 配膳・配食システムの種類

　給食における提供，配膳・配食システムを考える上で，生産管理（調理）システムにおける献立や調理の工程について合わせて考えることが重要である（第7章参照）。コンベンショナルシステムやレディフードシステム（クックチル，クックフリーズ，真空調理など）を利用者のニーズに合わせて組み合わせて活用することで，個々に適した様々な献立作成から提供サービスが可能となる。

(1) 配膳・配食方法別の分類

　配膳方式には，中央配膳，分散配膳，食堂配膳方式がある（表8-1）。分散配膳はパントリー配膳とも呼ばれ，病院や高齢者・介護福祉施設などでは，病棟のフロアやユニットごとに配膳室（パントリー）が設置されている。

表8-1　配膳方式の種類

中央配膳方式	中央のメインの厨房で調理・盛り付けのすべての作業を行い，温冷配膳車等で直接利用者に食事を届ける方式
分散配膳方式	施設の各所（例：病院の各病棟の各階）にサテライトの厨房を設け，中央の厨房から配送された料理の調理作業の一部と盛り付けを行い，配食する。パントリー配膳とも呼ばれている。
食堂配膳方式	厨房に隣接している食堂を設け，食堂での喫食可能な利用者に対面サービスで食事を提供する方式

(2) 食事提供（サービス）方式

　食事の提供方式としては，セルフサービスとフルサービス，およびその中間のハーフセルフサービスに分けることができる（表8-2）。

　学校給食では，学内に調理室を配置して食事提供を行う単独校調理方式と，複数の学校の食事を一括して調理し，各校へ配食する共同調理場方式がある。また，事業所では，食堂方式と弁当方式に分けてもよい。食堂方式は社員食堂で，主にセルフサービスで食事を提供し，弁当方式は弁当会社から弁当を届けてもらい，あるいは出張販売により社員に提供する。在宅配食サービスでは，保温ができる弁当箱などを用い，利用者の自宅まで届ける。

表8-2　セルフサービスとフルサービス

セルフサービス	盛り付けた料理をカウンターから提供し，利用者がトレイにセットし，テーブルまで運ぶ。食後は利用者自身が下膳する場合と，学校給食のように調理室で食缶に分配された料理を教室で児童・生徒が配膳・下膳をする場合がある。
ハーフセルフサービス	料理を利用者がテーブルまで運び，下膳は調理作業者が行う。
フルサービス	配膳から下膳までを行う。レストラン形式の給食施設，病院，高齢者・介護福祉施設などである。

2. 配膳・配食の安全・衛生

2.1 適温管理

(1) 適時適温給食

配膳・配食作業は調理作業工程の最終段階であるため，料理の評価に大きく影響する。そのため，適切な温度管理は，利用者の満足度の向上だけではなく，安全・衛生的にも重要であり，温度管理には十分に注意を払う必要がある。

配膳・配食においては，盛り付けの分量および外観が均一であることに加え，適時適温給食が求められる。それは単に料理のおいしさにかかわるのみでなく，衛生面でも重要となる。衛生的には，温菜（温かい料理）は65℃以上，冷菜（冷たい料理）は10℃以下に保つことが細菌繁殖を防ぐ。配膳・配食は適切な温度管理が重要である（表8-3）。

料理の適温は，食事をする環境や季節により変動があり，個人差もあることに気を付ける。なお，安全・衛生管理については，第9章に詳しく述べられている。

表8-3 料理の適温例

料理名	温度（℃）	料理名	温度（℃）
すき焼き	80-95	天ぷら	60-65
茶碗蒸し	70-75	煮魚・焼き魚	45-55
ご飯	67-70	漬物・お浸し	20-25
うどん		酢の物・ざるそば	10-15
コロッケ		サラダ	8-12
湯豆腐		プリン	5-10
味噌汁・すまし汁	60-80	ジュース，清涼飲料	5-8
ポタージュスープ	60-75	冷奴	5-7
八宝菜	60-70		

出典）日本栄養改善学会監修，市川陽子，神田知子編：管理栄養士養成のための栄養学教育モデル・コア・カリキュラム準拠 第11巻．給食経営管理論 給食と給食経営管理における関連項目の総合的理解，医歯薬出版（2021）より一部改変

(2) 適温管理における機器類

コールドテーブルやウォーマーテーブルを使用して温度を維持し（第7章，p.101参照），病棟などへ配食する際は，冷温蔵配膳車，再加熱カート（図8-1）などを利用する。

冷温蔵配膳車は，配膳車が保温側（65℃程度）と保冷側（5℃程度）を間仕切りで2つに区分され，それぞれを1枚のトレイに盛り付けできる。保温機能と保冷機能を併せもった配膳車で温冷配膳車とも呼ばれる。近年では，ニュークックチル方式に対応した再加熱カートも広く使用されており，配食用に盛り付けた状態でチルド保温したまま，再加熱できるように設計されている。

第8章　サービス・提供管理

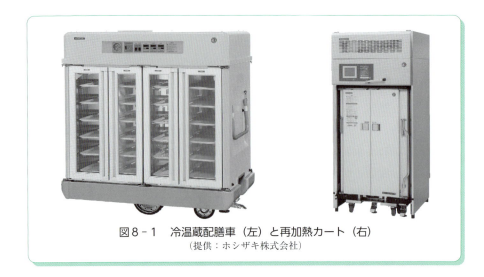

図8-1　冷温蔵配膳車（左）と再加熱カート（右）
（提供：ホシザキ株式会社）

2.2　食器，食具の安全性と衛生

　食器は使用する種類によって料理のイメージが左右され，食事の楽しみやおいしさ，食欲にもつながる重要な要素である。大量調理で用いられる食器には，料理を盛り付ける器や，料理の移動のために使用する器の役目がある。

表8-4　食器の素材別性質・性能

素材	略号	比重	耐熱温度 制限温度 （℃）	食器保管 庫の設定 温度（℃）	蒸気 消毒	漂白剤		直射日光 紫外線殺 菌橙	特に着色に注意 する食材料	電子 レンジ 使用
						酸素系	塩素系			
強化磁器	—	3.98 （アルミナ 100％） 2.9 （アルミナ 30％）	700	85〜90	○	○	○	—	—	○
メラミン 樹脂	MF	1.48	120	85〜90	×	○	×	黄変する	梅漬，紅しょう が，ソース，ド レッシング	×
ポリプロ ピレン	PP	0.9〜1.09	120	85〜90	×	○	×	—	トマトケチャッ プ，スイカ，か ぼちゃ，にんじ んおろし	○
ポリカー ボネート	PC	1.2	130	85〜90	×	○	○	黄変する	しょうが	○
ポリエチ レンナフ タレート	PEN	1.33	120	85〜90	×	○	○（絵 柄付） ×（絵 柄無）	黄変する	—	○
シリコン 樹脂	SI	0.99〜1.5	200	85〜90	△	○	○	—	トマトケチャッ プ，カレー，ス イカ，かぼちゃ	○

出典）長田早苗：Nブックス改訂給食の運営（逸見幾代ほか編著），p.89，建帛社（2020）（三信化工株式会社HPより一部改変）

表8-5 食器選定のポイント

・食品衛生法による規定や各種基準に適合している	・料理との調和がとれたもの
・衛生的で傷が付きにくいもの	・手や口に触れたときに違和感がないもの
・耐熱、耐冷であり、洗剤や消毒液などに強いもの	・洗浄しやすく重ねやすいもの
・能率的で扱いやすいもの	・退色や変色しにくいもの
・熱伝導性が小さいもの	・経済的であるもの
・破損しにくく変形しないもの	

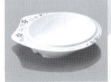 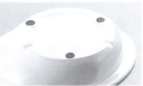 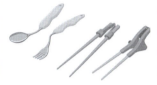 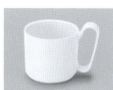

器の裏に滑り止めのラバーが付いて固定しやすくなっている。下のマットもラバー製の滑り止めマットである。　　柄や角度を工夫して持ちやすく，食べやすくしたスプーン，フォーク。　　大きい取っ手はしっかりと握ることができる。

図8-2　自助具

　食器・食具は安全であり，衛生的なものが求められる。食器の材質については，機能性，強度や耐久性，洗浄性などが必要であり，種類や材質を適切に選定する必要がある（表8-4）。食器の選定は，給食形式や対象者の特性，収納スペースなどを考慮し，種類や数量を決定する。また，食具は食事をする際に用いられる道具であり，対象者の特性に対応した自助食器・自助具なども使用されている。

　食器選定にあたってのポイントを表8-5にまとめた。

●**自助具**　　自助具とは，食事を自立的にとるための食器や食具である。高齢者・介護福祉施設などで身体機能が低下した利用者や認知症の利用者などが日常生活動作（ADL）に不自由が生じた場合にも，残された機能を活かして容易に便利に食事ができるように作られている。皿の底に傾斜を付けてスプーンですくいやすくする，スプーンの柄の部分を握りやすい形に変形させて持ちやすくするなどの工夫がされている（図8-2）。

3. 食事環境の整備

3.1 食事環境の意義

　食事のおいしさは，味や香り，盛り付け，温度などのほかに，食事環境にも左右される。食事は多くの人にとって楽しみであり，心身ともにリラックスし，リフレッシュできる時間・空間である。また，食事を通してコミュニケーションが取れる機会でもある。おいしい食事を居心地の良い空間で食べるということは，食欲が増進するとともに，生活の質（QOL）の向上にもつながり，利用者の満足度を上げ，食堂の継続的利用や残食を減らすなどの食行動にも貢献できると考えられる。食事環境は，給

表8-6　食事環境の整備の基本的な設計・配慮点

・清潔性　・適度な広さ（1.0 m²×利用者の人数以上，できるだけ余裕をもたせる） ・スムーズな人の動線の確保（人の出入りする通路は，入口と出口の別々が望ましい。テーブル間の通路は 900 mm 以上が必要である） ・食堂の入口ホールに利用者のための設備が設けられている ・床，壁，天井，テーブル，椅子など色や材質（暖色系などの淡い色調） ・適度な明るさの照明と温度が保たれている ・音楽等のBGM，植物，空調などを効果的に用いる

食において重要な要素であることから，望ましく整備することが求められる（表8-6）。

3.2　栄養情報の提供

　栄養情報の提供は，利用者の興味や理解度を考慮した内容や表現方法，教材の選定が必要である。心温まり，楽しく，興味深い情報提供を心がけ，利用者の食生活に対する意識・知識を向上させることが重要である。卓上メモやポップ，リーフレットやポスター，スマートフォンやタブレット端末，映像などが，利用者の特徴に合わせ用いられる。ナッジ理論（より良い選択のために，小さなきっかけをつくること）を活用して利用者が自然に健康な食行動をとれるような働きかけも取り入れられている。給食や献立・栄養情報を教材として取り入れることで，利用者が栄養や健康に興味をもち，それを継続できる食事環境づくりが求められている。

参考文献

- 岩井達，名倉秀子，松崎政三編著：『Nブックス新版給食経営管理論　第2版』．建帛社（2021）
- 加藤由美子，金光秀子，君羅満編集：『給食経営管理テキスト　第5版』．学建書院（2023）
- 三好恵子，山部秀子編著：『給食経営管理論　第5版』．第一出版（2023）
- 日本栄養改善学会監修，市川陽子，神田知子編：『管理栄養士養成のための栄養学教育モデル・コア・カリキュラム準拠　第11巻　給食経営管理論　給食と給食経営管理における関連項目の総合的理解』．医歯薬出版（2021）
- 日本給食経営管理学会監修：『給食経営管理用語辞典　第3版』．第一出版（2020）

II 給食の運営管理（オペレーション管理）

第 9 章

安全・衛生管理

> **学習のポイント**
>
> 給食の意義である，安全性・衛生性・栄養性・経済性・嗜好性・便宜性のなかで，食の安全性・衛生性は最も優先されなければならないが，その一方で，安全性や衛生性は厨房業務の煩雑さや給食施設の慣習から，優先順位が低くなる傾向も否めない。給食従事者は，常に安全で衛生的な食事を提供することが求められていることを理解する。給食運営の実務での応用を見据えて安全・衛生管理について学ぶ。

1. 安全・衛生管理とは

1.1 安全・衛生管理の定義

　安全・衛生管理とは，給食施設内の事故や災害などの発生を防止し，給食従事者が安全に作業を行えること，食中毒や異物混入などの食品衛生上の事故を未然に防ぎ，利用者が給食をとおして健康の維持・増進を図るために，安全でおいしい食事を摂取できることを目的としたマネジメントのことである。給食従事者の安全・衛生管理，原材料の購入から保管，洗浄，切さいなどの下処理から調理，配膳，配食までの安全・衛生管理を徹底しなければならない。

1.2 安全・衛生管理の意義と範囲

　有害微生物や有害物質に汚染された給食を食することで，利用者が健康被害や命にかかわる事故に直面することは絶対に回避されなければならない。そのためには，安全・衛生管理の徹底は重要となる。給食施設における安全・衛生管理を行うためには，管理者は給食従事者に対して，下記の点に配慮する必要がある。

① 給食従事者の健康の自己管理
② 食材料の購入から，調理，提供までの取り扱い方および温度管理
③ 施設・設備を衛生的に保つとともに保守点検の徹底
④ 施設内や作業中の 5S 活動（表9-1）の実施など安全・衛生教育の徹底
⑤ 事故発生時の具体的な対応策と関係者への周知徹底

表9-1　5S活動の定義

整理（Seiri）	必要なものと不要なものを分け，不要なものを捨てること
整頓（Seiton）	使いやすいように，置き場所などを決め，表示を確実に行うこと
清掃（Seisou）	掃除をして，きれいな状態にし，細部まで点検すること
清潔（Seiketu）	整理・整頓・清掃を徹底して実行し，清潔な状態に保つこと
習慣（Shukan）	清潔に使用するよう，習慣付けること

2. 給食におけるHACCPの実際

HACCP（ハサップまたはハセップ）とは，Hazard Analysis and Critical Control Pointsの頭文字をとったもので，危害分析重要管理点の略であり，食品の安全・衛生に関する危害の発生を事前に防止することを目的とした，自主的な衛生管理システムのことである。HACCPは，HAの「危害分析」とCCPの「重要管理点」に分かれ，原材料の購入から給食の提供まで，各々の工程ごとに危害分析を行い，起こる可能性のある危害または危害原因物質（生物学的，化学的，物理的危害）を特定しリスト化し，危害の発生を防止する重要な管理点を明らかにして管理し，その管理内容をすべて記録することにより，調理の安全を確保しようとする衛生管理の手法である。

アメリカ航空宇宙局（NASA）で宇宙食用に開発したのが始まりで，食品製造における優れた食品衛生管理方式である。

2.1 HACCPシステムの7つの原則と12の手順

HACCPシステムは，7つの原則と12の手順から成り立っている（表9-2）。

このなかで中心となるのが，HAの危害分析とCCPの重要管理点であり，危害分析を行い，CCPを設定することだけで成り立つのではなく，各CCPにおいて，その管理基準（critical limit；CL）の範囲内でコントロールされているかを的確にモニタリングを行い，モニタリングの結果から，CLから逸脱している場合の改善措置を設定する。さらに，HACCPプランが正しく効果的に機能しているかを検証するための方法を設定し，HACCPシステム全体の記録の保存管理を行うといった7つの原則によって安全・衛生管理が体系付けられている。

給食施設では設備等により衛生管理の方法は異なることから，これらの7つの原則と12の手順に基づく管理計画は，施設ごとに作成される必要がある。給食施設での作業区域別にHACCPシステムの7原則を具体的に示したものが表9-3である。

2.2 一般的衛生管理プログラム

一般的衛生管理プログラム（prerequisite programs；PP）とは，HACCPシステムによる衛生管理の基礎となる衛生管理のプログラムである。HACCPシステムは，それのみで機能するのではなく，衛生管理システムの一部であり，効果的に機能させるためには，その前提となる一般的衛生管理プログラムが必要である。次の事項からなる。

① 施設・設備の衛生管理
② 従事者の衛生教育
③ 施設・設備，機械器具類の保守点検
④ そ族・昆虫の防除
⑤ 使用水の衛生管理

表9-2 HACCPの7つの原則と12の手順

	手順1	HACCPチームの編成	・施設の管理責任者，管理栄養士，調理従事責任者，衛生管理者等，各部門の担当者で構成する
	手順2	製品（給食）の説明書の作成	・献立計画等を記載し，危害要因分析の基礎資料とする
	手順3	製品（給食）の調理法，喫食者等の記載	・料理の調理法，配膳・配食方法などの記載，喫食者の特性を把握する
	手順4	製品（給食）の標準作業書の作成	・食材料の納入から保管，調理，配膳・配食等，食事提供までの流れを工程ごとに作成する
	手順5	手順4で作成した標準作業書の確認および訂正	・厨房内設備や調理従事責任者とのミーティング等により，標準作業書の確認および訂正を行う
原則1	手順6	危害分析 (Hazard Analysis；HA)	・工程ごとに原材料や調理工程中に発生するおそれのある**危害**または危害原因物質の発生要因を明確にし，発生の防止策も明らかにする 危害：食中毒菌，自然毒，残留農薬，危険異物により健康被害を起こす物質または状態のこと
原則2	手順7	重要管理点の設定 (Critical Control Point；CCP)	・危害分析に基づいて，危害要因を取り除く，あるいは低減するために**重要管理点（CCP）**を決める 重要管理点：加熱殺菌，温度管理等
原則3	手順8	管理基準の設定 (Critical Limit；CL)	・各々のCCPについて，**管理基準（CL）**のパラメーターの許容範囲を設定する パラメーター：中心温度，時間，湿度，pHなど
原則4	手順9	モニタリング方法の設定 (Monitoring)	・CCPがCLを満たしているか，モニタリングの方法を設定する 例：中心温度計での測定方法，担当者，頻度，記録など
原則5	手順10	改善措置の設定 (Corrective Action)	・モニタリングの結果，管理基準が逸脱していた場合の改善する方法，手順を設定する 例：再加熱，破棄など
原則6	手順11	検証方法の設定 (Verification)	・HACCPプランに従って，設定されたことが守られているか，修正を必要とするかを検証する方法を設定する 例：記録，検査など
原則7	手順12	記録と保存方法の設定 (Recordkeeping)	・HACCPシステム全体の記録の仕方や記録用紙や保存方法・期間を設定する。問題が生じた場合には工程ごとの管理状況が記録によって遡って調べることができる

⑥ 廃棄物の衛生管理
⑦ 従事者の衛生管理
⑧ 食品等の衛生的な取り扱い
⑨ 事故発生時の対応
⑩ 製品などの試験・検査に用いる設備などの保守管理

　一般的衛生管理プログラムは，これらの項目について具体的な文書として衛生管理作業基準（Sanitation Standard Operating Procedure；SSOP）を作成する必要がある。

2.3 給食施設におけるHACCPシステム

　給食施設においては，食品の購入から各調理工程，配膳，配食に至るまでHACCPシステムに基づいた衛生管理システムを確立する必要がある。1997（平成9）年に作成された「大量調理施設衛生管理マニュアル」（巻末資料，p.203参照）は，HACCPの概念を導入している。

表9-3 HACCPシステムの7原則を用いた給食施設の具体例〈魚の照り焼き〉

作業区域	汚染作業区域				準清潔作業区域		清潔作業区域	
	納品		下処理		調理		盛り付け	保管
作業内容	検収	保管	魚の下洗い	調味料の計量	味付け	焼く	器への盛り付け	
原則1 危害分析 (HA)	細菌汚染 異物混入 配送の不備	細菌増殖 品質劣化	二次汚染	二次汚染	二次汚染	二次汚染 細菌残存	細菌汚染	細菌増殖
原則2 重要管理点の設定 (CCP)	品温測定 品質・鮮度のチェック 容器を介しての汚染	冷蔵庫の温度 保管場所	作業着,履物,洗浄用容器・シンクの汚染 手指の汚れ	容器の汚染 手指の汚れ	作業着,履物,容器の汚染 手指の汚れ 作業動線	加熱時間の設定 中心温度	時間設定 食器・盛り付け器具類,手指の清潔 異物混入	保管温度
原則3 管理基準の設定 (CL)	表面温度測定（10℃以下確認） 検収の点検項目の設定 専用容器への入替	冷蔵庫の温度確認(10℃以下) 食材料別冷蔵庫の保管区分	専用作業着の着用 履物の交換 魚洗浄専用容器の使用 シンクの区分化 使い捨て手袋の使用	容器の清潔保持 調味料専用容器の使用 手洗いの励行	魚専用作業着の着用 履物の交換 容器の清潔保持 使い捨て手袋の使用 作業動線の設定	調理開始時間の確認 中心温度3点以上75℃以上の測定 1分以上の加熱 加熱終了時間の確認	盛り付け開始時刻の確認 消毒済み食器・盛り付け器具類の確認 手洗いの励行 作業着の清潔保持	65℃以上の確認
原則4 モニタリング方法の設定	表面温度の記録 賞味期限等の記録	冷蔵庫の温度表の記録 冷蔵庫の保管区分の表示	作業区域別の作業着・履物の準備 作業場・器具の使い分け表示等 各管理基準の確認	各管理基準の確認	作業区域別の作業着・履物の準備 作業場・器具の使い分け表示等 各管理基準の確認	調理開始時刻の記録 中心温度の記録 加熱終了時刻の記録	盛り付け開始時刻の記録	保管温度の記録
原則5 改善措置の設定	返品 業者の指導 契約の見直し	冷蔵庫の温度表の確認	定期的な調理従事者への衛生教育	定期的な調理従事者への衛生教育	定期的な調理従事者への衛生教育 作業動線の見直し	75℃に達していない場合は再加熱	盛り付け開始時刻の確認	保管温度の記録の確認
原則6 検証方法の設定	各記録の確認	冷蔵庫の温度表の記録の徹底				中心温度の記録の徹底	盛り付け開始時刻の記録の徹底	保管温度の記録の徹底
原則7 記録と保存方法の設定	表面温度等の記録用紙保管期間の設定	温度表の記録用紙の保管期間の設定				温度表の記録用紙の保管期間の設定	盛り付け開始時刻の記録用紙の保管期間の設定	保管温度の記録の保管期間の設定

2.4 食品等事業者団体による衛生管理計画手引書策定のためのガイダンス

　厚生労働省では，製造・加工，調理，販売等を行うすべての食品等事業者を対象にHACCPによる衛生管理の制度化を進めている。食品等事業者は一般衛生管理に加え，コーデックス（食品の国際規格）のガイドラインに基づくHACCP 7原則を要件とする HACCPに基づく衛生管理 を原則とした衛生管理計画を策定することとしている。また，小規模事業者および一定の業種については，コーデックスHACCPの

弾力的な運用を可能とする HACCP の考え方を取り入れた衛生管理を求めている。

　食品等事業者団体は，HACCP に基づく衛生管理または HACCP の考え方を取り入れた衛生管理への対応のための手引書を策定し，厚生労働省は，策定過程で助言，確認を行った手引書を都道府県等に通知し，制度の統一的な運用に資することとしている。手引書作成のための手続き，作業の進め方，手引書に含めるべき内容，参考となる情報等については，「食品等事業者団体による衛生管理計画手引書策定のためのガイダンス」〔第5版，2024（令和6）年〕を厚生労働省が示し，概説している。

3. 給食従事者の安全・衛生管理

　ここでは特に，衛生管理の実際について述べる。

3.1　衛生管理体制の確立

　給食従事者は安全に作業を行い，労働災害や食中毒などの衛生事故を防止しなければならない。衛生管理を円滑にかつ効果的に実施するためには衛生管理体制の確立が必要であり，「大量調理施設衛生管理マニュアル」では，調理施設の経営者または学校長など施設の「運営管理責任者」とし，施設の衛生管理に関する「衛生管理者」，「調理従事者等」の役割と責任を明確にしている。

1）運営管理責任者の役割

　運営管理責任者（責任者）は，施設の総括的な衛生管理の指揮をとり，次のような役割がある。

① 衛生管理者の指名。
② 食材料の納入業者の選定，配送中の温度管理の指導，納入業者が行う原材料の微生物等の結果の提出。
③ 衛生管理者と協力し，「衛生管理点検表」（表9-4）の作成。
④ 衛生管理者に「衛生管理点検表」に基づく点検作業の実施，点検結果の報告をさせ，適切に実施されたことを確認。点検結果を1年間保管。
⑤ 点検結果に基づき，必要な改善策を講ずる。
⑥ 衛生管理者や調理従事者等への衛生管理等に関する必要な知識・技術の周知徹底。
⑦ 調理従事者等を含め職員の健康管理や健康状態の確認を組織的・継続的に行い，食中毒菌等への感染や施設汚染の防止に努める。
⑧ 責任者は，衛生管理者に毎日作業開始前に，調理従事者等の健康状態を確認させ，その結果を記録させる。
⑨ 調理従事者等に定期的な健康診断と，月1回以上の検便検査の実施。検便検査には腸管出血性大腸菌の検査を含め，ノロウイルスの流行期である10月から3月までの間には月に1回以上または必要に応じてノロウイルスの検便検査を受けさせるよう努める。

表9-4 衛生管理点検表

	点検項目	点検結果
1	健康診断，検便検査の結果に異常はありませんか。	
2	下痢，嘔吐，発熱などの症状はありませんか。	
3	手指や顔面に化膿創がありませんか。	
4	着用する外衣，帽子は毎日専用で，清潔のものに交換されていますか。	
5	毛髪が帽子から出ていませんか。	
6	作業場専用の履物を使っていますか。	
7	爪は短く切っていますか。	
8	指輪やマニキュアをしていませんか。	
9	手洗いを適切な時期に適切な方去で行っていますか。	
10	下処理から調理場への移動の際には外衣，履物の交換（履物の交換が困難な場合には，履物の消毒）が行われていますか。	
11	便所には，調理作業時に着用する外衣，帽子，履物のまま入らないようにしていますか。	
12	調理，点検に従事しない者が，やむを得ず，調理施設に立ち入る場合には，専用の清潔な帽子，外衣及び履物を着用させ，手洗い及び手指の消毒を行わせましたか。	立ち入った者／点検結果

出典）厚生労働省：大量調理施設衛生管理マニュアル，別紙（2017）

⑩ 調理従事者等に下痢，嘔吐，発熱などの症状，手指等に化膿創があったときは調理作業に従事させないようにする。

⑪ 施設の衛生管理全般について，専門的な知識を有する者から定期的な指導，助言を受け，従事者の健康管理については，労働安全衛生法等関連法規に基づき，産業医等から定期的な指導，助言を受ける。

⑫ 高齢者や乳幼児が利用する高齢者・介護福祉施設や児童福祉施設等においては，施設長を責任者とする危機管理体制を整備して，感染拡大防止のための組織対応を文書化し，具体的な訓練を行う。また，従業者や利用者の下痢や嘔吐の発生を迅速に把握するため，定常的に有症状者数を調査・監視する。

2）衛生管理者の役割

衛生管理者は調理現場での衛生管理を実施・管理する役割を担う。

① 運営管理責任者と協力し,「衛生管理点検表」(表9-4)の作成と点検作業。
② 運営管理責任者に衛生管理点検表の提出と点検結果の報告。
③ 異常の発生を確認したときの応急措置や運営管理責任者への報告,指示の受容。
④ 施設の補修や調理従事者等からの提案を運営管理責任者に進言。

3) 調理従事者等の役割

「大量調理施設衛生管理マニュアル」における調理従事者等は,配膳・配食等,食品に接触する可能性のある者および臨時職員を含むものとしている。

① 衛生的な態度を身に付ける。
② 自己の健康を管理し,体調の異常は衛生管理者へ申し出る。
③ 食品取扱い者としての自覚をもち,衛生管理者の指示を遵守する。
④ 衛生環境の改善策を提案する。

3.2 調理従事者等の衛生管理

1) 健康診断の実施

調理従事者等は,採用時に医師による健康診断(労働安全衛生規則第43条),検便による健康診断を行わなければならない(同第47条)。採用後も1年に1回以上は健康診断を実施し,身体の健康状態を把握し結核や赤痢などの感染症に罹患していないことを確認する。「学校給食衛生管理基準」(巻末資料,p.212参照)では,年1回の健康診断を行い,当該健康診断を含め,年3回定期に健康状態の把握をすることが望ましいとされている。

2) 検　　便

検便は食品を取り扱う者すべてに義務付けられており,月1回以上は実施し,5～10月の食中毒多発時期には月2回以上が望ましい。赤痢菌,サルモネラ属菌,腸チフス菌,パラチフスA菌,腸管出血性大腸菌O157などを検査する。10～3月はノロウイルスの検査に努める。調理従事者等は日常の食生活においても肉,魚,卵類の生食,かき(貝類),二枚貝等の摂取を控え,衛生管理に注意しなければならない。

3) 調理等作業時の衛生管理

調理従事者等は,調理等作業時に二次汚染を防止するために,日ごろから健康管理に留意し,次の事項を遵守しなければならない。

① 清潔な作業衣,髪の毛を完全に覆う帽子または三角巾,マスク,前掛けなどは毎日清潔なものと交換し着用する。異物混入を防止するために,ヘアピンの使用は避ける。時計,アクセサリーは身に付けない。
② 作業開始前および用便後,作業が変わるごとに手指の洗浄,消毒を行う。手洗いは流水,石けんによりしっかりと2回手指の洗浄を行い,きれいに洗い流したのち使い捨てペーパータオルで拭き取り,消毒を行う。
③ 調理室内の汚染作業区域,非汚染作業区域では専用の作業衣,履物を使用する。
④ 生の食肉類,魚介類,卵類など微生物の汚染源となるおそれのある食品は素手で

触らず，専用の調理器具か使い捨て手袋を使用し，次の作業が変わるごとに交換する。調理済み食品も素手では触らず，調理済み用の調理器具もしくは使い捨て手袋を着用し次の作業が変わるごとに交換する。使い捨て手袋を着用しながら，冷蔵庫のノブや戸棚の引き出しなどを触らないなど，使い捨て手袋の使用は二次汚染の原因とならぬように使用する。

⑤ 二次汚染を防止するために，準清潔作業区域と清潔作業区域の作業動線が交差しないよう留意しながら作業を行う。

⑥ 下痢，発熱，嘔吐などの症状や手指等に化膿創がある場合は，衛生管理者に速やかに報告し調理作業には従事しない。

4. 給食業務における安全・衛生教育の計画と実際

給食従事者の安全・衛生教育は，採用時から行うことが義務付けられている（労働安全衛生法第59条，労働安全衛生規則第35条）。給食施設において食中毒や労働災害を出さないためには，給食従事者の安全・衛生教育は採用後も継続的に行うことで，安全・衛生管理を徹底させることが重要である。

4.1 安全・衛生教育の方法

安全・衛生教育は年間計画（表9-5）および月間計画を立てて，「大量調理施設衛生管理マニュアル」に基づき，各施設における「衛生管理マニュアル」等を作成し実施する。教育の方法としては，次のようなものがある。

① 毎日の朝礼（表9-6）やミーティング，施設内で定期的に勉強会（職場内教育：OJT）を実施，また，保健所や外部の講習会（職場外教育：Off-JT）等に参加し，衛生管理に必要な知識・技術を周知徹底する（p.163参照）。

表9-5 年間計画表の例

実施月	安全・衛生管理の目標	実施計画
1月	インフルエンザ，ノロウイルス感染防止	マスクの着用，うがい・手洗いの徹底
2月	火災発生の防止および初期消火・避難	防火訓練，消火訓練
3月	冷蔵庫，冷凍庫の清掃・整理整頓	衛生チェック表の周知徹底
4月	労働災害の防止	新人教育，安全対策の職場内研修
5月	細菌性食中毒の防止	職場内研修
6月	細菌性食中毒の防止	保健所等講習会
7月	細菌性食中毒の防止	食品納入業者の衛生指導
8月	細菌性食中毒の防止	厨房内のふきとり検査の実施
9月	大量調理機器等の安全確認	防災訓練
10月	包丁・まな板・調理器具の衛生管理	外部講習会
11月	自己の健康管理の徹底	外部の保健師による講習会
12月	ノロウイルス感染防止	施設での衛生講習会

表9-6 朝礼時の衛生教育の例

朝礼時の衛生確認事項（毎日必ず読みましょう！）
1. 作業衣，帽子は清潔なものを身に付け，髪の毛は出ていないか他の職員にも確認してもらいましょう。
2. 作業開始前および用便後，汚染作業区域から非汚染作業区域に移動する場合，食品に直接触れる作業にあたる直前，生の肉，魚等の食品等に触れた後，他の食品や器具等に触れる場合，配膳の前には，しっかりと2回流水・石けんによる手洗いは必ず行いましょう。
3. 包丁，まな板，調理器具は専用のものを使用しましょう。使用後は洗浄をしっかりと行いましょう。
4. 使い捨て手袋は作業ごとに交換をしましょう。
5. 作業区域別に作業衣，履物の交換を行いましょう。
6. 各記録表への記録は必ず行いましょう。

② ポスターの掲示など，視覚に訴える手法により注意喚起する。
③ 防火・防災訓練を実施する。

5.「大量調理施設衛生管理マニュアル」のポイント

5.1 「大量調理施設衛生管理マニュアル」の制定

　1996（平成8）年に，学校給食を中心とした腸管出血性大腸菌O157による集団食中毒が発生し，死者が出た。それらを受けて，1997（平成9）年に「大量調理施設衛生管理マニュアル」（最終改正：平成29年6月16日生食発0616第1号，巻末資料，p.203参照）が作成された。「大量調理施設衛生管理マニュアル」はHACCPの概念に基づき，調理過程における4つの重要管理事項を次のように示した。

① 原材料受入れおよび下処理段階における管理を徹底すること。
② 加熱調理食品については，中心部まで十分加熱し，食中毒菌等（ウイルスを含む）を死滅させること。
③ 加熱調理後の食品および非加熱調理食品の二次汚染防止を徹底すること。
④ 食中毒菌が付着した場合に菌の増殖を防ぐため，原材料および調理後の食品の温度管理を徹底すること。

　適用される給食施設の規模は同一メニューを1回300食以上，1日750食以上を提供する施設であるが，それ以下の提供食数の給食施設でも活用されている。1996（平成8）年の腸管出血性大腸菌O157集団食中毒等の発生事例から，野菜や果物を加熱せずに供する場合は，①流水で3回以上水洗いする，②中性洗剤で，また③必要に応じて，次亜塩素酸ナトリウム等で殺菌する，④流水で十分すすぎ洗いする，などの具体的な洗浄法が示された。

　また，2006（平成18）年にはノロウイルスによる集団食中毒が発生し，加熱調理食品の中心温度の測定基準の「二枚貝等ノロウイルス汚染のおそれのある食品の場合は85～90℃で90秒以上」など，ノロウイルスに関する事項が改正された。

　さらに，ノロウイルス，腸管出血性大腸菌の食中毒の発生防止対策については，調理従事者等の健康状態確認等の重要性が確認され，また，食中毒の発生原因の多くは，一般衛生管理の実施の不備によるものとされ，2017（平成29）年には，毎日の調

理従事者の健康状態の確認および記録の実施等について一部改正された。

5.2　2017（平成29）年改正の重要管理事項

　　原材料受入れおよび下処理段階における管理では，加熱せずに喫食する食品（牛乳，発酵乳，プリン等容器包装に入れられ，かつ，殺菌された食品を除く）については，製造加工業者の衛生管理体制について保健所の監視票，食品等事業者の自主管理記録票等により確認するとともに，製造加工業者が従事者の健康状態の確認等ノロウイルス対策を適切に行っているかを確認することとされ，野菜および果物（表皮を除去する場合を除く）を加熱せずに供する場合には，高齢者，若齢者および抵抗力の弱い者を対象とした食事を提供する施設では，殺菌することとされた。調理従事者等の衛生管理については，調理従事者等は毎日作業開始前に，自らの健康状態を衛生管理者に報告し，衛生管理者はその結果を記録すること，衛生管理体制では，責任者は，衛生管理者に毎日作業開始前に，調理従事者等の健康状態を確認させ，その結果を記録させることなど，調理従事者等の健康状態の管理に関する項目が改正された。

6. 防火・防犯管理

6.1　防火・防犯管理とは

　給食業務は調理時に火を扱うことから，「防火管理」は重要である。防火管理とは，火災の発生を未然に防ぎ，火災が発生した場合には，被害を最小限度に抑えるために必要な対策を立てることである。

　また，給食現場において，食品倉庫からの在庫品の持ち出しや職員ロッカーからの盗難等の軽犯罪が少なからず存在するといわれている。給食現場においても犯罪を未然に防ぐ「防犯管理」が必要である。管理者を中心として，そのような犯罪行為を防止する環境づくりや職員のモラル低下を防ぐ教育などの対策が重要である。

6.2　防火・防犯管理の対策

（1）防火管理

　消防法第8条において，「学校，病院，工場，事業場，興行場，百貨店（中略），複合用途防火対象物（防火対象物で政令で定める二以上の用途に供されるものをいう。以下同じ。）その他多数の者が出入し，勤務し，又は居住する防火対象物で政令で定めるものの管理について権原を有する者は，政令で定める資格を有する者のうちから防火管理者を定め，政令で定めるところにより，当該防火対象物について消防計画の作成，当該消防計画に基づく消火，通報及び避難の訓練の実施，消防の用に供する設備，消防用水又は消火活動上必要な施設の点検及び整備，火気の使用又は取扱いに関する監督，避難又は防火上必要な構造及び設備の維持管理並びに収容人員の管理その他防火管理上必要な業務を行わせなければならない」と定められている。

表9-7 防火管理に係る消防計画の一般事項

1. 自衛消防の組織
2. 防火対象物についての火災予防上の自主点検
3. 消防用設備等の点検および整備
4. 避難施設の維持管理およびその案内
5. 防火上の構造の維持管理
6. 収容人員の適正化
7. 防火管理上必要な教育
8. 消火,通報および避難訓練の定期的な実施
9. 火災,地震その他の災害の発生時における消火活動,通報連絡および避難誘導
10. 防火管理について消防機関との連絡
11. 火気の使用または取扱いの監督
12. その他の防火対象物の防火管理に関する必要事項
    ①防火管理に係る消防計画の適用範囲
    ②管理権原者および防火管理者の業務と権限
    ③火元責任者その他の防火管理の業務に従事する者の業務と担当範囲
    ④休日・夜間等における防火管理の体制
    ⑤放火防止対策
    ⑥防火管理に関する会議の開催および運営
    ⑦ガス漏えい事故防止対策
    ⑧その他防火管理対策上必要な事項

防火対象物とは,燃えたときに消火しなければならないものすべて(消火対象物)のなかで,火災を出さないよう管理しなければならないものをいう。管理について権原を有する者(以下,管理権原者)は,一般的には,防火対象物の所有者や事業所の経営者などである。

1)防火管理者の責務

防火管理者は,防火管理業務の責任者であり,防火管理に関する知識を有し,管理的,監督的な地位にある必要がある。大規模な施設や事業所の場合は,総務部長,管財課長などであり,小規模な施設や事業所では,施設長,社長,事務長などが行う。

防火管理者には次のような責務がある。

① 消防計画(**表9-7**)の作成および所轄の消防署長への届出。
② 消火,通報および避難訓練の実施。
③ 消防用設備の点検および整備。
④ 火気の使用,取扱いに関する監督。
⑤ 避難または防火上必要な構造および設備の維持管理。
⑥ 収容人数の管理。
⑦ その他防火管理上必要な業務。
⑧ 必要に応じて管理権原者に指示を求め,誠実に職務を遂行する。
⑨ 火元責任者への指示。

2)防火管理の現状と課題

防火管理者の下に消防計画が作成されて,基本的には,学校,病院,施設,事業所などでは防火訓練が定期的に行われている。しかし,365日3食を提供する医療施設や福祉施設などの調理従事者等は作業工程に基づいた時間で給食提供をしなければならないなどの理由から,実際には防火訓練時に給食業務を中断することができずに,

防火訓練には参加しないケースも多々みられる。火元となり得る厨房内で作業する調理従事者等への防火管理上の教育，例えば，揚げ物の鍋に火が入るなどの事故への対応策や，火災の予防策や火災が出たときの対応などについてのマニュアルを作成し，防火管理への周知徹底が必要である。

(2) 給食部門における防犯管理

給食部門では，食品倉庫の食材料の持ち帰り，仕入れ業務担当への業者からのリベート，職員ロッカーの盗難などの犯罪事例があげられる。また，給食現場での事例ではないが，お祭りに提供されたカレーに故意に薬物を混入させた事件など，軽犯罪のみならず人の命にかかわる犯罪が起こることも視野に入れた防犯管理が必要となる。

1) 防犯管理の対策

たとえ軽犯罪であっても，犯罪を未然に防ぐ環境づくりが大切である。防犯管理の例として，以下のようなことがあげられる。

① 食品倉庫の在庫品等の棚卸しのチェックは複数で行い，就業終了後には鍵を閉めるなど管理を徹底する。
② 職員ロッカー等は必ず鍵を閉め，貴重品等の管理は徹底するよう職員に促す。
③ 職員に給食現場で起き得る犯罪に関する講習会を行い，仕入れ業者等との癒着を防止し，風通しのよい職場をつくる。
④ 納品時の防犯管理としては，納品・検収の場所に防犯カメラを設置する。

給食部門における防火・防犯管理については，未然に火災や犯罪が起きぬよう，管理者である管理栄養士が中心となり，各施設，事業所ごとに対応策を検討し実践することが重要である。

参考文献

- 厚生省生活衛生局乳肉衛生課監修，動物性食品のHACCP研究班編：『HACCP―衛生管理計画の作成と実践』，中央法規出版（1997）
- 『六訂大量調理施設衛生管理のポイント―HACCPの考え方に基づく衛生管理手法』，中央法規出版（2018）
- 丸山務，髙谷幸：『食品衛生の基本!! 調理施設の衛生管理』，日本食品衛生協会（2009）
- 三好恵子ほか：『給食経営管理論』，第一出版（2014）
- 日本栄養改善学会監修，石田裕美，冨田教代編：『第9巻 給食経営管理論―給食の運営から給食経営管理への展開』，医歯薬出版（2013）
- 石田裕美ほか編：『給食経営管理論 改訂第3版』，南江堂（2019）
- 東京防災設備保守協会：『これ1冊ですべてがわかる 防火管理者・防災管理者の役割と仕事』，日本能率協会マネジメントセンター（2014）

II 給食の運営管理 (オペレーション管理)

第10章 施設・設備管理

学習のポイント

給食施設の耐用年数は，30～50年，厨房機器類では5～10年である。給食施設内の設備には給水，給湯，排水，換気，空調，ガス，電気，照明などがあり，適切な維持管理のもとで給食の運営がなされることを理解する。さらに，日常業務のなかでの保守点検の手法，扱い方の訓練等について，具体例をとおして学ぶ。また，災害時におけるライフラインの停止時の対策についても理解する。

1. 施設・設備管理とは

給食の施設・設備管理は，衛生的に安全で，高品質の給食を効率よく生産，維持するために実施される。オペレーションシステムと連動した施設・設備管理が求められるため，先に示した生産管理の調理システムやサービス方法，提供管理の配食，配膳方法を確認した上で管理する。さらに，保守管理ではオペレーションが安定的，効率的に稼働するために，設備の定期的な点検の計画や実施が求められ，稼働中に不具合などが生じた場合では応急措置や修理を外部へ依頼するなど，専門業者から詳細な情報を得ることも生じる。近年は地震や洪水のような自然災害も多く，このような場合の危機管理対策も含めた管理が求められる。

給食の運営では，給食を生産，提供するために食材料の搬入，保管，調理から配膳・配食までの施設と，給食の喫食や下膳，食器の洗浄・消毒や保管，残菜処理の施設，そして給食の事務作業の場や調理従事者等の厚生施設などを必要とし，これらが給食の施設として，設備とともに主な管理範囲となる。表10-1には，セントラルキッチンシステムなどで必要とされる原材料，製品の理化学検査や微生物検査などの検査室や品質管理室も含めて，主な施設の名称を示す。特に衛生管理上の施設の区域を意識して管理することが求められる。

給食施設内の主な設備とその内容を表10-2に示す。設備は施設に備えられ，衛生的で安全に給食を生産，提供するために必要な熱源，照明，給排水，換気，空調，電気配線などの付帯設備のほか，機器類，食器類などが含まれる。給食施設の給食の目的にあった栄養・食事計画をもとにしたオペレーションシステムに沿って，施設の位置，形態，スペース，レイアウトなどや，付帯設備，施設の内装（床，壁，天井），周辺環境まで広範囲にわたる管理が対象となる。

施設・設備の管理においては，多くの法的規制が設けられている。給食施設，設備

第10章 施設・設備管理

表10-1 給食施設の主な管理範囲

生産にかかわる施設	食材料の搬入口，荷受け室，検収室，食材料保管室，下処理室，前室，冷蔵室，冷凍室	汚染作業区域	
	主調理室，冷蔵室，前室	非汚染作業区域	準清潔作業区域
	配膳室（盛り付け室，パントリー）		清潔作業区域
提供にかかわる施設	食堂，配送室，配膳室		
洗浄にかかわる施設	食器洗浄室，用具洗浄室，洗濯室		
品質，事務にかかわる施設	品質管理室，衛生管理室，事務室		
作業者の厚生施設	更衣室，休憩室，トイレ，シャワー		
その他	給食施設の周辺（通路），廃棄物集積場排水など施設外設備		

表10-2 施設内の主な設備とその内容

主な設備	内　容	備　考
ガス設備	熱源として供給する配管設備やガス機器類	ガスの種類は，都市ガス（天然ガス：13A・12Aなど）のガス貯蔵設備が不要，液化石油ガス（LPG）のボンベ，タンクを設置して配管するものがある。
電気設備	分電盤により，照明やコンセント，空調機用，調理機器用に分かれた設備	電気の種類は，単層100V，単層200V，三相200Vがある。機器類によって種類が異なる。
照明設備	施設内で作業目的に応じた照度の明るさを得る設備	労働安全衛生規則により作業内容と照度が示されている。500ルクス以上は安全であるといわれる。
給水設備	調理・飲料・洗浄などに使用され，適切な水圧と水量の水供給設備	水道管からの直結給水方式，受水槽，貯水槽などに貯め給水する貯水槽水道方式がある。災害時に，直結給水方式は貯水槽がないため断水するが，貯水槽水道方式では貯水槽の残水を使用できる。ただし，貯水槽には保守管理が必要である。
給湯設備	加熱した湯を適切な水圧と水量で給湯する設備	給湯方式は，病院のように給食施設以外でも使用する場合の中央式，給食施設内に給湯装置を設置する局所式がある。
排水設備	施設内で使用した厨房排水，雑排水などを衛生的に敷地外に排出する設備	洗米機のように排水管に直接接続しない間接排水は排水溝へ誘導する。排水溝に排水トラップを取り付け，臭気，防虫対策をとる。
換気設備	調理室内の空気を入れ替える設備（給気設備と排気設備）	調理室で火気があると汚染空気の排気を行い，さらに給気が必要とされる。
空調設備	調理室内は衛生的な点から室温，湿度を一定以下にすることが求められており，そのコントロールのために必要な設備	給食は，高温での大量の調理を行うことから，室温や湿度が作業内容に合わせて高くなる。これらの安全性のため，作業者の労働衛生的にも空調設備が必要とされる。

　に関連する法規は，食品や料理などを扱うことから食品衛生に関する法令，給食の目的による施設別に関連する法令，建物や関連する設備，そして環境に関係する法令など大きく3種類に分けられる。主な法令名を**表10-3**に示すが，その法令は必要に応じてインターネットなどで最新の情報を入手することが求められる。

　法令に基づくオペレーションシステムに適切な機器類が設置され，給食の運営が実施される。施設は，床，天井，壁に囲まれており，これらの衛生管理は給食調理・製造のみならず，労働衛生にも影響が及んでいる。床は，排水溝や排水勾配，床と壁では接点部をR仕上げ，天井では埃が堆積しないなどの湿気やカビを防止する材料であることが求められる。近年，換気天井システムの導入も多くなり，フード方式で生じる給排気の乱流を起こすことなく，冷たい空気を周りから落とし，暖かい空気を押し上げ，空調エネルギーの少ない，快適な環境を保つ工夫が可能になっている。衛生管

表10-3　施設・設備に関連する主な法令

食品衛生に関する主な法令
健康増進法（健康増進法施行令・健康増進法施行規則）・食品衛生法（食品衛生法施行令・食品衛生法施行規則）・大量調理施設衛生管理マニュアル
給食施設に関連する主な法令（施設別）
病院：医療法（医療法施行令・医療法施行規則）・病院，診療所等の業務委託について 高齢者・介護福祉施設：指定介護老人福祉施設の人員，設備及び運営に関する基準 児童福祉施設：児童福祉施設の設備及び運営に関する基準・保育所における調理業務の委託について 学校：学校給食法（学校給食法施行令・学校給食法施行規則）・学校給食衛生管理基準 事業所：労働基準法・労働安全衛生法（労働安全衛生規則） その他：セントラルキッチン／カミサリー・システムの衛生規範
建物や設備，環境に関係する主な法令
建築基準法・水道法・下水道法・ガス事業法・電気用品安全法・消防法・環境基本法・悪臭防止法・水質汚濁防止法・災害対策基本法

理のために施設内は，<u>ドライ運用</u>として湿度や室温が適切に保たれるように配慮する。

2. 給食施設の設計で使われる専門用語と記号

　給食施設は，耐用年数が30～50年ほどであるために，新築の設計にかかわる機会は少なく，増改築や一部改造，機器の入れ替えなどで施設・設備の計画にかかわることの方が多い。

　給食施設の面積は，施設の種類，提供食数，提供方法，献立の種類，食材料の加工度，調理システム，食器の数量，非常食用の倉庫などにより決定されるため，これらを把握しておくと新規の計画は進めやすい。表10-4に，施設の種類として病院，介護施設，事業所，学校における2000（平成12）年以降に施工された988施設の給食の生産施設の面積を示した。これらの数字は，表10-1に示す生産と洗浄にかかわる施設の面積を示し，事務室や厚生施設は含んでいない。医療施設や介護施設は，個別配膳を行うためのスペースが必要であるため，他の施設より2倍近い面積が必要になっている。設計計画には，表10-5に示すような衛生管理上の課題も重要であるため，経験的な情報とともに法令に基づく適切な情報を合わせて把握しておく。

　給食施設の設計の流れは，図10-1に示したように，現存の建物や設備の分析を行い，給食の運営形態や給食のシステムなどを検討し，さらに経営する視点を合わせもって，問題点や改善点を考慮しなければならない。さらに，関係者と打ち合わせをしながら長期的な視点（設備の保守管理）に立って，設備や機器類の計画に参画することが必要で，計画，設計から工事完了，工事監理の後に，施設の維持管理へとつながっていく。

　計画においては，食材料の受け入れから保管，下処理，調理，配膳・配食，下膳，洗浄などの流れに沿って，衛生的に各作業区画を決めるゾーニングが行われる。その際に，<u>食材料の動線</u>や調理従事者の動きを示す<u>作業動線</u>を考慮しなければならない。

表10-4　各種給食施設別の給食の生産・洗浄室の面積

給食の施設分類		厨房面積（単位）	食数（床）*	施設数
病院	病院	1.04m²/床	263.5	245
高齢者・介護施設	老人保健施設	1.01m²/床	109.1	67
	特別養護老人ホーム	1.00m²/床	131.0	46
事業所	事業所	0.41m²/食	379.5	378
学校	単独校（炊飯あり）	0.47m²/食	528.6	78
	単独校（炊飯なし）	0.45m²/食	667.3	26
	給食センター（炊飯あり）	0.40m²/食	2816.1	92
	給食センター（炊飯なし）	0.28m²/食	4529.5	56

食数（床）*：施設数当たりの食数（床）
資料）最適厨房研究会の実態調査より（2006年実施，2000年以降の施工施設988件）

表10-5　施設内外の設備の整備ポイント

施設内外の整備内容		整備の対象
調理場内の設備	調理場の面積	調理場内の適正な面積　作業の安全のため
	調理場内の建築仕上げ	床，壁，天井，間仕切りなどについて清掃性と安全性の考慮
	調理場内の環境	室温，湿度，照度，臭気，騒音
	分離された作業区域	調理場内の衛生的な区分の確保
	作業動線	調理場内の作業におけるワンウェイ，交差汚染の回避
	衛生設備の整備	手洗い設備，調理場内の消毒設備，用具保管設備など
	調理場外の環境	ごみ処理，排水設備の適正化
保全	保守整備計画	保守計画（年間計画，月間計画，緊急時）
	点検・検査	機器設備の構成
	記録	実施記録，保管ルールの整備
害虫対策	害虫対策	施設内外の危害分析と対策
	害虫駆除等の計画	対象害虫の年間駆除計画

　食中毒などの予防のために，食材料は**ワンウェイ**（一方通行）や**交差のない移動**により調理管理ができなければいけない。また，調理従事者の食中毒予防の衛生管理と能率や疲労などの労働衛生管理の2つの視点から，各作業区画の計画を進めることが求められる。図10-2に高齢者福祉施設について，図10-3には学校給食の共同調理場などのセントラルキッチンのゾーニング例を食材料（太い矢印）と調理従事者（細い矢印）の動線をもとに示した。セントラルキッチンでは生産量が多いために，食材料別に調理場の区画を確保することが多くみられる。

　次に，リストアップされた大量調理機器と設備を合わせ，作業区域ごとに作業動線に沿って機器類を配置した平面図（レイアウト）を検討，作成すると，施設内での食材料の流れがイメージできる。

　調理機器の選定は，間口，奥行き，高さを可能な限り揃えると，施設内の見通しがよく，必要とする設備ごとに機器類を集約するとよい。

　表10-6に作業空間のための基準となる値，図10-4に厨房設備図示記号，図10-5に平面表示記号，図10-6に機器類の図示記号を示した。

2. 給食施設の設計で使われる専門用語と記号

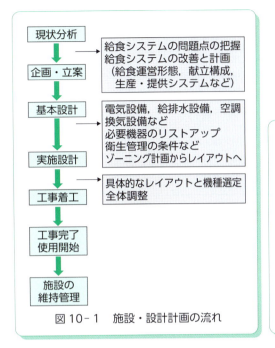

図10-1 施設・設計計画の流れ

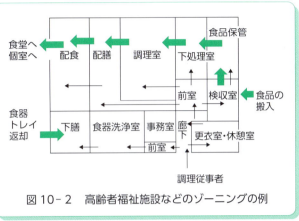

図10-2 高齢者福祉施設などのゾーニングの例

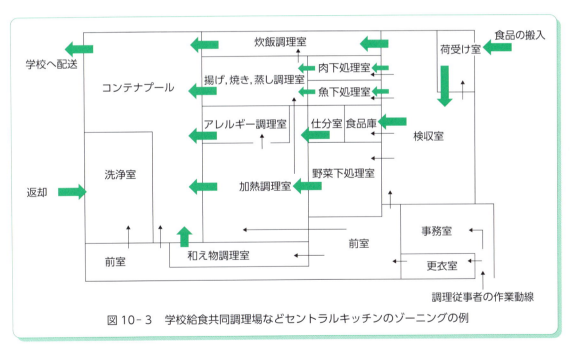

図10-3 学校給食共同調理場などセントラルキッチンのゾーニングの例

表 10-6　作業空間のための基準となる値

施　設	作業内容	基準値（mm）
生産施設 通路の幅	1人歩き 2人歩き 物を持って歩く 火気の前 ワゴンの移動 ワゴンの回転 ドア前の通路	750 1,000 荷物幅×1.5＋750 1,000 ワゴン幅×1.5 ワゴンの長さ×1.5～2.0 ドア幅＋750
食堂　カウンターの高さ 　　　カウンターの幅 　　　カウンターの長さ		800～1,100 載せる物×1.5 2,000

給　水	○	スイッチ（三相）	Ⓢ
給　湯	●	コンセント	⊙
排　水	⊕	電動機（単相）	Ⓜ
床排水	⊖	電動機（三相）	Ⓜ
給　気	◯	ヒータ（単相）	Ⓗ
排　気	●	ヒータ（三相）	Ⓗ
ガス立上り	▲	電　灯	Ⓛ
ガス栓	↑	換気フード	⌧
分電盤	◤	換気扇	∞
スイッチ（単相）	Ⓢ	電話器	Ⓣ

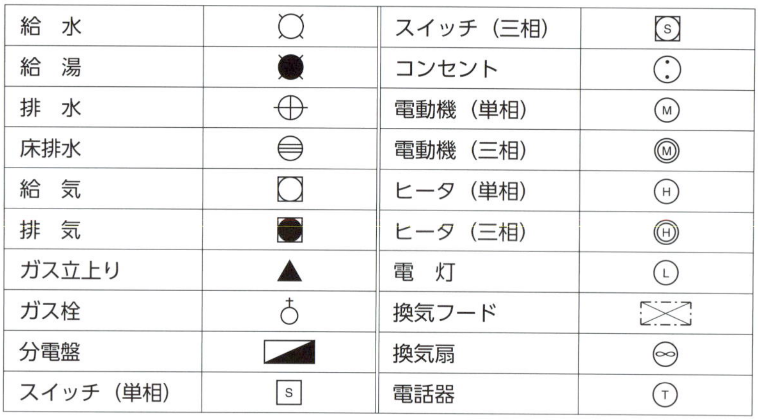

図 10-4　厨房設備図示記号

本図示記号は厨房設備の平面設計図において，その室と機器が必要とする関係諸設備位置などを端的に示すために用いるものである。

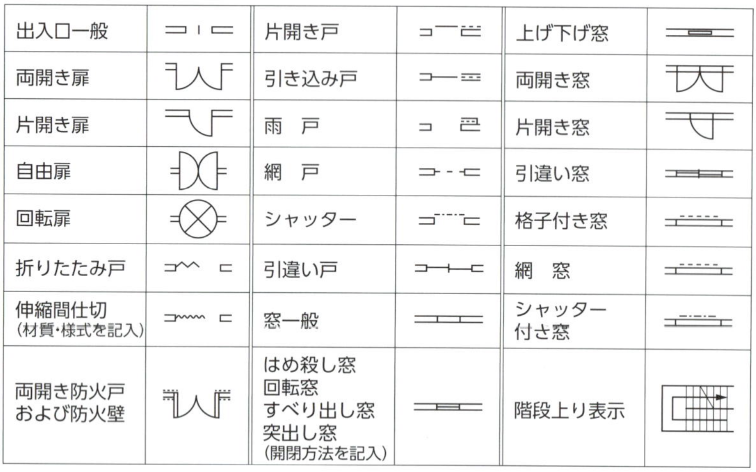

出入口一般	⊐⊏	片開き戸	⊐─⊏	上げ下げ窓	═
両開き扉	⊐人⊏	引き込み戸	⊐──⊏	両開き窓	═人═
片開き扉	⊐⌐⊏	雨　戸	⊐─⊏	片開き窓	═⌐═
自由扉	⊐⋈⊏	網　戸	⊐─⊏	引違い窓	═
回転扉	⊐⊗⊏	シャッター	⊐─⊏	格子付き窓	═
折りたたみ戸	⊐∿⊏	引違い戸	⊐─⊏	網　窓	═
伸縮間仕切 （材質・様式を記入）	⊐∿∿⊏	窓一般	═	シャッター 付き窓	═
両開き防火戸 および防火壁	⊐人⊏	はめ殺し窓 回転窓 すべり出し窓 突出し窓 （開閉方法を記入）	═	階段上り表示	▦

図 10-5　平面表示記号（JIS A 0150）

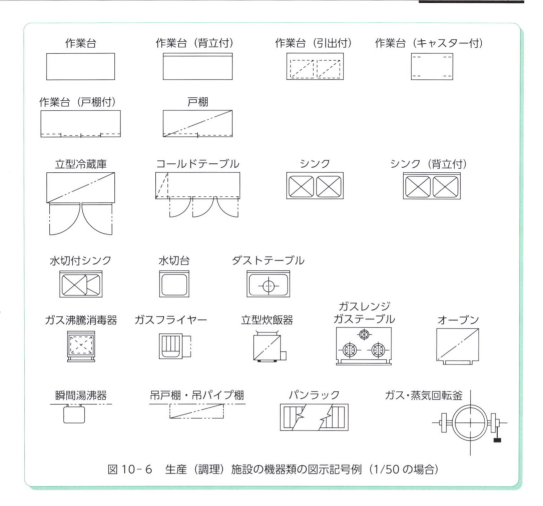

図 10-6 生産（調理）施設の機器類の図示記号例（1/50 の場合）

3. 給食設備の実際例

　図10-7に，T病院の給食施設の平面図を示した。給食のオペレーションのシステムは，レディフードシステム（ニュークックチル方式）を導入し，提供日の前に調理，配膳を終了させてチルド保存し，提供直前には再加熱のみの作業となる。したがって，チルド保存のための調理済みチルド庫（p.133図面右上），トレイメイク後のチルド庫（p.132～133図面中央），また配膳車プール（p.132～133図面中央）などが広く確保される。

第10章 施設・設備管理

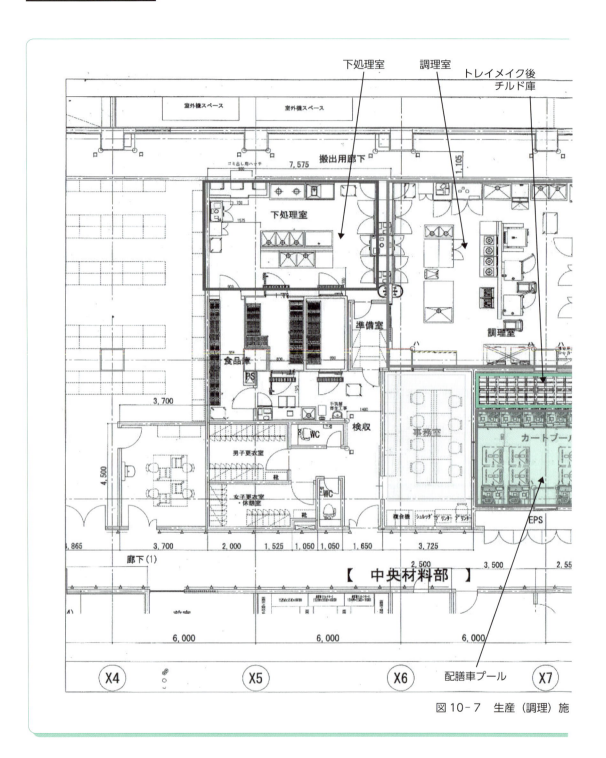

図10-7 生産（調理）施

3. 給食設備の実際例

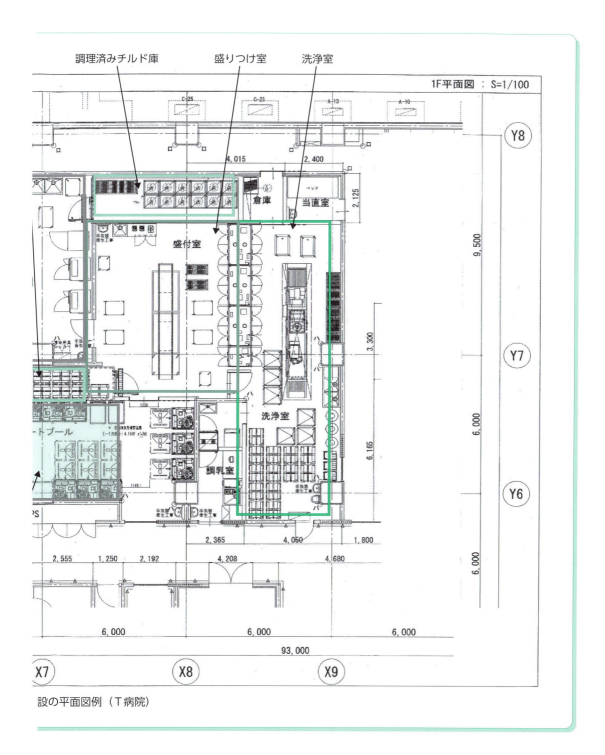

設の平面図例（T病院）

4. 給食施設・設備の保守管理

　給食施設内の機器類の保守管理では，購入時に添付された取扱い説明書に基づいて，使用後の洗浄や整備を実施する。特に，分解できる機器類は丁寧に部品ごとに洗浄，殺菌を行い，セットし直しておく。故障やメンテナンスなどのために，機器名，メーカー名，型式，数，購入年月日，納入会社，担当者などの連絡先や購入価格を記録しておくとよい。機械，機器類および設備などの保守管理と安全管理を**表10-7**に示す。

表10-7　生産（調理）施設内の保守・安全管理点検リスト（例）

設備名称など	日	週	月	年	作業内容
1 作業安全と装置の点検	○				機器，用具などを常に整理整頓し，作業通路と災害時の避難通路を確保しておく。
			○		人が近接しての傷害や機器の操作ミスによる災害などのおそれがある箇所に安全作業などの方法を掲示し，また，付帯する安全装置などを定期に点検，整備する。
				②	人災・火災時の応急措置手順を定め，作業員全員に定期的に伝達する。
2 厨房機器など	○				使用前に機器，用具の正常を確認する。
	○				使用食品の量と品質の適正を確認する。
3 電気設備			○		移動機器のコード，プラグ，照明器具などを点検，整備する。
				○	分電盤および機器の開閉器，絶縁抵抗，接地線を点検，整備する。
4 給水（湯）設備		○			給水（湯）栓を点検，整備する。
			○		給水圧を点検，保持する（瞬間湯沸器 0.5 kgf/cm^2，水圧洗米器 0.7〜1 kgf/cm^2 以上）。
				○	瞬間湯沸し器と温水ボイラ，シスターンなどを点検，整備する。
5 排水設備		○			機器の配水管から排水溝などまでの管接続部を点検，詰まり物を除去して整備する。
			○		排水溝，埋込み管，グリース阻集器とそれらの開孔ぶたを点検し，清掃，整備する。
6 ガス設備			○		機器への接続管（可とう管，ホースなど），ガス圧，機器の機能（特に自動安全装置）を点検，整備する。
		○			移動機器の使用時の位置と壁面などとの遠隔距離，または防熱板を点検し，正常にする。
				②	配管，ガス栓（末端閉止弁），ガス漏れ警報装置などを点検，整備する。
7 蒸気設備	○				蒸気漏れ箇所はそのつど補修する。
			○		給気弁，減圧弁，圧力弁，安全弁，蒸気トラップ，ストレーナなどを点検，整備する。
8 換気設備				②	フード，ダクト，防火ダンパなどの機能を点検，整備する。
	○				グリースフィルタなどを清掃，整備する。
9 消火設備				②	消火器，簡易粉末消火設備，ファン停止スイッチなどを点検，整備する。
10 危険物	○				LPガスのボンベなどの置場とガス残量，その他の燃料置場を点検，整備する。
	○				食用油その他の少量危険物保管場所を点検，整備する（揚げかすはふた付き缶に入れる）。

表中の②は，年間当たり2回くらいが適切であることを表す。

II 給食の運営管理（オペレーション管理）

第 11 章

事務管理

学習のポイント

情報は，組織にとって重要な経営資源の1つであり，必要なときに，必要なところで，必要な情報を瞬時に入手できることが，労務・時間の管理上求められる。保管方法，書類の分類を標準化して，適切に事務管理を図ることを理解する。近年のIT化により，誰もが容易に施設の情報を扱えるため，個人情報を含む給食にかかわる情報の取り扱いについて，基本的な考え方を学ぶ。

1. 事務管理とは

事務とは，給食の運営管理に必要とされる情報を書類として作成，整理，保管する作業を指す。業務が確実に，能率的に遂行されるために，組織内の業務部門ごとの情報を収集，作成，伝達，記録，交換，保管などし，給食の提供による対象者の健康の維持・増進のための一連の管理業務のなかで行っている。事務として取り扱う情報は，給食の運営管理における栄養・食事管理，品質管理，食材料管理（原価管理含む），生産管理，作業管理，提供管理，安全・衛生管理，施設・設備管理ごとに収集され，帳票類として作成され，伝達（連絡，指示，報告）の役割とともに，必要に応じて変換され，統合させて活用し，保管する。一般的に各管理業務の小分類から中分類，大分類へと積み上げられ，さらに各管理業務間にわたって共通に，あるいは栄養部門外においても活用する。いずれにしても事務管理では，給食にかかわる情報を収集・分類，記録・作成し，書類として伝達し，変換，保管管理する。具体的な例として，病院給食の選択食について，患者の選んだ食の情報のフローを図11-1に示す。

栄養部門内の情報は，給食の運営業務のために毎食，毎日の情報を収集，保管管理すると同時に，1月，半年，1年と一定の期間を単位に集積された情報を，組織の運用状況の評価として用い，PDCAサイクルに反映させる。その取り扱いでは，正確，迅速，丁寧（明確さ，わかりやすさ）が重要であり，事務が適切で能率的に行われるよう管理する必要がある。表11-1に示すような原則を理解する。

事務管理の目的は，必要な情報が必要なときに必要なところで瞬時に活用でき，給食の運営管理および経営管理が円滑に進められることである。

健康増進法施行規則では，栄養管理の基準（第9条）の第4号に，献立表その他必要な帳簿などの作成，備え付けについて示されている。適切な栄養・食事管理のもとで給食を運営管理する特定給食施設では，帳票類を作成して管理することが求められ

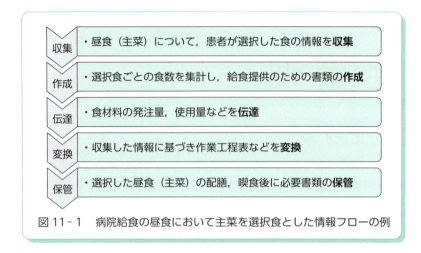

図 11-1　病院給食の昼食において主菜を選択食とした情報フローの例

表 11-1　文書の取り扱いの原則

1．文書の取り扱いは正確かつ迅速に行う
2．文書は丁寧に取り扱う
3．文書は責任をもって取り扱う
4．文書の処理状況は明らかにしておく
5．文書の適正な保管，保存に努める

ている。このように，①給食の運営管理および給食経営管理にかかわる情報，②各行政の指導監督官庁への書類提出および監査などの対応時に必要とする書類（情報）など，使用目的に合わせて多種多様な情報を事務管理しなければならない。また，③組織外から得られる給食に関連する法令などの情報を管理することも求められる。表11-2に使用目的別の帳票類の例を示す。また，近年は給食施設が外部評価などを受けることも多く，その場合には給食の運営，経営管理とともに利用者の健康増進を評価する情報など，多方面から書類の提出が求められる。

給食の運営，経営管理では，サブシステムを統合したトータルシステムとして運営されているため，サブシステムごとの事務を整備，管理し，さらにそれらを統合させた事務が，経営の資源としての役割を果すことも理解する。

2. 給食業務で必要な帳票類

事務管理で作成する書類には，文書や帳票類がある。帳票類には，帳簿と伝票がある。例えば，調理従事者の出勤簿や衛生管理チェック記録簿，購入食品の検収簿や食品受払簿などは，連続的な記入あるいは累積的に記録されており，帳簿といわれ，給食の運営管理の資料となる。また，伝票は食品の発注伝票や納品伝票などのように業務の記録と伝達の機能，さらに伝達事項の誤りを防ぐなどの要素も含まれている。このように，帳簿と伝票は機能を異にしているが，情報内容が連動し相互に関連することが多く，それぞれ必要な内容を簡潔に記載することが求められる。

表11-2 使用目的別の帳票類の例

目的	帳票類の例	内容
1. 給食の運営・経営管理にかかわる書類	人員構成表	給食の利用者（患者）の栄養アセスメントに基づく対象集団の情報
	給与栄養目標量算出表，栄養計画表，予定献立表，実施献立表	給食を運営するための栄養管理（栄養計画）に関する情報 食事を単位に料理の組合せ，材料・分量，栄養量などの情報
	発注伝票，納品受領書，検収チェックリスト 食数表，作業指示書，作業工程表 使用水点検簿，調理場の温湿度記録簿 調理機器マニュアル，調理機器点検簿	給食の生産における食材料，給食関係物品の情報 給食の生産のための作業に係る情報 給食の生産における衛生管理の情報，記録 給食の生産のための機器類の取扱（操作）説明書や点検の情報
	細菌検査記録簿 給食従事者の健康診断記録簿，勤務計画表，出勤簿	給食を運営する際の衛生管理情報 給食を生産する給食従事者の情報
	栄養管理報告書，嗜好調査，献立表，給食委員会議事録，貸借対照表	給食の利用者の栄養評価，給食の品質評価のための情報 給食の経営管理のための情報
2. 行政の指導監督官庁への提出書類	給食開始届 管理栄養士配置計画書の提出	健康増進法第20条第1項 健康増進法第21条第1項 健康増進法施行規則第7条
	栄養管理報告書の提出	特定給食施設の管理者は，毎年5月および11月に実施した給食について，実施した月の翌月の15日までに報告書の提出
	献立表，作業工程表，作業動線，加熱温度・時間，保管温度・時間など	食中毒発生時に原因究明のための書類を保健所へ提出，協力
3. 施設に関連する法令の書類整備	日本人の食事摂取基準，日本食品標準成分表 卸売り市場価格 国民健康・栄養調査	給食の計画や評価のための最新の情報 食材料の標準価格の情報（市場別） 国民の身体状況や栄養摂取量，生活習慣など健康にかかわる情報
	食中毒，感染症に関する情報	食中毒などの情報

　給食業務で必要な帳票類について，**表11-3**に病院給食を例に業務別に示した。また，入院時食事療養関係の帳簿類は，行政への提出が求められるため，日ごろから整理しておく必要があり，主な帳簿類の分類を**表11-4**にあげる。

3. 個人情報の取り扱いと帳票の保管

　個人情報の保護に関する法律〔2003（平成15）年制定〕において，個人情報とは生存する個人に関する情報であり，氏名，生年月日，その他の記述などで特定の個人を識別できる記録と定義されている。先に示した給食業務の事務管理では，コンピュータ導入による情報の収集，情報の蓄積，ネットワーク利用による情報の共有をはじめ，その管理業務自体が迅速化，効率化，合理化されている。その一方で，扱う情報には個人情報に当たる内容がかなり含まれていることから，その取り扱いには十分な注意が必要となる。

　例えば，病院などの食事提供場面で用いる食札は，患者に提供する食事内容の確認情報と同時に，誤配膳を防止するために必要な情報であるが，個人を特定できる個人情報でもある。そのため，病院では患者に食札について説明をし，同意を得ることが

表11-3 病院給食の業務別，主な帳票類の例

業　務	帳票名
栄養・食事管理業務	患者年齢構成表 給与栄養目標量の算出表 食品分類表 食品構成表 院内食事箋規約 喫食調査記録簿 栄養管理報告書
献立管理業務	献立表（予定および実施） 検食簿
食数管理業務	食事箋 患者入退院簿 食数集計表
食材料管理業務	食料品消費日計表 給与食品検討表 発注書・納品書 在庫食品受払簿 原価計算書
安全・衛生管理業務	健康診断記録簿 腸内細菌検査記録簿 大量調理施設衛生管理マニュアルによる点検表および記録簿
施設・設備管理業務	設備機器・備品台帳 設備機器の修理記録簿
経営管理業務	給食日誌 栄養管理委員会記録 業務委託契約書（業務委託のある場合）

表11-4 入院時食事療養関係の主な帳簿類の分類

1	治療食の献立・調理に関する帳票
2	特別治療食の調理・患者の嗜好調査の帳票
3	食材料の出庫・保管に関する帳票
4	患者の転入室に伴う給食事務に関する帳票
5	調理室，食器類の管理に関する帳票
6	栄養教育・指導に関する帳票
7	日常業務の記録に関する帳票
8	その他

求められる。また，高齢者・介護福祉施設においても，利用者の摂食・咀嚼・嚥下機能に合わせた食事形態を提供しており，利用者の障害による機能低下の程度が個人情報として食札に食形態として表示される。図11-2に高齢者・介護福祉施設の食札の例を示した。この施設の食札のルールは，主食の種類を食札の色（4色）で，副食の種類を異なる型のシール（6種）として，主食と副食を組み合せ，さらに禁止食品を文字で示すなどにより情報を提示している。

なお，管理栄養士・栄養士の資格取得のために施設で臨地実習や校外実習する場合に，施設では学生に対して個人情報の取り扱いを丁寧にわかりやすく説明し，個人情報の漏洩を防ぐ守秘義務についての誓約書を取り交わす例が多くある。

厚生労働省では，医療・介護関連機関での電子カルテなどのコンピュータ利用を踏

3. 個人情報の取り扱いと帳票の保管

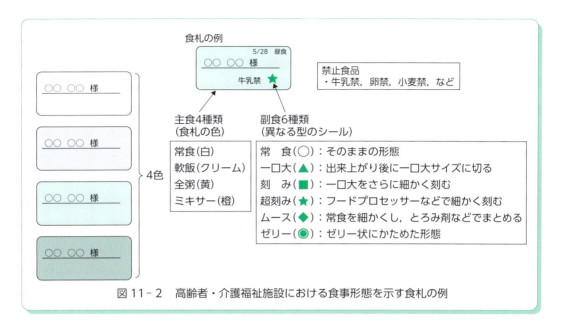

図11-2　高齢者・介護福祉施設における食事形態を示す食札の例

まえて,「医療情報システムの安全管理に関するガイドライン」や「医療・介護関係事業者における個人情報の適切な取扱いのためのガイドライン」を示している。医療・介護関係の職域だけでなく,教育機関や児童福祉機関においても同様な個人情報の取り扱いが求められる。管理栄養士・栄養士が,健康増進のために食にかかわる職務に従事するときには,個人情報を開示しないこと,職務上知った秘密を守るなどの守秘義務が課せられることを理解して業務しなければならない。

個人情報を含む帳票類は,その使用目的を明確にし,記載内容は必要事項を簡潔に整理し,作成者,作成期日,保管期間などを必要に応じて記入し,業務別に分類し,ファイリングしてデータベースとして,記録,保管,保存する。保管,保存は,IT情報システムを利用するとともに,重要度の高い情報では棄損に備えたデータのバックアップも日常業務に加えることが必要である。さらに,情報システムが停止することも想定した対策を講じておくことも必要となる。

給食の運営管理,経営管理のIT化は,学校給食のメニュー閲覧サービス,病院でのオーダリングシステム,高齢者・介護福祉施設での栄養ケア・マネジメント,給食会社における食材料のロジスティクスシステム(調達・生産・配送などの物流)などに具体的に導入され,事務管理が正確,迅速,省力化されてきた。給食の運営管理において,さらなるIT化によるシステムの導入が進められる。

そのようななかで,個人情報の外部漏洩,データの無断活用や改ざん,外部からのハッキングなど情報システムに対するセキュリティが重要視されている。ファイルの利用者制限(閲覧制限),ファイルにパスワードをかける,室内入室記録など,施設内でのセキュリティ管理を行う時代になっている。

III 給食のマネジメント業務

第12章 マネジメントの概念

> **学習のポイント**
>
> マネジメントの階層と役割，経営管理の5つの機能とプロセスを理解し，一般的なマネジメントの概念の基礎を学ぶ。給食業務に当てはめた具体的な内容は，次章以降で詳細に学ぶ。

1. マネジメントとは

マネジメントとは，組織の目標を達成するために，経営資源である人，物，金，設備，情報等を効率的に活用して，調整し統合する管理活動である。給食経営管理においても，管理栄養士によるマネジメントが求められている。

図12-1に組織階層を示す。組織階層は，ピラミッド型で示されることからマネジメント・ピラミッドとも呼ばれ，経営者層をトップとする4層からなる。意思決定の内容と役割は，各階層によって異なる（表12-1）。トップ・マネジメントの経営者

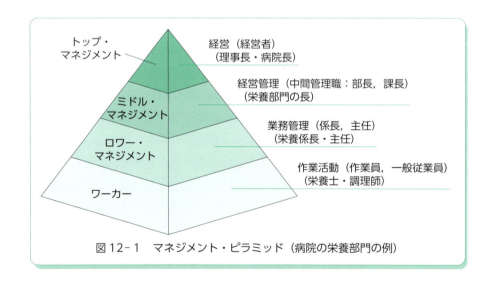

図12-1 マネジメント・ピラミッド（病院の栄養部門の例）

表12-1 マネジメントの階層と役割

階層	意思決定の内容	役割
トップ・マネジメント：経営者層	戦略的	全社的な目標・方針・戦略の決定
ミドル・マネジメント：中間管理者層	管理的	部門管理のための経営管理計画の策定・管理
ロワー・マネジメント：監督者層	業務的	業務計画の実行・管理

層は，経営理念に基づき，組織の目標達成のための方針・戦略を長期的な視点で決定し，方向性を示す。ミドル・マネジメントの中間管理者層は，その方向性に基づいて，部門内の目標を設定し，経営管理計画を策定・管理する。ロワー・マネジメントの監督者層は，業務プロセスの意思決定を行い，業務計画を実行・管理する。管理栄養士は，業務経験を積み，実績を重ねてロワー・マネジメントやミドル・マネジメントの役割を担う。

2. 経営管理（マネジメント）の機能とプロセス

アンリ・ファヨール（H. Fayol）は，組織における管理活動の構成要素として，①予測（計画），②組織化，③命令，④調整，⑤統制を5つの機能を示し，経営管理（マネジメント）を「予測（計画）し，組織し，命令し，調整し，統合するプロセス」とした（表12-2）。また，ファヨールは，「経営すること，それは予測することである」との格言を残しており，これは，組織の経営管理のなかでも，予測（計画）が最も重要性な機能であることを示している。

この5つの機能は，組織における本質的なプロセスであり，組織の規模の大小や事業内容にかかわらず存在し，組織の目標達成に向けて作用させている。管理栄養士は，ミドル・マネジメントの役割を担い，部門目標の設定と達成に向けた活動を行うことから，経営管理（マネジメント）の機能とプロセスに関する理解が必要である。

2.1 経営管理（マネジメント）の5つの機能

ファヨールが示した経営管理（マネジメント）の5つの機能と内容を示す。

表12-2 経営管理（マネジメント）の5つの機能と例

①予測（計画） 組織の将来を見通し，活動計画を策定する。 例）施設の移転と事業拡大に伴い，給食の生産・提供システムをセントラルキッチンシステムに移行することになり，将来を予測した戦略的な移行計画を策定する。計画策定にあたり，部門内の目標・目的を設定し，予算や手順を定める。
②組織化 資源を備えて組織化する。計画に沿って，権限と責任を明確にし，組織を構成する。 例）移行計画に伴う資源を備え，組織を構成する。職務相互の関係を有機的に編成し，職務分担を明確化し，責任と権限を定義する。
③命　令 計画を実行するために，職務に従って人を動かすため指示し，機能させる。 例）移行計画の目標に向けて動機付けをして実行を促し，計画が予定どおりに進行するように指導や助言をする。指揮・監督をする。
④調　整 各活動を調和させる。 例）移行計画を適切に実施し，目標達成に導くためにすべての活動を調和させる。各活動を，目標に沿って一方向に統一し，むだなく効率的に計画が進行するように調整する。
⑤統　制 すべての活動が確立された基準に則り，計画通りに行われることを監視し修正する。 例）移行計画に定められた業務の基準を設ける。計画が，基準に沿って行われているかについて判定し，必要な是正を行う。

① 予測（計画）：組織の将来を見通し，活動計画を策定する。
② 組織化：資源を備えて組織化する。計画に沿って，権限と責任を明確にし，組織を構成する。
③ 命　令：計画を実行するために，職務に従って人を動かすため指示し機能させる。
④ 調　整：各活動を調和させる。
⑤ 統　制：すべての活動が確立された基準に則り，計画どおりに行われることを監視し，修正する。

2.2　経営管理（マネジメント）のプロセス

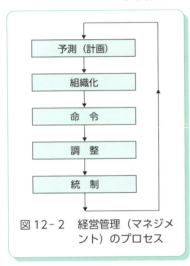

図12-2　経営管理（マネジメント）のプロセス

　経営管理（マネジメント）のプロセスは，予測（計画）から始まり，組織化，命令，調整，統制の順で，繰り返し実施される（図12-2）。現在，改善活動を行う際に広く用いられているPlan（計画）→ Do（実行，実施）→ Check（点検，評価，検証）→ Act（修正，改善）からなるPDCAサイクルは，循環の枠組みのマネジメントサイクルである。PDCAサイクルについては，本書でも第3章，第4章では栄養・食事管理での例を示し（p.41，図3-2，p.46，図4-1ほか），第5章では品質管理（p.71，図5-1ほか），第6章では食材料管理（p.82，図6-1），第7章では生産管理（p.94，図7-1）と結び付けて示している。それらを含めた経営管理全般に活用できるものであり，連続してフィードバックを繰り返すことで，業務の改善・効率化，生産性の向上を図ることができる。

3. 組織のマネジメント

　管理栄養士は，組織の方針に沿って，栄養部門の管理者として，マネジメントを実践する立場である。栄養部門は，管理栄養士，栄養士，調理師，調理員や事務員等からなる組織であり，管理栄養士は，部門の目標達成を図るために，全体を管理，調整する役割を担っている。職員相互を有機的に機能させ，目標に沿って一方向に統一し，各活動を調和させるためには，マネジメントに必要な能力（スキル）やリーダーの役割について理解が求められる。

3.1　マネジメントに必要な能力（スキル）

　管理栄養士を取り巻く制度や環境は，日々刻々と変化している。管理栄養士は，日々変化するニーズに対応し，部門内の組織をマネジメントするスキルが必要となる。1950年代にアメリカのR.カッツが唱えたカッツ理論では，様々な職種に必要と

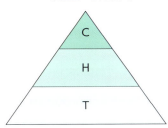
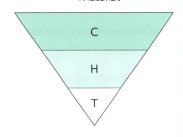

C：コンセプチュアル・スキル（Conceptual-Skills）概念化能力，総合的理解力
　　例）本質を見極める思考能力，課題発見，問題解決，戦略・企画立案，情報収集など
H：ヒューマン・スキル（Human-Skills）対人関係能力，人間理解能力
　　例）人間関係に関連するコミュニケーション，モチベーション，リーダーシップなど
T：テクニカル・スキル（Technical-Skills）業務を行う上での専門能力
　　例）献立作成や栄養管理，調理技術などの各職務の専門技術

図12-3　管理者（ミドル・マネジメント）と一般従業員（ワーカー）に必要とされるスキルの構成（給食施設の例）

出典）岩井達，名倉秀子，松崎政三編著：『Nブックス新版給食経営管理論　第2版』，建帛社（2021），p.152．図13-3を一部改変

されるビジネススキルとして，テクニカル・スキル（technical-skills），ヒューマン・スキル（human-skills），コンセプチュアル・スキル（conceptual-skills）の3種類が示されている。テクニカル・スキルは業務を行う上での専門能力であり，ヒューマン・スキルは対人関係能力や人間理解能力とされ，人と協働できる能力である。コンセプチュアル・スキルは概念化能力，総合的理解力である。コンセプチュアル・スキルとテクニカル・スキルは，職位層の違いによって比率が異なるが，ヒューマン・スキルは，どの職位層においても常に大きな割合を占めることから，重要なスキルといえる。

3.2　リーダーの役割

（1）組織の理念と計画の必要性

　マネジメントの第一の機能は「計画する」ことである。組織のリーダーは"理念"を示し，目標を設定し，そのうえで目標達成のための計画を作成する。理念とはその組織が求める，またはあるべき姿を表明したものである。組織を継続するなかで普遍的に追い求める姿ともいえる。

　計画がなぜ必要なのかは，以下の4点に要約される。
① 具体的な活動のどこに焦点（フォーカス：focus）を当てるかを助ける。
② 目標（ゴール：goal）達成への最短距離を示す。
③ 組織の資源（リソース：resource）を知る（役立てる）。
④ 動機付けを与え，実行を促す。

以下では，目標設定からのプロセスを示した。

第12章 マネジメントの概念

表12-3　SMARTな目標設定

S	Specific	具体的であること
M	Measurable	測定可能であること
A	Achievable	達成可能であること
R	Relevant	関連性があること
T	Timing-bound	時間を定めていること

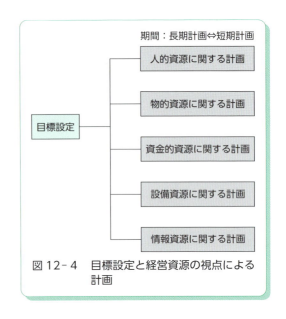

図12-4　目標設定と経営資源の視点による計画

（2）目標の設定

　経営学者のドラッカー（P. F. Drucker）は，リーダーの役割の一つとして，目標の設定をあげている。目標とは，計画から実施・改善に至るまでのすべての活動の基準や指標になるものであり，組織の具体的な方向性を示す。SMARTな目標管理とは，① specific（具体的），② measurable（測定可能），③ achievable（達成可能），④ relevant（関連性），⑤ timing-bound（期限がある）の5つの頭文字からなる用語で，目標設定の要素が示されている（表12-3）。これらの要素をチェックし，適切な目標を設定する。目標の共有は，組織内のメンバーがそれぞれの役割や立ち位置を理解することにもつながる。

　目標の設定後は，その目標を達成するために計画を策定する。計画策定の対象は，内容や機能など範囲が広いことから，期間による分類や対象による分類など，いくつかの視点により区分し，策定する（図12-4）。

　計画を期間により分類する場合には，長期計画（3年以上先）と短期計画（直近1～2年）とに分けて計画する。そのほか，長期計画（5～10年），中期計画（3～5年），短期計画（1～2年）などに区分し計画する場合もある。いずれにしても，計画の期間は，将来を予測した長期計画から直近の具体的な内容を定める短期計画まで策定する。

　対象による分類の視点は様々あり，部門別，プロジェクトごとや経営資源別などについて区分する。例えば，経営資源の視点による区分では，人，物，金，設備，情報等について分類し，計画を立てる。なお，対象による分類では，それぞれ計画を策定するが，当然ながら，これらは組織において相互に関連し合って存在している。

（3）リーダーシップ

　リーダーシップは，リーダーが組織の構成員に対して，目標達成を促すように影響

3. 組織のマネジメント

表12-4 リーダーシップ行動特性の一例

構造づくり	配 慮
組織や集団における課題達成に向けて，自分と部下の役割を定義し構造化するリーダー特性	組織や集団に対して，良好な人間関係を構築するための気配りを特徴とするリーダー特性
・メンバーに特定のタスクを割り当てる ・メンバーに厳密な業務水準の維持を期待する ・期限厳守を重視する　　　　　　　　　　　　など	・部下のアイデアを尊重する ・部下の感情に対して気配りをする ・相互信頼　　　　　　　　　　　　　　　　　　　　など

を与える能力である。管理者層は，組織内においてリーダーシップが求められるが，すべてのリーダーが必ずしも管理者層とは限らない。実際に，管理栄養士は，部門内に限らず，プロジェクトなどのチーム活動においても，リーダーシップを求められる場面もある。ここでは，広く認知されているリーダーシップ行動特性とPM理論についてふれる。現代におけるリーダーシップ論は多様化しており，また，リーダーシップ行動は，状況に応じて変化し固定したものではないが，管理栄養士に求められるリーダーシップについて，これらの理論から示唆を得ることができる。

1）リーダーシップ行動特性

リーダーシップの行動特性として，構造づくりと配慮があげられる（表12-4）。構造づくりとは，リーダーが組織や集団における課題達成に向けて，自分と部下の役割を定義し構造化する特性であり，配慮とは，リーダーが組織や集団に対して，良好な人間関係を構築するための気配りを特徴とする特性である。構造づくりと配慮の両方の行動特性を満たすリーダーは，これらのいずれか，あるいは両方の行動特性が低いリーダーと比較して，一般的に組織の業績や満足度が高まる可能性が高いことが示されている。しかしながら，必ずしも，すべて良い結果が得られるとは限らず，配慮の高さはリーダーの業績評価と反比例するなど，例外も多かったとの指摘もある。

また，リーダーシップ行動特性を，メンバーの個性を受け入れ，人間関係を重視する傾向の「従業員志向型」と，仕事の技術やタスク達成を重視する傾向の「生産指向型」の2つの側面で比較した研究では，従業員志向の行動をとるリーダーの方が，グループ生産性や仕事への満足度の上昇と関連付けられたとしている。

2）PM理論

PM理論は，組織の課題を解決する方向性を示し，メンバーに指示をするなどのリーダーシップ機能をもつP行動（performance，目標達成行動）と，組織内のメンバーに生じる緊張を緩和して人間関係構築やチームワークを重視するリーダーシップ機能をもつM行動（maintenance，集団維持行動）によって構成される。PM理論では，これらのリーダーシップ行動と組織の成果（生産性，事故率，職務満足，意思疎通，仲間意識など）との関係が複数の実証的研究で示されている。組織において良好な結果をもたらすのは，PM型＞pM型＞Pm型＞pm型であるとされている。P行動とM行動は相互に補完し合う関係性であり，それぞれを状況に合わせて適切に行動するなどのバランスが求められる（図12-5）。

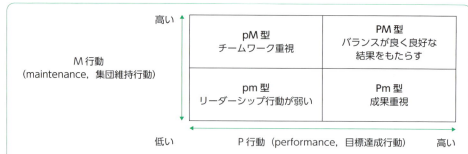

P行動の具体例：目標設定と計画立案，知識や方法の伝達，業務指示や進捗管理，問題解決，時間管理など
M行動の具体例：部下への声掛け，フレンドリーな対応，メンバーに積極的に意見を求める，協力体制の強化，配慮など

図12-5　PM理論におけるリーダーシップの4タイプ

参考文献

- 佐々木恒男編著：『ファヨール：ファヨール理論とその継承者たち』，文眞堂（2011）
- 開本浩矢編著：組織行動論，中央経済社（2022）
- スティーブン．P．ロビンス著，髙木晴夫訳：『新版組織行動のマネジメント』，ダイヤモンド社（2019）
- P.F.ドラッカー著，上田惇生編訳：『マネジメント〔エッセンシャル版〕基本と原則』，ダイヤモンド社（2001）
- 関文恭，久保友徳，三隅二不二ほか：新入社員の労働意識，価値観の変化に関する実証的研究．九州大学医療技術短期大学部紀要，21巻，33-42（1994）

III 給食のマネジメント業務

第13章 組織構築

> **学習のポイント**
> 一般的な組織の成り立ちや、組織における階層と機能、組織の様々な形態を理解し、その上で、具体的な給食業務における組織について学ぶ。さらに、組織の目的を達成するためには、どのような計画策定が求められるのかを理解する。

1. 組織の目的・役割と機能

　組織とは、共通の目標を達成するために、複数の人々が役割や責任を分担し、協力して活動する体系や仕組みのことである。アメリカの経営学者チェスター・バーナード（C. Barnard）は、組織を構成するために必要な要素として、共通目的（組織目的）、協働意欲（貢献意欲）、コミュニケーション（意思伝達）をあげている。この3つの要素がうまく機能することで、組織として目標を達成することができ、持続的に発展していくと考えられている。

　また、組織化は、フランスの経営学者であるアンリ・ファヨールが提唱した経営管理の5つの機能（p.141、表12-2参照）の1つであり、給食経営管理の目的を達成する上で、欠くことができない重要な機能である。

1.1 組織の管理原則

　円滑な組織運営を目指し、目標を達成するための基本的なルールや指針として、次の5つの原則があげられる。

① **命令一元化の原則**　混乱や矛盾を避けるため、業務の指示・命令は特定の上司から受けるようにし、指揮命令系統を一元化する。

② **管理（統制）範囲の原則**　1人の管理者が管理する部下の人数を限定することで、管理効率を上げることができる。一般には8〜15名が適当とされている。人数が多すぎると管理が難しく、少なすぎると組織の階層が増え効率が落ちる。

③ **責任と権限の原則**　業務における責任と権限を明確にする。責任と権限は同じ大きさでなければならない。

④ **権限委譲（例外）の原則**　日常的に繰り返される定型化された業務は部下に委譲し、管理者は非定型業務（臨時に発生する業務）に専念する。

⑤ **専門化の原則**　機能ごとに業務を分業し、専門性を高めることで業務の質向上を図る。また、組織内での業務や問題解決において、専門知識や技術をもつ者がその

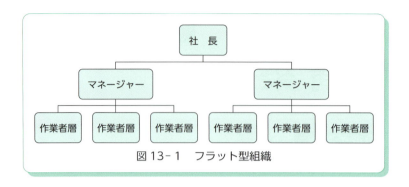
図13-1　フラット型組織

分野の判断や決定を行うようにする。

1.2　組織の構造と機能

組織において，トップの命令や指示が作業者層まで一貫して流れるよう，経営者層を頂点とした階層構造が生じる。職務の階層は人数比率から一般にピラミッド型を形成する（p.140，図12-1参照）。近年では，管理階層を簡素化したフラット型組織も増えてきている（図13-1）。

（1）経営者層（トップ・マネジメント）

経営者層は組織の経営最高責任者と取締役層である。経営理念を明確化し，経営方針・経営計画を決定する。企業では代表取締役，専務取締役，常務取締役などであり，給食施設では施設長や院長，園長などが経営者層にあたる。

（2）中間管理者層（ミドル・マネジメント）

中間管理者層は各分野の責任者層であり，経営者層が決定した経営方針・経営計画を具現化するために，各分野の構成員を通じて展開していく。中間管理者層は経営者層が目指すものを正確かつ迅速に下位である監督者層に伝え続けることが重要である。企業では部長などがこれに該当し，給食施設では栄養部長や栄養課長などが中間管理者層にあたる。

（3）監督者層（ロワー・マネジメント）

監督者層は経営計画に従い，分野ごとに決定した具体的な目標を達成するために，作業者層の日常業務を指揮・管理する立場にある。一般作業者が円滑に業務を遂行できるよう，作業環境を整備し，作業効率を向上させるとともに，自らも日常業務を行う。企業では係長，主任などであり，給食施設では栄養係長や栄養課主任，調理主任などが監督者層にあたる。

（4）作業者層（ワーカー）

　作業者層は監督者層の指示・命令に基づいて，日常の業務に従事する。監督者層に対して報告・連絡・相談を徹底して行い，目標の達成に向け業務を正確に行うことが重要である。企業では一般作業員（一般労働者），給食施設では栄養士や調理師，調理補助者などが作業者層にあたる。

2. 組織構築の種類と特徴

　組織は規模や活動内容に応じて様々な組織形態をとるが，基本となるのは**ライン**と**スタッフ**である。ラインとは，組織の主な業務や目標達成に直接関与する部門を指す。製造業であれば製造部門，販売・サービス業であれば営業部門や販売部門がラインに該当し，会社の利益や目標達成に直接貢献する。一方，スタッフとは，ラインの業務をサポートする部門を指す。人事部門や総務部門，経理部門などが該当し，ラインの業務が円滑に進むよう支援する役割を担っている。

　組織の形態は基本的に，ライン組織，ラインアンドスタッフ組織，ファンクショナル組織に分類される。このほかに，事業部制組織，マトリックス組織といった応用型の組織形態がある（図13-2）。

2.1　ライン組織

　ライン組織は直系組織ともいわれ，指揮命令系統が一元化されトップダウンでの意思決定が行われる組織形態である。比較的小規模な組織や単純な業務形態に適している（図13-2①）。

　ライン組織は，指揮命令系統が明確であるため混乱が起こりにくく，メンバーの意思統一がしやすい。一方で組織の規模が拡大してくると，トップに権限と責任が集中し負担が大きくなるなどの問題が生じる。

2.2　ラインアンドスタッフ組織

　ラインアンドスタッフ組織は直系参謀組織ともいわれ，ライン組織が拡大し業務内容が複雑化した場合に，ライン部門に対して助言や支援を行うスタッフ部門を加えた組織形態である。スタッフ部門は直接的な利益産出や決定権・命令権はなく，ライン部門に対して専門的な助言や支援行うことで，組織の効率性や専門性を高めることができる（図13-2②）。

　ラインアンドスタッフ組織は中規模・大規模の組織に適しており，ライン組織の明確な指揮命令系統を確保しつつ，スタッフの専門的能力を生かすことができる。しかし，ライン・スタッフ間の責任の所在が曖昧になったり，意思決定に遅れが出るなどの欠点もある。

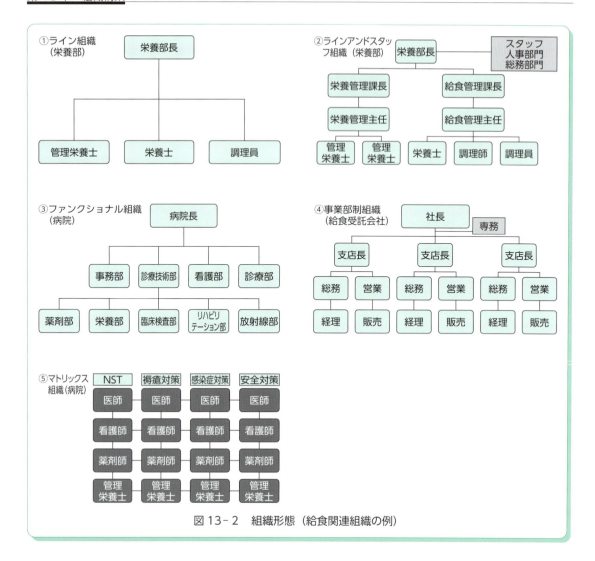

図13-2　組織形態（給食関連組織の例）

2.3　ファンクショナル組織

　ファンクショナル組織は職能別組織ともいい，業務や機能ごとに職能を区分した組織形態である。具体的には営業部，総務部，人事部，経理部というように組織を分化し，それぞれの部門が特定の業務を遂行する。したがって，担当する業務内容や業務範囲が明確化されるとともに，職能が専門化され統制がとりやすい。一方で，命令系統の複雑化により責任の所在が曖昧になりやすいため，部門間の連携や調整を図ることが重要である（図13-2③）。

　ファンクショナル組織は中規模・大規模組織に適しており，給食運営は1つの独立した部門として機能している。

2.4　事業部制組織

　事業部制組織は製品別・顧客別・地域別などに組織を分化し，組織ごとに事業部を

編成する組織形態である。それぞれの事業部に事業運営にかかわる権限と責任が委譲されており、独立した事業展開を行う。これにより、事業部単位で柔軟かつ迅速な展開と意志決定ができ、事業を円滑に進めることが可能となる（図13-2④）。

全国規模で展開する企業などは、地域ごとに支店や営業所を設置して、それぞれの事業部ごとの営業活動が展開されている。

2.5 マトリックス組織

マトリックス組織は、1人の構成員が同時に2つのチームやプロジェクトに所属する組織形態である。複数の目的を達成するために異なる組織形態を分割し、組み合わせた構造となっており、状況に応じた柔軟かつ迅速な対応ができる。一方で、指揮命令系統が複数になるので混乱も生じやすくなる（図13-2⑤）。

医療施設や高齢者・介護福祉施設では、多職種で行うチーム医療がマトリックス組織として機能しており、例えば栄養サポートチーム（NST）、褥瘡対策チーム、感染症対策チーム、医療安全対策チーム、災害対策チームなどがある。

3. 給食組織

3.1 給食組織の特徴と実際

給食施設における実際の組織形態は、以下のようになっている。

(1) 医療施設, 高齢者・介護福祉施設

医療施設（主に病院）および高齢者・介護福祉施設における組織形態は、病院長・施設長をトップに診療部、診療技術部、事務部などの部門ごとに形成されたファンクショナル（職能別）組織として運営されている。

また、栄養部は給食運営部門と栄養管理部門などのライン組織に分かれ、それにスタッフ機能を加えたラインアンドスタッフ組織として運営されている。

そのほかにも、複数の専門職種（医師・看護師・薬剤師・管理栄養士・臨床検査技師・リハビリテーション職など）で構成される、栄養サポートチームや褥瘡対策チーム、医療安全対策チームなどはマトリックス組織として機能している。

(2) 学　　校

学校の規模や調理方式（単独校調理、共同調理場）、運営方式（直営、外部委託）などによっても運営組織は異なるが、学校給食は自治体の教育委員会の下で運営される組織である。校長の指揮監督の下に、学校給食運営委員や学校保健委員などのスタッフの助言を受け、学校栄養職員や栄養教諭は、教務主任、学年主任、家庭科教諭、給食調理スタッフなどと連携しながら給食運営を行うラインアンドスタッフ組織として運営される。

（3）給食委託会社

給食委託会社は，事業所給食事業，学校給食事業，病院給食事業など複数の事業を展開しており，事業部制組織として運営している。また，全国展開している大手の給食委託会社も事業部制組織の形態をとり，各地域に支店や営業所をもち，それぞれの事業部で組織を運営している。

3.2 サブシステムとしての給食組織

給食運営全体を**トータルシステム**といい，トータルシステムは食事を生産・提供するために，**サブシステム**が各々機能するとともに，それぞれのサブシステムが連動して機能している。サブシステムはさらに**実働作業システム**と**支援システム**に分類される（詳細は第14章を参照）。

サブシステムの実働作業システムは，食事の生産・提供に直接かかわることからライン組織が担い，一方，支援システムは食事の生産・提供に直接かかわらないためスタッフ機能が役割を担うことになる。

4. 組織目標の設定と計画策定

組織の目標設定は，組織として目指す方向性を明確に示す必要がある。目標とは，組織の目的を果たすための手段であり，効率的かつ効果的に目標を達成するためには，未来を見据えた綿密な計画を策定することが重要である。

4.1 目標設定

給食業務における目標設定は，トップ・マネジメントが示す経営計画と長期・中期・短期目標に則り，給食部門の目標として落とし込んでいく。給食部門の目標は給食施設の種類によって異なるが，すべてに共通することは，「安全で衛生的な食事の提供」である。

加えて，病院給食では治療の一環としての食事提供が目標となり，高齢者・介護福祉施設では，QOLの向上を図り，最後の一口まで満足して食べてもらえる食事の提供を目標とする施設も増えている。学校や児童福祉施設の給食は，心身の健全な成長・発達に資する食事の提供と将来につながる望ましい食習慣の形成などが目標となり，事業所給食では，健康の保持・増進と疾病予防が目標として掲げられる。

4.2 計画策定

目標を達成するために具体的な行動計画を，5W1H（表13-1）を用いて策定する。
給食部門の計画策定は，ミドル・マネジメントが示す給食部門の目標設定に従い，ロワー・マネジメントが詳細な実務計画を策定し，ワーカーが目標達成に向け実務計画に沿って業務を遂行していく。

表13-1　5W1H

When	いつ（時期・日時）
Where	どこで（場所）
Who	だれが（関係する人物）
What	なにを（物・事）
Why	なぜ（理由・根拠）
How	どのようにして（手段）

給食業務では，マーケティングを行い，その結果を献立に反映させる。献立が決まれば，食材料の選択，施設・設備，人員，作業工程，経費など生産（調理）・提供に必要な項目について検討し計画を練る。なお，不足するものがある場合は補充し，人材育成や教育についても計画する必要がある。

参考文献

- 岩井達，名倉秀子，松崎政三編著：『Nブックス新版給食経営管理論　第2版』，建帛社（2021）
- 宮原公子，細山田洋子編：『給食経営管理論　給食のマネジメントを総合的に理解するために』，化学同人（2018）

III 給食のマネジメント業務

第 14 章

システム構築

> **学習のポイント**
>
> 管理栄養士・栄養士は，給食の食事提供や業務の品質を向上させる上で，給食の各機能をシステム化し，効率よく，すべてを関連付けてマネジメントを行う必要がある。これには，トータルシステムとサブシステムがあり，その役割と流れから，機能分化された各々のサブシステムを十分に理解する。サブシステムをうまく統合させ，コーディネートすることで，給食の目的を達成できることを学ぶ。個々の施設のシステムを他部門とも共有しながら構築し，マネジメントすることを理解する。

1. トータルシステムとサブシステム

　システムとは，複数の要素が互いに関係し合い，統一したルールでつながり，集合した業務の仕組み，または流れである。

　給食経営管理システムでは，給食の運営にかかわる管理業務として，機能分化され，直接食事提供にかかる栄養・食事管理，献立管理，食材料管理，生産管理，作業管理，サービス・提供管理，安全・衛生管理，品質管理の各システムと，それらを支援する施設・設備管理，組織管理，人事・労務管理，会計・原価管理，危機管理，情報処理管理があり，それらをサブシステムといい，サブシステムをすべて機能させ，統合させることをトータルシステムと呼ぶ。**サブシステムをすべて連結し，それぞれを機能させ，統合し体系化できるトータルシステムを構築する**ことが肝要である。

　その目的は，システムをとおし，「おいしさ」「楽しみ」「安全性」「社会性」「効率性」など，利用者に対し適切な食事を提供し，利用者の満足度をも含めた利益を実践で得ることにある。そのためには，各サブシステムのなかでPDCAサイクルを行いながら，かつ，システムを適切に連結させ，品質管理された食事を継続的に提供することである。これらのシステムを統合し，マネジメントし，「むだ，むら，むり」を減らすことが管理栄養士・栄養士には求められる。

2. 給食のサブシステム

　サブシステムとは，給食システム全体のなかで，機能単位に分割された個々の管理業務である。以下に主なサブシステムをみていく。

2.1 栄養・食事管理システム（栄養・食事管理，献立管理）

栄養・食事管理により対象者に合った適切な給与栄養目標量を設定し，食事を提供するための方法や内容（食品構成や献立）を計画することをいう。具体的には給食施設において，利用者のニーズ，身体状況，栄養状態，食習慣などを個人としてアセスメントし，それをもとに集団の特性をアセスメントする。その結果から栄養管理の目標設定を行い，給与栄養目標量，食品構成，栄養教育・指導計画を決定する。また施設の予算や設備など（資源）の食事提供条件や提供方法を考慮し，さらに利用者の食事満足度を高める献立作成，生産計画，品質管理計画などの給食管理全般のマネジメントを行う。対象は集団であるが，可能な限り個人に配慮したマネジメントが求められている（図14-1）。

2.2 調理・配膳システム（生産管理，サービス・提供管理）

調理・配膳システムでは，利用者に安全で安価な栄養管理されたおいしい食事を適切な時間に提供し，利用者の高い満足度を得ることを目指すことが重要である。

このシステムでは，施設の資源（労力，技術，設備，経済など）が大きく関与する。このような資源を十分認識しながら，作業の標準的なマニュアルを作成し，「むだ・むら・むり」を減らし，作業効率を高め評価・改善を繰り返す必要がある。ここでのマニュアルは，作業の単純化と専門化を適切に組み合わせて作成する。管理栄養士・栄養士の直接的関与は薄いようにみえるが，作業に関する十分な知識と認識が重要であり，調理従事者等に納得した業務を行ってもらうには，十分なコミュニケーション

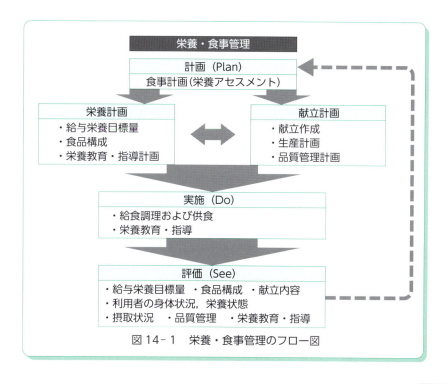

図14-1　栄養・食事管理のフロー図

第14章　システム構築

を図り，多職種で共通の理解をもつことが，このシステムの重要点である。

システムの流れは，一般的に①下処理，②主調理，③盛り付け・配膳，④配食，⑤下膳，⑥洗浄，⑦消毒・保管，⑧残菜処理となる。これらの標準作業時間，大量調理の方法と技術などを示した標準作業工程表を作成する。その際，適正な人員配置，調理に伴う栄養素の損失，食品廃棄，安全性を鑑みる。盛り付け・配膳にあっては，安全性を考慮しつつ，見た目に配慮した器の使用や，盛り付けを均等に効率よく行うことが大切である。配膳方法は，調理場で行う中央配膳，学校給食などのような分散配膳，病院では中央配膳，病棟分散配膳，病棟食堂配膳などがある。この際に大事なことは適時適温給食である。近年では冷温蔵配膳車が多く使われており，またレディフードシステムを導入する施設も少なくない。

下膳，洗浄，消毒・保管は，全体の作業工程に占める割合が大きいことを認識しておくことが重要である。この作業工程の負担を減らすために外部委託する施設も多い。下膳作業においては，利用者の負担も考えつつ効率よく作業が進むようにする。食器の洗浄，消毒・保管においては，十分な洗浄を行うために洗いの状況を点検しながら，手洗いまたは機械洗浄を行う。洗浄後は食器消毒保管庫などにより，十分な消毒を行い保管する。調理機器は，二次感染等の食中毒の原因となることを十分に認識し，毎日の十分な洗浄と消毒を行う。

残菜処理においては，利用者の栄養量の把握や献立評価のために毎食残菜調査を実施し，評価し，改善につなげる。

2.3　品質管理システム

給食における品質管理は，提供する食事とサービスである。このことは顧客満足に直結し，アンケート調査，嗜好調査，残菜調査，投書などで評価を得ることができる。評価の上，課題となる事項は，さらに分析を加え，食事内容やサービスの品質の確保や向上のための改善を図ることになる。

また第三者による評価には，国際標準化機構（ISO）や第三者機能評価などがある。

2.4　購買・在庫管理システム（食材料管理，会計・原価管理）

購買・在庫管理とは，栄養管理に基づいた献立計画を実施するために，食材料の購入計画から発注，検品，保管，出庫，支払方法，原価の把握までの食材料に関する一連の業務が適切に行われるように管理することである。集団給食では，食費に制約があり，食材料費の管理も人件費と並び重要なファクターとなる。食材料の品質は，安全性はもとより，食事の栄養価やおいしさの評価に直結するため，限られた予算を有効に活用し，できるだけ良質の食材料を確保する購入技術が必要である。

食材料の購入には，適正な購入業者の選定が必要であり，契約方式，購入方法，発注方法，検品などが影響する。

食品の保管は，食品によって異なり，大きく生鮮食品，貯蔵食品と冷凍食品に分け

られ，貯蔵食品は，長期間貯蔵できる食品と短期間しか保存できないものに分けられる。このことは，適正な発注計画，保管設備等にも影響する。保管設備は，倉庫，冷蔵庫，冷凍庫などがあり，それぞれの食品に適した温度と日数を考慮する。また，在庫食品を常に把握する必要があり，定期的な棚卸しを行わなければならない。必要に応じては，食品受払簿を作成する。

さらに，食材料費を予定価格と購入価格で算出しておく。これは献立計画とも関連付ける。特に生鮮食品は，一年のなかで価格変動が大きいため，「旬」と関連付けて考慮する。

このシステムでは，①予定献立に基づいた食材料選定と購入量の算出，②業者選定と契約および発注，③適正な検品と帳票事務，適切な保管と入出庫事務，④食材料費の適正な予算設定と原価管理などの業務となる（p.82，図6-1参照）。

2.5 安全・衛生管理システム

安全・衛生管理システムは，安全な食事提供のための食中毒などの食品衛生事故防止および給食従事者の安全な作業のための施設内の労働災害などを防止することにある。これには食品，人，施設・設備における衛生管理体制が重要である。

食中毒の予防対策としては，細菌性食中毒対策の「付けない」「増やさない」「殺す」である。ここではHACCPの概念に基づいた「大量調理施設衛生管理マニュアル」が重要である。特にこのマニュアルの「趣旨」では，調理過程における重要管理事項として，①原材料受入れおよび下処理段階における管理を徹底すること，②加熱調理食品については，中心部まで十分加熱し，食中毒菌等（ウイルスを含む）を死滅させること，③加熱調理後の食品および非加熱調理食品の二次汚染防止を徹底すること，④食中毒菌が付着した場合に菌の増殖を防ぐため，原材料および調理後の食品の温度管理を徹底すること，としている（巻末資料，p.203参照）。

「大量調理施設衛生管理マニュアル」では，「同一メニューを1回300食以上または1日750食以上を提供する調理施設に適用する」としているが，現在はすべての給食施設において，本マニュアルに基づいて行政指導が行われている。このほか労働安全衛生規則も関与している。給食関係者への十分な教育が必要である。

2.6 採用・教育・訓練システム

採用・教育・訓練システムでは，給食従事者の確保または教育・訓練をとおし，各システムの適切な配置を行うものである。これには管理栄養士，栄養士，調理師などの資格別や，正規職員，契約職員，パートタイマー，人材派遣職員などの雇用形態別に，給食従事者のすべてが対象となる。採用時には，給食運営のなかでどのような業務がどの程度必要かを客観的にとらえた上で，採用計画を作成する。教育・訓練では，熟練者からの自施設業務を通じての教育・訓練（OJT）と，自施設または施設外で，直接給食業務に限らない研修会も含めた教育・訓練（Off-JT），および自己啓発

に分けられる（p.163 参照）。

2.7　人事考課システム

　人事考課システムは，給食従事者の仕事への姿勢や調理技術などをとおし，施設への貢献度を評価し，昇進や給与の決定などに反映させるシステムである。これには評価する側の「客観性」「公平性」「透明性」「加点主義」の理念と，「能力評価」「情意評価」「業績評価」などの方法によって行われる。いずれにしても従事者に「納得性」が得られなければならない。さらに評価する側の力量も重要となる。

2.8　報告システム（情報処理管理）

　機能分化させた種々のサブシステムが行われるなかで，それらのシステムの報告を正確にデータ化し，迅速かつ有用に活用されるようにシステム化する必要がある。利用者の情報や食材料，調理などの生産管理，コスト管理，人事管理などのマネジメントを給食経営管理の PDCA サイクルとして行う。

2.9　財務・会計管理システム

　給食管理における財務・会計管理とは，単なるコストパフォーマンスだけでなく，それぞれの給食の目的に沿った効果を「むだ・むら・むり」のない形で運用するためのシステムである。給食部門も施設経営にとって必須の部門であり，それを管理・経営する運営者として総原価構成や固定費・変動費の分類などからも，各部内の経営分析，評価，設定は，重要な管理栄養士の業務である。その分析には，損益分岐点分析や ABC 分析などが使われる。

2.10　施設・設備管理システム

　従来，管理栄養士が直接施設設計にかかわる機会は多くはなかった。しかし，運営者である管理栄養士の積極的参加は重要な要素であり，施設・設備管理だけでなく，生産管理，品質管理，安全・衛生管理にもおおいに関係する。また施設・設備管理は，その都度の対応も大切であるが，定期的なメンテナンス業務にも細心の注意を払い，計画的に行う。さらに災害時のライフライン停止時への対応も考慮しなければならない。

参考文献

・君羅満，岩井達，松崎政三編著：『Ｎブックス給食経営管理論　第5版』，建帛社（2015）
・日本給食経営管理学会監修：『給食経営管理用語辞典　第3版』，第一出版（2020）

III 給食のマネジメント業務 第15章

人事・労務管理

> **学習のポイント**
>
> 給食組織における最大の経営資源は人的資源である。人事管理活動である，採用，配置，人事考課，教育の4つの目的や役割を遂行する上での留意点を理解する。また，人口減少の続くわが国の現代の環境下で，給食現場の雇用対策を法令の視点からも理解し，労務管理の要点を学ぶ。とりわけ労務管理では，労働者の健康管理が課題であり，過労働，職場のハラスメント，ストレス（精神衛生）などの対策と法令を理解する。

1. 人事管理

1.1 人事管理とは

　人事管理の目的には，①人材の確保，②人材の配置，③労働の成果に対する報酬，④人材の合理的活用の4点がある。人材の確保は，外部から確保する「採用」と，内部から確保する「教育」がある。適材適所に人材を配置することは企業の発展に欠かせない。この場合，適材適所を誰の視点からみるべきかは難しい問いであり，通常は上司や人事の視点からとなる。企業経営においては「平等」と「公平」は大きく違う。従業員の労働に対して公平に評価し処遇（報酬）を与えないと，仕事のできる人が不満を募らせ職場を去ることになりかねない。そこで，「人事考課」を実施し，従業員の労働の成果を公平（平等でなく）に報いることが必要である。人材は企業の盛衰を左右する重要な経営資源である。この人的資源は，1つのことしかできない人材より，一人で複数の仕事をこなしてくれるほうが企業にとってはありがたいことはいうまでもない。そこで，定期的に，システム化された教育・訓練を実施し，職場の配置転換も行うことで多様な職種に対応できる人材を育成できる。こうした合理的な活用の仕組みを構築することが人事管理では重要である。

1.2 雇用の現況と給食分野の今後

　一般的な企業における社員構成を図15-1に示す。近年は非正規雇用の増大が社会問題となってはいるが，それでも多くの企業は正社員としての雇用が主だっている。しかし，景気に左右されやすく，繁盛の時期や時間帯の差が大きい給食業界などはコスト低減に着目し，人件費の抑制策として，非正規のアルバイトやパートを雇用し，必要なときに，必要な業務に就いてもらう人事策が以前から採られてきた。
　正社員と非正規社員の給与格差の広がりや，景気が上向く一方で少子高齢社会が加

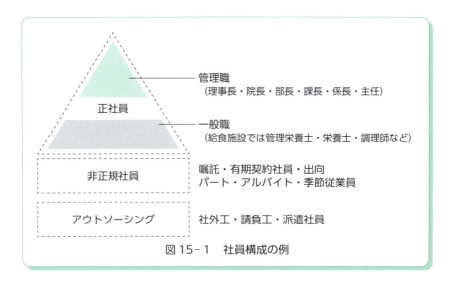

図 15-1　社員構成の例

速する現状を背景に，給食業界における人材不足が顕著になっている。こうしたなか，2019（平成 31）年，出入国管理及び難民認定法の改正が行われ，外国人労働者の受け入れ規模が拡大し，労働者人口の減少対策の 1 つとして期待されている。一次産業の農漁業から三次産業のサービス業まで，外国人労働者なくして経営が成り立たない現状もある。しかしながら外国人労働者の雇用には国による文化の違いもあり，教育・訓練が必要となる。

人材は最も重要な経営資源の 1 つであり，人材の確保なくして業務や業績の発展は望めない。正社員とパートなどの非正規社員の活用法が求められており，働き甲斐のある職場づくりが必要である。

1.3　関 係 法 規

人事管理の領域には多くの「レストリクション」（規制・制約要件，図 15-2，表 15-1）が存在する。とりわけ法的制約があるので給食業務で責任を担う者はある程度の法令を理解する必要がある。以下に要約を示す。

日本国憲法：労働基本権（団結権，団体交渉権，団体行動権）を規定

労働基準法：週 40 時間労働を規定。その他休暇，オーバータイムなどの割り増し

男女雇用機会均等法＊：採用および雇用のなかで男女差を禁じている

障害者の雇用の促進等に関する法律：ある一定の比率で障害者を雇用しなければならない

出入国管理及び難民認定法：外国人の雇用を制限している

＊　正式法律名は，p.165 参照。

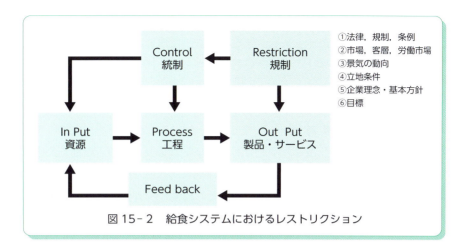

図15-2 給食システムにおけるレストリクション

表15-1 人事管理の構成

1.4 採 用

　企業内で生じる労働需要を満たす方法には，外部からの採用と企業内での教育・訓練および配置転換がある。外部からの採用に関しては，採用計画に基づき，募集人数，募集資格（年齢・有資格など対象），採用条件（給与・福利厚生，勤務内容・勤務開始時期など），募集方法（広告），選択法（誰が・いつ・どのような人材を優先させるか）をあらかじめ関係部署と確認し，実施する。

　採用対象には正社員，パート・アルバイトなどの非正規社員などの身分要件や総合職または技術職などの対象要件の異なる人材確保があり，労働需要は何かを確認しておくことが必要である。

1.5 配 置

　人事における配置とは，新規採用者の配置と，一般には配置転換を指す。給食受託業者などでは業種の違いや受託先が複数で入れ替わることがあり，新規採用や中途採用などで労働需要を満たし，人事異動によって昇進のプロセスを通じて人材の養成や

育成を図る。新規採用者を配置する際に参考とするのが，本人の希望職種と人材の必要な職種とのマッチングとなる。新規採用者の特性や将来性は未知数であり，複数の職場経験をさせ人事考課などの資料をもとに本人の適性を考慮し，適材適所に配置するのが一般的である。

1.6 人事考課

労働者の仕事ぶりや能力，および業績を会社への貢献度を尺度に定期的に評価するのが人事考課である。人事考課の結果は昇進や昇給などにリンクされることで企業内のモラルや労働意欲を高めることに役立つ。評価するため，または評価を受けるためには，評価者の評価訓練と被評価者の「納得性」が求められる。納得性を得るためには，評価制度の「客観性」，「公平性」，「透過性」が求められ，可能な限り「減点主義」でなく「加点主義」を取ることで，評価者と被評価者の納得性を高めることができる。

評価項目には働きぶりや働く姿勢を評価する情意評価と，被評価者が示した働く上での能力を評価する能力評価，そして被評価者が評価期間内で上げた実績を評価する業績評価の3つに分けられる。情意評価と能力評価は被評価者の内的要因の結果でありインプット評価といい，業績評価は仕事の結果を評価することからアウトプット評価といわれる。表15-2に評価基準項目の例を示す。

人事考課を実施する上で，評価者（通常上司）も被評価者も理解しておかなければならないことは，人事考課は，あくまで期間内の「働きぶり」を評価するもので，過去の事象や人物評価ではないことである。とはいうものの，人間は感情の動物であり主観的に評価されることは否めない。だからこそ「客観性」と「透過性」が重要である。評価項目は経営者または管理者が求めている仕事への姿勢や仕事の能力を明文化したものである。評価項目の意味することを理解するためには，不明な点を評価者に確認することが評価の向上につながり，企業の発展をもたらすのである。評価者も評価内容の説明能力が求められる。

表15-2　評価基準―誰が，いつ，どのように評価するのか

評価の種類		領域	基準
インプット評価	安定	能力	能力評価	1）知識技術 2）理解力　3）説明力 4）判断力　5）計画力 6）指導力　7）折衝力
	短期変動	取組姿勢	情意評価	1）積極性　2）責任感 3）協調性　4）規律性 5）革新性　6）部下指導 7）部下育成　8）全体視点
アウトプット評価	業績	業績評価	MBO（目標管理制度） 目標管理による業績評価

1.7 教育・訓練

企業内で生じる労働需要を満たすことと，企業を発展させるためには労働者（管理者も含む）の教育・訓練が欠かせない。教育・訓練の方法には，実務を上司・先輩・教育担当者から習う **OJT**（on job training），仕事を離れ定期的に勉強会や講習会の名目で学ぶ **Off-JT**（off job training）と，労働者自らが学ぶ<u>自己啓発</u>の3種類がある。その違いと長所・短所を表15-3，15-4に示す。また，表15-5には，OJTによる給食施設における管理栄養士の研修プログラムの一例をあげた。

表15-3 教育・訓練の方法

OJT	上司や先輩の指導の下で，職場で働きながら行う
Off-JT	仕事から離れ，教室などで行う。社内および社外での教育がある
自己啓発	本を読む，通信教育を受けるなど，自分で勉強する 関連会社などでの実践報告を行う

表15-4 教育・訓練の長所・短所

	長　所	短　所
OJT	・日常業務に直結 ・低コスト ・継続性・反復性 ・技術指導に適している ・評価しやすい	・指導者に左右される ・計画性がないとむだが大きい ・レベルの統一が困難 ・経験主義に陥りやすい
Off-JT	・多数に，公平に，組織的に教育できる ・日常業務にしばられない広い範囲の教育 ・全体的なレベルの向上に期待 ・専門家による指導	・理解に個人差がある ・実践的な取り組みが難しい ・教育効果がわかりにくい ・日常の業務を中断する
自己啓発	・個人の能力の向上に期待	・企業が求める能力とは一致しない場合がある

表15-5 管理栄養士研修プログラム5か年〈例〉

OJTスケジュール

	業　務	ポジション・業務・研修回数	課　題
1年目	調理	皿洗い，主食，副菜，職員食，給食管理	衛生管理　食堂ディスプレー HPEアシスタント
2年目	給食管理	給食管理，職員食，主菜	職員食献立　栄養スクリーニング50名 調査研究1件　HPE指導　IEレクチャー
3年目	栄養管理業務	特別食，栄養指導	患者食献立　月報　摂食調査100名 調査研究2件
	進級審査	管理栄養士資格，レポート審査（30本），人事考課	
4年目	健康教育	健康教育，栄養指導，特別食	特別食献立　年間行事食　実習生指導評価 調査　調査研究（2件）
5年目	マネジメント	スーパーバイザー，科長・室長，スペシャルプロジェクト，リサーチ	IEレクチャー10回　調査研究2件 実習生研修生指導 ミッション・ステートメント作成 オペレーティング・ステートメント作成

2. 労務管理

2.1 労務管理とは

労務管理は労使関係，労働条件，福利厚生を主な範囲とした業務であり，労働者（雇用者）の労働条件や環境を取り扱っている。働きやすさ，安心して働ける環境など，労働者と経営者を結び付ける管理業務である。

(1) 労使関係

労使関係の管理項目には，賃金，労働時間，休暇などに関する事項について，労働組合との交渉業務や労働協約，就業規則などの締結業務がある。

労働組合とは，労働者が主体となって自主的に労働条件の維持・改善や経済的地位の向上を目的として組織する団体であり，すなわち，労働者が団結して，賃金や労働時間などの労働条件の改善を図る団体である。労働者の権利として認められている労働基本権（労働三権）は，団結権（勤労者がその労働条件を維持・改善するために組合を組織する権利），団体交渉権（労働組合が使用者と労働条件について交渉する権利），団体行動権（団体交渉の裏付けとしてストライキなどを行う権利）からなり，それらをもって経営者（使用者）側との協議をし，労働条件の改善を図る。

(2) 労働条件

労働条件には，①賃金，賞与，割増賃金（時間外手当など），諸手当（通勤手当など），②労働時間（休憩時間を除く），③休暇（年次有給休暇など），④勤務形態（交代勤務やフレキシブル時間），④住宅，財政形成，健康保険などの福利厚生業務，⑤健康診断などの労働安全や衛生教育などがあげられる。

①は，労働基準法第24条の賃金の支払い5原則（通貨で，全額を，毎月1回以上，一定期日を定めて，直接労働者に）に則り，支払わなければならない。②は，法定の労働時間として，休憩時間を除いて，原則，1日8時間または週40時間（法定労働時間）を超えて労働させてはならなない。それを超えて労働させる場合は，労使協定を締結し，労働基準監督署に届出が必要となる。また時間外労働は，原則月45時間・年間360時間以内とされている。給食施設においては，1日3食給食提供する場合は，交代勤務制などの変則的な勤務時間となっても，上記を原則とする。また休憩時間は，6時間で45分以上，8時間で1時間以上と定められている。③は，勤務後，6か月間継続勤務し，所定の労働日の8割以上出勤した場合に10日の有給休暇を与え，その後も8割以上の出勤率を要件にしながら勤続年数に応じて，年次有給休暇を与えるとしている。

2.2 関係法規

日本国憲法第27条第2項では，賃金，就業時間，休息その他の勤労条件に関する

基準は，法律でこれを定めるとされ，第28条では，勤労者の団結する権利および団体交渉その他の団体行動をする権利は，これを保障するとしている。

労働基準法では，最低の労働条件を定め，労働条件の向上を図るための法律，労働契約，賃金，労働時間・休憩・休日および年次有給休暇等が規定されている。

労働安全衛生法では，職場における労働者の安全と健康を確保し，快適な作業環境の形成を促進することを目的としている。健康の保持増進のための措置として，医師による健康診断の実施などが規定されている。

労働組合法では，労働者と使用者との交渉において対等な立場にたつことを促進し，労働者の地位を向上させることを目的としている。

労働関係調整法では，労働関係の公正な調整を図り，労働争議を予防・解決することを目的としている。

上記のほか，労働者災害補償保険法，男女雇用機会均等法（正式名称：雇用の分野における男女の均等な機会及び待遇の確保等に関する法律），労働者派遣法（正式名称：労働者派遣事業の適正な運営の確保及び派遣労働者の保護等に関する法律），育児・介護休業法（正式名称：育児休業，介護休業等育児又は家族介護を行う労働者の福祉に関する法律）などがある。

労働者とは，労働基準法第9条で事業または事務所に使用される者で，賃金を支払われる者とされ，正規雇用者と非正規雇用者に区別される。正規雇用者は，正規に長期雇用契約を結んだ社員である。非正規雇用者は，パートタイム労働者（パートタイム労働法（正式名称：短時間労働者及び有期雇用労働者の雇用管理の改善等に関する法律）による短い時間勤務する労働者），派遣労働者（人材派遣などで，派遣会社に雇用される労働者），契約社員（使用者と労働者との間で交わされた契約に基づいて雇用された社員），アルバイト（通常，本業を別に有し，当該業務を副業として勤務する者の通称），嘱託社員（通常，定年後に再雇用された者），出向社員（通常，業務命令で関連会社や子会社などに配置転換された社員）がある。

2.3　就業規則と労働契約と労働協約

就業規則は，労働者が順守すべき服務規律や労働時間，賃金などの労働条件について使用者が定めたものである。労働契約は，経営者と労働者（個人）が入職時に労働条件（賃金や労働日など）や期間などを締結するものであり，労働協約は経営者と使用者の代表（団体）が労働契約と同様の事柄について締結するものである。労働協約は労働契約に優先される。

このほか，法律上労働慣行が認められており，契約などに明文化されてなく，長期にわたり反復され，使用者が広く認識し，経営者が承認しているなど，規範化され制度化している事項もある。

2.4 健康管理等の実施

近年の生活習慣病やストレスなどの健康障害は医療費増大を招き，企業の生産性にも大きな影響をもたらすことから，労働安全衛生法では，常時使用する労働者に対して，雇用したとき，毎年1回定期的に健康診断が必要としている。また，年次有給休暇の取得促進や長時間労働者に対する医師の面接指導などが，健康障害防止として必要とされている。

さらに改正男女雇用機会均等法第11条により，職場におけるセクシュアルハラスメント（セクハラ）の防止対策が義務付けられている。近年はパワーハラスメント（パワハラ）やマタニティハラスメント（マタハラ）などの身体的・精神的な攻撃による他者からの不利益またはダメージあるいは不愉快な思いを受けるなどのハラスメントに対する相談窓口の設置が義務付けられている。

参考文献

・鈴木久乃ほか編：『健康・栄養科学シリーズ給食経営管理論　改訂第2版』，南江堂，p.146（2012）

III 給食のマネジメント業務

第 16 章

統制管理

> **学習のポイント**
>
> 統制とは事業経営において，組織目標や目的を達成させるために計画どおりに業務が遂行できているか評価・モニタリングを行い，必要に応じて計画の是正処置を図る機能である。管理栄養士は中間管理職となることもあり，効率的な組織の運営と資源の活用により，組織目標や目的を達成へと導くことが必要である。給食運営を行うために組織管理だけでなく経営管理，品質管理，リスク管理について学ぶ。

1. マネジメント理論とリーダーシップ

1.1 マネジメント理論の流れ

マネジメント（経営管理）の目的は組織の目標の達成に向けて，経営資源（人・モノ・カネ・情報）の有効活用とその運用の効率化を図ることであることは，ここまで示してきた。こうした活動はあらゆる組織で実践されてきた。歴史をみても，古代エジプトのピラミッド建設やローマ帝国の軍隊組織，わが国では江戸時代の幕藩体制など多くの偉大な事業を成し遂げた組織があった。

現代のマネジメント理論は 20 世紀初頭，アメリカを中心に発展してきた。近年のマネジメント理論に影響を与えた理論として，すでにファヨールとドラッカーについては，第 12 章，第 13 章でも述べたが，その他にテイラー（F. Taylor，アメリカ）は「仕事の生産性を科学的に上げるためにはどうすべきか」という科学的管理法を提唱した。後にメイヨー（E. Mayo，オーストラリア）は生産性向上の要因を調査するために実施された実験で，「生産性向上には，ヒトのモチベーションや人間関係が大事」であることを示した。

1.2 モチベーション理論

管理者を含め，労働者が何を求め，何に生きがいや価値を置くかは多様である。しかし組織内にあっては，共通の組織目的の達成を目指して働いている。組織目標の達成には管理者を含め労働者一人ひとりが働く意欲を高めることが重要なポイントとなる。この働く意欲を高めること，または動機付けといわれるものが**モチベーション**（motivation）であり，管理者にとって労働者のモチベーションを高める方法はマネジメント学のなかでの中心的テーマでもある。こうした研究は心理学者によって様々な研究がされてきた。本章では代表的な 3 つの理論を紹介する。

第16章　統制管理

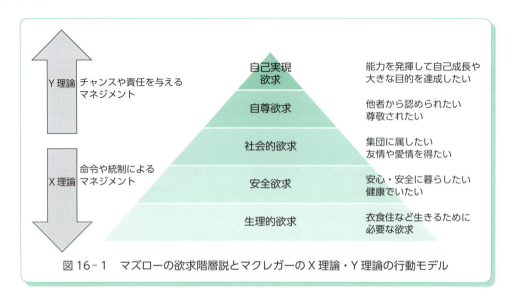

図16-1　マズローの欲求階層説とマクレガーのX理論・Y理論の行動モデル

　ここにあげた3つの理論は古典的なモチベーション理論であるが現代のマネジメントにおいても有効であり，人間の本質をとらえたものといえる。

（1）マズローの欲求階層説

　アメリカの心理学者であるマズロー（A. Maslow）は，モチベーションの源泉である人の欲求を5段階に分けられると説いた。この5段階のうち，最も低い欲求は生理的欲求であり，これは食欲や睡眠欲など人が本能的にもっているとされる欲求である。最も高い欲求は，自己実現欲求であり，自己の成長やより大きな目標を達成したいという欲求で，これは能力の発揮や成長の機会を与えるものである。人は，いずれかの欲求が不足していると行動を起こすとされ，この欲求は，生理的欲求から自己実現欲求へ，欲求が満たされると次の階層の欲求へ移行していくと示した（図16-1）。ただし自己実現欲求だけは満たされることなく，さらにより高い自己実現欲求が現れると説いている。

（2）マクレガーのX理論とY理論

　心理学者であり経営学者でもあったマクレガー（D. McGregor，アメリカ）は，マズローの欲求階層論を基にして人が労働する動機付けの理論を示した。この理論には，X理論とY理論という2つの考え方（人間観）があることを提唱した（図16-1）。

　1）X　理　論

　X理論とは，人に対して命令や統制による管理を基本とする考えである。どのような状況であっても人は根本的には仕事嫌いの怠け者であり，責任を避けたがる性質をもっているため，報酬や罰を与え，命令と統制により厳しく管理しなくてはならないという考え方である。マズローの欲求階層説で低層の欲求を多くもつ労働者には，X

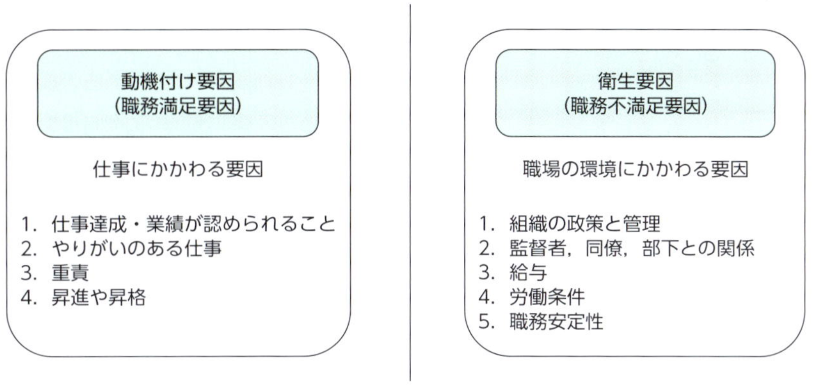

1. マネジメント理論とリーダーシップ

```
┌─────────────────────────────┬─────────────────────────────┐
│    動機付け要因              │     衛生要因                 │
│  （職務満足要因）            │  （職務不満足要因）          │
│                              │                              │
│   仕事にかかわる要因         │  職場の環境にかかわる要因    │
│                              │                              │
│  1. 仕事達成・業績が認められること │  1. 組織の政策と管理   │
│  2. やりがいのある仕事       │  2. 監督者，同僚，部下との関係│
│  3. 重責                     │  3. 給与                     │
│  4. 昇進や昇格               │  4. 労働条件                 │
│                              │  5. 職務安定性               │
└─────────────────────────────┴─────────────────────────────┘
```

図 16-2　二要因理論

理論におけるマネジメントが適切である。

2) Y 理論

Y理論とは，人は命令や統制がなくとも自ら責任を求めて仕事を行う性質をもっているとする考えである。目標を高くすることや責任のある仕事を任せるなど条件次第では，期待以上の働きを進んで取り組むようになると説いた。マズローの欲求階層説で高層の欲求を多くもつ労働者には，Y理論におけるマネジメントが適切である。

(3) ハーズバーグの二要因理論

アメリカの臨床心理学者であったハーズバーグ（F. Herzberg）は，労働者に仕事における満足と不満足をもたらす要因について調査した。そしてモチベーションの要因は2つに分類することができ，満足にかかわる要因を動機付け要因，不満足にかかわる要因を衛生要因とした（図16-2）。動機付け要因には達成や責任，成長などの仕事にかかわる要因が含まれる。一方，衛生要因は，給与や仕事内容，対人関係，労働環境など仕事そのものではない外的な要因が含まれる。これらはどちらか一方を改善しても問題は残るため，衛生要因を改善した上で，動機付け要因を充実させることが必要である。

1.3　リーダーシップとリーダースタイル

リーダーシップ（leadership）とは "influencing people to accomplish desired objective"（人々に影響を与え，目標を達成する）と，1964年「ハーバード・ビジネス・レビュー」では定義している。リーダーの役割は，人（部下）の能力を発揮させ，組織目標を達成することである。何をリード（導く）するかは「組織目標」であり，誰を導くかは「人」である。

人を組織目標に導く方法は個人の価値観や性格にもよるし，置かれた立場や状況にも左右される。リーダー行動理論の1つであるマネジリアルグリッド理論とは，「人

第16章　統制管理

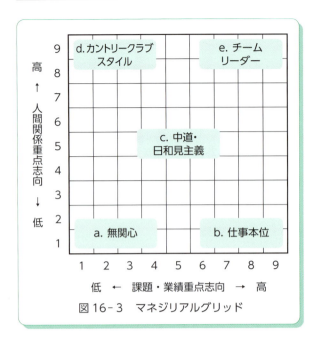

図16-3　マネジリアルグリッド

間関係」と「業績や結果」という2つの行動論を軸に，リーダーシップのタイプを9段階に分類する理論である。縦軸は人間関係に関する志向度で，人間関係重点志向が高いリーダーは，職場内の融和に努め人間関係に重点を置くリーダーである。横軸は「業績や結果」に関する志向度である。リーダーは組織目標の達成を図ることが役割であるから業績や結果は重要であるが，業務志向だけが高すぎると部下のモチベーションを削ぐ要因となる。リーダーの性格にも影響されるが，人間関係志向と業績志向の双方の志向度が高い方が最も良い業績につながるとされている。このマネジリアルグリッド理論をグラフ化したのが図16-3であり，表16-1に内容を示した。リーダーとしての自身の考えをリーダースタイルと比較し，自身のスタイルを理解しておくとよい。

表16-1　リーダーのスタイル（型）

a. 1-1型　無気力・無関心・放任型	・人間関係にも課題関係にも無関心 ・最小の努力，ひたすら引退を望んでいる ・何もしない，ただ生きていくのみ
b. 1-9型　課題・業績中心権力（仕事本位）型	・部下を仕事達成の道具として使用 ・権力によって服従させる ・人間関係を無視する
c. 5-5型　中道型・妥協型	・日和見主義，方向性をもたない ・どちらかのスタイルに行く途中型 ・すべてはうまくいかないものと妥協する
d. 9-1型　人間中心型・カントリークラブ型	・和気あいあい型，なれ合い型 ・面倒見は良いが，業績には無関心 ・教会の運営スタイル
e. 9-9型　チームリーダー型・理想型	・仕事は共同で仕上げ，目標に導く ・人々を参画させ，意思の集約を図る ・相互の信頼，理解により，高い人間関係を築き上げる

＊a.～e.は図16-3に対応する。

2. スケジュール管理

　給食経営管理や給食サービスで重要な項目に①食の安全性，②食事の品質，③効率のよい給食提供などがある。給食現場には，正規社員のほかに，パート，アルバイトなど雇用形態の違いや経歴，技術，知識，意欲も一様でない職員が混在する。管理者は職員の技量や経験などの違いを考慮しスケジュールを管理しなければならない。スケジュールを管理する際，給食従事者の教育・訓練を含めた効率のよい管理法が欠かせない。

　IT技術の発展により，パソコンのスケジュール管理が容易になり，スケジュールミスによる欠員やダブルキャスティングなどのトラブルを容易に確認できるようになった。スケジュールは職場の教育・訓練と昇進・昇格ともにリンクしており，職務分掌などで人事考課などの管理文書で明確にしておくことが重要で，職員への透明性，公平性を示すことが人事管理には欠かせない。例えば，新人は，下処理作業（1か月）～主食（2か月）～副菜（4か月）～主菜（4か月）のように訓練や昇進のプロセスを明文化し教育・訓練をシステム的なスケジュールにするとよい。そのためには，スケジュールを日々変更するのではなく，最低でも1週間，できれば1か月単位で固定したスケジュールを組むことでシステム化しやすくなる。システム化することで給食従事者の上達が早くなり，仕事の責任が明確になる。それぞれ職場の事情が異なるが，ポイントはスケジューリングと教育訓練の連動であり，システム化と明文化，透明性と公平性に留意した管理法といえる。

3. 情報共有システムの構築

　情報共有は，業務の効率化や適切な意思決定のみならずトラブルに対して早急の対処ができるなど組織においては非常に重要である。情報共有の方法として「ホウレンソウ」がある。つまり，報告，連絡，相談のことである。その一番目が報告である。何を報告するかを管理者と部下の理解を一致させ，明確化しておくことが必要であり，情報共有システムを構築することにつながる。そのためには役職やポジションごとの①責任項目，②決裁項目，③誰に対して責任を負い，④誰に対して報告義務を負うかを明確にした組織図や職務分掌が必要となる。報告には事前に報告し確認することと，事後に経過を説明する2つの報告があることを，特に学生や新入社員は理解しておくとよい。仕事の責任は最終的には上司が負うわけで，上司が経過を知っておくことと，知らずに決断することでは結果に大きな違いを生じかねないからである。

　デジタル社会に伴い，その具体的なシステムは様々ではあるが，部下は上司が適切な判断，決断を下しやすいように経過を報告し，上司は部下が働きやすいように説明しておくことでミスを防ぐことができる。効率よく仕事をするためには双方向の情報共有は欠かせないことである。

4. 原価管理と食数管理

4.1 「原価」の概念

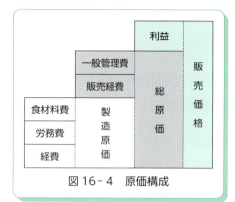

図16-4 原価構成

原価という言葉は、多様な意味で用いられることが多いが、ある商品をつくるために必要な原材料、労働力、設備などの経営資源を得るために支払った支出額を指すことがある。これをいわゆるコスト（cost）と呼ぶ。また経営学ではコストを経営目的や目標を達成させるために犠牲になった経済価値を測定したもので、紙幣価値で表せるものを原価（コスト）としている。

原価は①製造やサービスが完成するまでに費やされた費用を「製造原価」といい、②製品完成後に販売された製品の原価は「売上原価」と呼ぶ。この売上原価は、売買が成立後にその製品を製造するためにかかった原価である。なお、製造原価に販売費、一般管理費を加えたものを総原価として区別することがある（図16-4）。

一方で原価の一般概念に当てはまらないものを「非原価項目」といい、①経営目的以外の財務活動などの費用、②風水害などの異常な状態で生じた損害費用、③税法上認められている損金算入項目、④法人税や役員賞与、株主への配当金などの利益余剰金などがある。

4.2 原価項目と分類（構成）

原価は、「製造原価」と「売上原価」に分類するほかに、原価の要素により様々な基準で分類される。①材料費、労務費（人件費）、経費のように費用を形態で分類する「形態別分類」、②原価の生じた目的や機能で分類する「機能別分類」、③製品を生産する上で直接的に認識されるか間接的かで分類する「製品との関連による分類」などがある。給食経営における製品とは「給食」そのものである。そのため、食材料費や給食の製造にかかわる人員の労務費などは直接費に分類される。一方、給食の製造に直接かかわらない販売費や一般管理費は間接費に分類される。表16-2では材料費を例に3つの分類法を示す。

表16-2 原価の費目別分類

1. 形態別分類	材料費・労務費・経費と区別し、必要に応じてさらに細かく分類
2. 機能別分類	原価の消費（支払）された目的や機能によって分類 例）材料費は主材料費・補助材料費・修繕材料費・研究材料費などに分類
3. 製品との関連による分類	その原価が製品を製作する上で、直接かかわる費用か間接的にかかわる費用かによって区別する分類 例）直接材料費・直接経費など

4.3 コストマネジメント

コストマネジメントは経営において非常に重要な課題である。その目的は組織目標の達成に直結しないむだや損失をなくすための管理活動である。すなわち製品企画から作業工程、販売方法など一連のプロセスのなかの「むだ・むら・むり」をなくすことであり、単なるコストカットとは異なる。コストは組織目標達成のために消費するが、むだなコストは消費しないことがコストマネジメントの基本となる。

給食分野のコストとして「食材料費」がある。給食における商品・製品は食事であり、食事（商品・製品）の材料が食材料（食品）であることから、食材料費は給食における基本的な原価となる。また給食の調理に直接かかわる人材の労務費も原価となる。食材料費は、フードコスト（food cost）ともいい、食材料費と労務費（labor cost）を合わせてF/Lコストという。経費の大部分を占めるのはF/Lコストであるため両者は主要な原価となる。この主要なコストのことをプライムコスト（prim cost）といい、給食分野でのコストマネジメントの中心は、プライムコストであるF/Lコストとなる。

4.4 コスト分析の手法

原価計算には複数の計算法がある。食材料費の原価を計算する際に、食事を作る前に事前に見積もった原価（標準原価）を用いるか、食事を作るために実際にかかった実際原価を用いるかによって標準原価計算と実際原価計算に分類される。1食当たりの標準原価は、その時点での仕入れ価格であるが、調理過程における食材料の適否により実際原価と異なる場合がある。例えば、実際の給食現場では、食数を余分に作る場合がある。また調味料や備蓄食品などは在庫として前月から繰り越すこともあり、当月の実際原価を求めるには、前月の繰り越された食材料費も含める必要がある。期間内の食材料原価は以下の算定式により求めることができる。

食材料原価（期間内の食材料原価）＝期首在庫金額（前月からの繰越金額）＋期間支払金額（期間在庫金額＋期間内の消費購入金額）－期末在庫金額

期末在庫金額は、棚卸を行い算定するが、棚卸は食材料が適正に管理されているか確認するためにも必要な作業である。

1食当たりの実際の原価を求める算定式は以下の通りである。

実際の食材料原価＝期間内食材料原価の合計÷当月食数合計

食材料原価と食材料実際原価の差が問題点であり、標準原価が高ければ1人分の分量が定量化されていないといえるし、実際原価の方が高ければミスやむだな作業が生じていた可能性があることになる。この2つの原価を比較することで食数予測、食材料の計量、調理でのミスやむだ、盛り付け量が規定されていないなどの業務の問題に焦点を当て業務改善につなげるのが原価管理を通した統制管理といえる。

第16章　統制管理

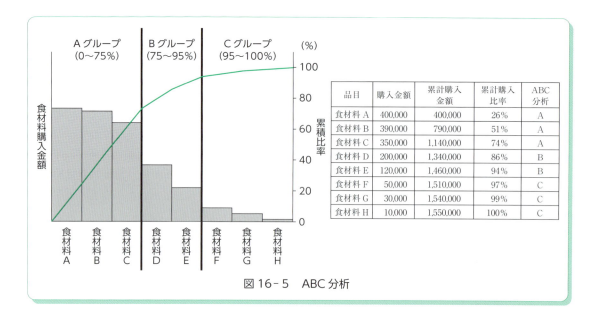

図 16-5　ABC 分析

　その他，原価管理，売上，給食作業，または販売戦略に用いる「ABC 分析」と「損益分岐点分析」の分析法が給食管理では用いられるので以下に示す。

（1）ABC 分析

　給食施設では，様々な食材料を取り扱うが，その食材料の原価や使用頻度により購入金額はそれぞれ異なる。使用食材料や献立など何を優先的に管理し，何を見直すべきなのかを分析する必要がある。その分析方法の一つとして **ABC 分析** がある（図16-5）。ABC 分析を行うことにより，効率的に管理することができる。

　ABC 分析の方法は，①食材料の購入金額や売上高を大きい順に並べ，②累積比率を求める。③その累積比率を A，B，C の 3 グループに分類し，管理の重点を決める。重点分析とも呼ばれる。A グループは重要管理品目となり，累積比率は 0 ～ 75％を占める。B グループは中程度管理品目で 75 ～ 95％，C グループは一般管理品目で 95 ～ 100％とすることが多い。この各グループの範囲は施設や分析する項目に合わせて決定するとよい。

　食材料費では，A グループの場合，使用する頻度と 1 回の使用量が多い食材料が該当することが多いため，使用金額は高くなる傾向にある。そのため一年に数回しか使用しない食材料を少しでも安く仕入れるより，米のように使用頻度の高い食材料を少しでも安く仕入れた方が購入金額は安くなる。すなわち A グループを重点的に管理することでコスト削減の効果は大きくなる。

　この分析方法は，献立管理にも用いられることがある。この場合は売上の少ない C グループの献立を入れ替えるなど，重点的に管理することにより売上の向上につながる。

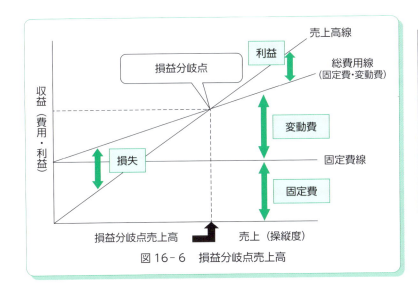

図16-6　損益分岐点売上高

表16-3　固定費と変動費

固定費	提供食数に関係なく必ず発生する一定の費用	・労務費（正規職員） ・施設設備費や家賃 ・減価償却費 ・光熱水費（基本部分）など
変動費	提供食数の変化に応じて、増減する費用	・食材費 ・労務費（パート・アルバイト） ・光熱水費（使用料部分）

（2）損益分岐点分析

　給食施設の経営を存続させていくためには売上がどれだけあれば利益が出るのか分析しておく必要がある。損益分岐点とは、売上高と経費合計が等しい点すなわち利益ゼロの点である。損益分岐点を用いることにより、目標利益を達成するための売上高や販売量を知ることができる。この損益分岐点を利用して、原価、販売量（営業量）、利益の関係を分析することを損益分岐点分析（CVP分析）と呼ぶ。損益分岐点分析は、図16-6のような損益分岐図表で示すこともできる。

　損益分岐図表にある総費用線は固定費と変動費の合計額であり、固定費は売上など営業量に関係なく一定額発生する費用のことである。正社員の給料や高熱水費の基本使用料、減価償却費などが固定費である。一方で変動費は、販売量の変化により変動する費用で、売上や販売量が上がれば変動費は上がる。固定費と変動費の一例を表16-3に示す。損益分岐点における売上高を損益分岐点売上高という。なお、損益分岐点売上高を損益分岐点とする場合もある。損益分岐点売上高は以下の計算式で算出することができる。

　　損益分岐点売上高＝固定費／(1－(変動費／売上高))

　損益分岐点売上高は低い方が収益を得やすいため、売上を伸ばすか、固定費・変動費の削減をすることが経営上重要である。給食現場では、固定費を管理することは難しいため、変動費の管理をすることが求められる。

　また損益分岐点と実際の売上高の差の比率を表したものを「安全余裕比率」という。安全余裕比率は以下の計算式で求めることができる。

　　安全余裕比率＝(売上高－損益分岐点売上高)／売上高×100

　安全余裕比率は高い方が損益分岐点をより上回っていることになり、経営状況とし

4.5 売上管理

　高齢者・介護施設や保育施設などの増加に伴い，給食の需要は増加傾向にあるものの，食材料費や人件費などの高騰は深刻であり，事業経営を圧迫する要因となっている。事業経営では，組織で掲げられた目標や利益を追求することを優先させるが，給食事業は，利益貢献より給食目的を達成することが第一目的である。例えば，医療においては「治療の一環」，学校では「教育の一環」，介護施設では「生活の場」など給食の目的が掲げられている。また給食は，それぞれの目的を達成させるだけでなく，安価に提供することも求められる。学校給食のように食材料費以外の経費はすべて税金で賄われるなど公費の援助のある分野もあるが，薄利多売で利益幅が低いとされている給食事業にとって，健全な会計管理が管理栄養士には求められる。

　一定期間の経営成績や企業が適切な経営状況にあるのかを確認するためには，「決算書」を用いて判断する。決算書には，特に重要な賃借対照表や損益計算書，キャッシュフローがあり，これを財務三表と呼ぶ。以下ではこの財務三表の解説をする。

（1）賃借対照表

　貸借対照表は，ある時点（主に決算日）の資産，負債などを一覧表に表した書類である（表16-4）。表の構成は，右側に企業が所有する現金や不動産，機器類，商品などの「資産」，左側にその資産を得るための資金のうち返済しなければいけない「負債」と，返済義務のない自己資本である「純資産」に分けて記載する。必ず「資産合計」と「負債・純資産合計」は同じ金額になり左右の金額が一致するため，左右の金額が均衡に保たれていることから「B/S（balance sheet）」とも呼ばれている。また1年以内に現金化されるものを流動資産，1年以上の長期にわたって現金化されるものや土地や建物のように長期間保有する資産を固定資産という。負債では，1年以内に返済すべき負債を流動負債，長期にわたって支払義務のある固定負債がある。流動資産より流動負債が多くなければ資金繰りは良好と判断できる。

（2）損益計算書

　損益計算書とはProfit and Loss Statement（P/L）と呼び，企業の一定期間の収益（売上）・費用（コスト）・利益（または損失）を示すものである（図16-7）。損益計算書を見れば，収益を上げるためにどれくらいコストを消費し，その利益がどれくらいだったか読み解くことができる。損益計算書からわかる利益には，「売上総利益」，「営業利益」，「経常利益」，「税引前当期純利益」，「当期純利益」の5つがある。当期純利益が，企業が一定期間に得た最終的な収益である。

4. 原価管理と食数管理

表16-4 賃借対照表

資産の部		負債の部	
科目	金額	科目	金額
流動資産：現金貯金		流動負債：支払手形	他人資本
受取手形		買掛金	
売掛金		短期借入金	
有価証券			
棚卸資産		固定負債：未払金	
短期貸付金		社債	
有価固定資産		長期借入金	
建物		その他	
車両運搬具			
土地		負債合計	
備品		純資産の部	
無形固定資産税		株主資本：資本金	自己資本
特許権		資本余剰金	
投資その他の資産		利益余剰金	
投資有価証券			
長期貸付金		純資産合計	
資産合計		負債・純資産合計	

左側：調達した資金の使い道
右側：事業資金の調達方法

右左の金額は必ず一致する

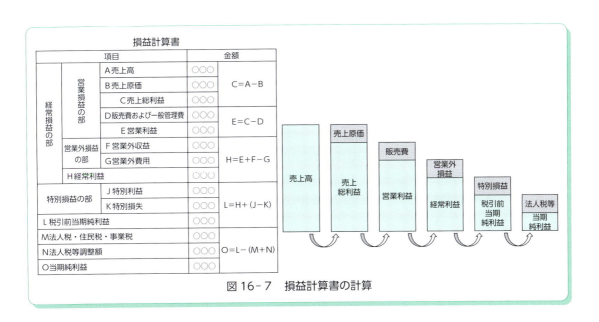

図16-7 損益計算書の計算

(3) キャッシュフロー

　キャッシュフローとは，ある期間においてどれだけの現金が企業に流入し，どれだけの現金が流出したかというお金（キャッシュ）の流れ（フロー）を示したものである。前述の貸借対照表や損益計算書は会計上の損益を示したものであるが，実際の現金の流れを示したものではない。会計上は売上があるようにみえても，その商品の代金が未払いの場合は企業にはお金は流入されておらず，企業の手元には現金がないことになる。会計上の利益と実際に手元にある現金のズレを把握することで，企業の経営状態を正しく把握することができる。

4.6　給食における収入項目

　給食は，健康増進法や医療保険制度，介護保険制度，学校給食法などの法令で支払額などが定められているケースが多く，独自に売値を上げて売上を伸ばすことはできないのが現状である。給食事業における売上として可能なものには，提供する給食（食事）のほかに，職員の食事提供，ケータリングサービス，海外の医療機関などで盛んに行われているvending sale（自動販売機売上），さらには栄養教育・指導，講座の開催，出張講座，書籍・パンフレットの販売など，給食目的以外の収入源が可能であり，管理栄養士は経営戦略を練り，商品開発やマーケティングを駆使し売上向上策を推し進めることが，結果的に顧客や利用者のサービス向上につながるのである。これこそが，コストマネジメントである。

4.7　食数管理とは：分類法・分析手法・食単価

　食数管理とは，正確に食数を予測し，必要な食事を提供することにある。ところが，食数は常に変動するため，多くの給食施設では多めに予測し，発注をかけて仕込んでしまう。そのため余分となる食数分がむだとなる可能性が生じる。そこで，過去（10回分程度）の食数の集計から「食数予測システム」を構築すると，統計学的な食数予測が可能となる。医療現場などでは急な入退院の変動要因に対応するために入院退院管理を事前に把握する仕組みを構築する。急な入院の場合「入院時食」を設け，在庫食品で対応できる献立にするなどの措置がとられる。

　食数管理を医療食でたとえると，治療食は一般治療食のほかに，特別治療食と加算特別食に分類されるが，この分類ごとの食単価や職員食，ケータリングサービスの食単価を算定することで比較が可能となる。また食品群ごとの食単価の計算をしたり，主菜・主食・副菜・デザート（果物など）などの献立ごとに食単価を計算したりすると，どの献立の食単価が高いかがわかる。こうした食単価を計上し，科内のスタッフと情報共有することがコストマネジメントとなる。また，上司や組織内での給食の現状として，会計報告とともに分析結果を報告することで，管理栄養士に対する信頼を向上させることとなる。

5. 監査対策と品質管理

5.1 品質とは

　一般的にいう品質とは，単に製品の質を表す規格（サイズ・数量・重量）やグレード（等級）・品質の高さのほかに，適切な納期，価格をも含む総合的なものである。

　品質管理の主眼は経済発展と関係する。戦後日本の例で説明すると，①物のない時代に外国の優れた製品を手本に不良品を出さずに同じものを作ることを求めた，戦後から1960年代に至る「How Toの時代」，②その後，1970～1980年代になると，企業は技術力を付け，何が良い製品やサービスなのかを模索し，どのような製品やサービスを提供すべきかを求めた「Whatの時代」に入る。そして，③1990年代以降になると，価値の高い，必要とされる製品やサービスとは何か，なぜ必要なのかを考えて製品やサービスを提供する「Whyの時代」に至る経緯を経ている。1990年代以降のWhyの時代である現代は，満足や価値の高い製品づくりやサービスの提供，不満足のない範囲で価格の低減化を図る。差異化した製品やサービスを図ることなど，企業は競合のなかで品質戦略を選択する時代である。図16-8と図16-9に品質管理の

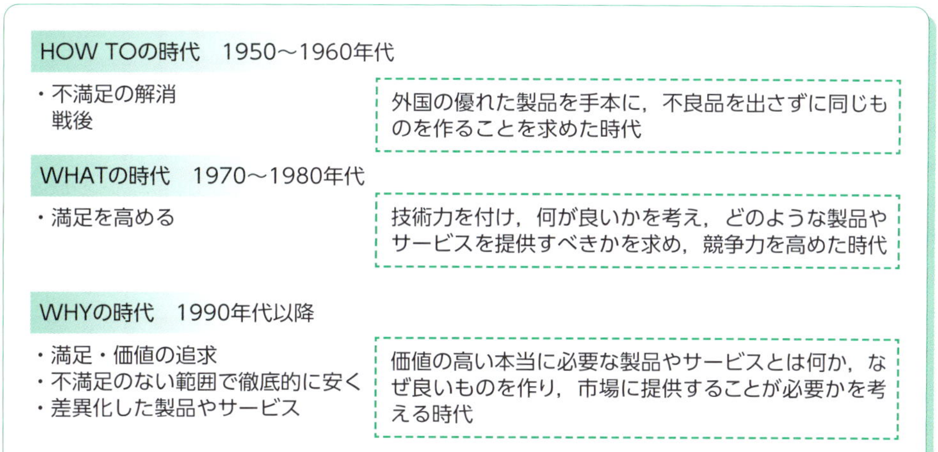

```
HOW TOの時代　1950～1960年代

・不満足の解消　　　　外国の優れた製品を手本に，不良品を出さずに同じも
　戦後　　　　　　　　のを作ることを求めた時代

WHATの時代　1970～1980年代

・満足を高める　　　　技術力を付け，何が良いかを考え，どのような製品や
　　　　　　　　　　　サービスを提供すべきかを求め，競争力を高めた時代

WHYの時代　1990年代以降

・満足・価値の追求　　　　　　　　　価値の高い本当に必要な製品やサービスとは何か，な
・不満足のない範囲で徹底的に安く　　ぜ良いものを作り，市場に提供することが必要かを考
・差異化した製品やサービス　　　　　える時代
```

図16-8　品質管理の着眼点の変遷（1）

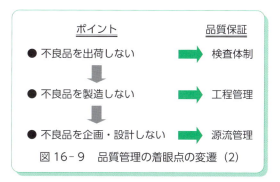

図16-9　品質管理の着眼点の変遷（2）

第 16 章　統制管理

着眼点の変遷を示す。

5.2　品質管理の目的と対象

品質管理は上記でも示したように，消費者や顧客の要求（ニーズ）にあった質の高い製品（品質）やサービスを安く，欲しいときにタイミングよく提供するための管理活動である。品質管理活動の目的には，①製品やサービスの品質を一定以上に確保し，顧客に提供する品質保証（quality assurance）と，②品質の向上や問題解決を図る改善の2つの活動がある。

改善は，品質改善や向上を図る品質改善と，業務上で発生した問題を解決し，有効な方策を模索する問題解決の2通りの改善活動がある。

5.3　給食における品質とは

給食における品質には①給食（食事），②献立，③食材料，④配膳・配食，⑤適時適温給食，⑥栄養管理（栄養基準・栄養アセスメントなど），⑦栄養カウンセリング，⑧栄養教育・指導や講座など，給食管理項目と栄養・食事管理項目が含まれるため，管理栄養士・栄養士は幅広い品質管理の知識が求められる。

5.4　給食の監査

特定給食施設における給食の監査とは，衛生状況や栄養管理などが適切に行われているか実施状況を把握するためのものである。衛生管理に関する監査では，大量調理施設衛生管理マニュアルなどの HACCP の考え方に則り給食運営が行われているかチェックを行う。また，衛生管理が適切に行われている根拠書類となる衛生記録表や検便検査結果などの帳票類の提出が求められる。

栄養管理では，献立表や栄養出納表など栄養管理に関する帳票類の提出が必要となるため，日ごろから帳票類をまとめておくとよい。

参 考 文 献

- 岩井達，名倉秀子，松崎政三：『N ブックス新版給食経営管理論　第2版』，建帛社（2021）
- 鈴木竜太：『はじめての経営学』，東洋経済新報社（2018）
- 鈴木竜太，服部泰宏：『組織行動　組織の中の人間行動を探る』，有斐閣（2019）
- 小沢浩：『詳解　コストマネジメント』，同文館出版（2011）
- 髙城孝助，三好恵子，松月弘恵：『テキストブックシリーズ実践給食マネジメント論　第2版』，第一出版（2019）
- 厚生労働省：「特定給食施設における栄養管理に関する指導・支援等について」（2020）

III 給食のマネジメント業務

第 17 章

マーケティング

> **学習のポイント**
> マーケティングは事業戦略に欠かせない重要なプロセスである。マーケティングの基本を理解するとともに，給食におけるマーケティングの活用法と多様化する給食へのニーズと要望に対応する方策を学ぶ。

1. マーケティングの定義

　　　　　アメリカマーケティング協会（American Marketing Association；AMA）では，マーケティングを「顧客，依頼人，パートナー，および社会全体にとって価値のあるものを創造，伝達，配達，交換するための活動であり，その一連のプロセスである」と定義している。

　すなわち，マーケティングは，顧客が満足のいく製品やサービスを提供することで，より多くの利益を上げるための活動といえる。具体的には，顧客のニーズやウォンツ（表17-1）を満たす製品を開発し，製品が売れるために適正な価格設定とプロモーションや流通の方法を考えることである。

表17-1 ニーズとウォンツ

ニーズ	ウォンツ
生活のなかにおける基本的な欲求 例）「喉が渇いた」	ニーズを満たすための特定の手段や嗜好などを含む具体的な欲求 例）「アイスティーが飲みたい」

　給食では，外食産業との競合が激しい事業所給食（社員食堂）は，集客を増やし，より多くの収益を得るために，マーケティングの手法を用いた経営戦略が必須となっている。また，特定の顧客に給食を提供する病院給食や学校給食では，以前はマーケティングは無関係と考えられていたが，近年では個別対応や利用者の満足度向上が当然の時代となり，マーケティングの必要性が示されるようになった。

2. マーケティングの原理

2.1 マーケティングリサーチ

　　　　　マーケティングリサーチとは，顧客が求めている商品やサービスを開発あるいは販売するため，事前に顧客のニーズ，市場の動向，競合他社の状況などを調査・分析す

る活動である。マーケティングリサーチの方法としては，アンケート調査やインタビュー，データ収集などがある。

関連する用語にマーケットリサーチがあるが，これはすでに販売している商品やサービスについて，市場規模や成長率，消費者の動向などに焦点を当てた調査であり，いわゆる市場調査のことを指す。

2.2 マーケティング・ミックス

標的とする市場で理想的な顧客の購買行動の獲得を目指し，マーケティングの各要素を組み合わせて具体的な実行戦略を立てることを**マーケティング・ミックス**という。マーケティングの要素として 4P や 4C などが知られている。

マーケティングの 4P は，1961 年にマッカーシー（E.J. McCarthy）により提唱されたものである。4P とは Product（製品），Price（価格），Place（流通），Promotion（販売促進）について売り手側（生産者）の視点からみたマーケティング機能の組み合わせである（表 17-2）。一方，**マーケティングの 4C** は買い手側（顧客）の視点でマーケティング機能をとらえたものである。近年では，顧客目線に立った 4C の考え方が浸透してきている（表 17-3）。

表 17-2　マーケティングの 4P

4P	内容	具体例
Product：製品 （商品戦略）	顧客のニーズや欲求を満たす製品やサービスの開発・提供。製品には，品質，機能，デザイン，ブランド，パッケージ，アフターメンテナンス，保証などが含まれる。	新メニューの開発，イベントメニュー・選択食の導入，ポーションサイズの検討
Price：価格 （価格戦略）	製品やサービスの販売価格。価格決定では顧客特性（対象者の年齢，家族構成など）に配慮することも重要である。値引きや支払条件なども含まれる。	段階的価格設定，セットメニューの割引，期間限定の割引
Place：流通 （流通戦略）	製品やサービスを顧客に届けるための方法や経路。流通戦略では地域特性（インフラの整備状況など）も考慮し顧客の利便性に配慮する。	食環境整備（テーブル，椅子の増設など），販売場所の検討（弁当やデリバリーサービスの導入など）
Promotion：販売促進 （プロモーション戦略）	製品やサービスの価値を顧客に伝え，購買意欲を高めるための活動。広告・宣伝，パブリシティ[※1]，パーソナルセリング[※2] などが含まれる。	ポスター，チラシ，SNS による新メニューやイベントメニューの告知，栄養情報の提供

※1　メディアによって提供される無料の報道や記事。信頼性や客観性が高い。
※2　販売担当者が直接顧客に製品やサービスを紹介し販売すること。

表 17-3　マーケティング・ミックス 4P と 4C

4P（売り手の視点）	4C（買い手の視点）
Product（製品）	Customer Value（顧客価値） 顧客からみた製品の価値
Price（価格）	Cost（顧客の負担） 製品を購入する際にかかるコスト
Place（流通）	Convenience（顧客の利便性） 製品の買いやすさや入手しやすさ
Promotion（販売促進）	Communication（顧客とのコミュニケーション） 販売側と顧客との双方向のやり取りや情報伝達

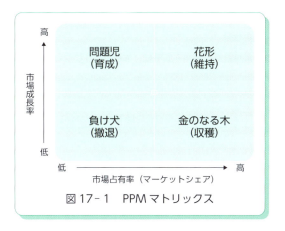

図17-1　PPMマトリックス

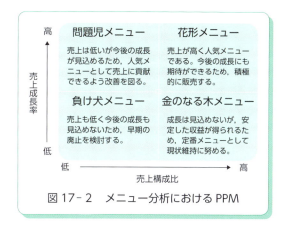

図17-2　メニュー分析におけるPPM

しかし，4Pや4Cの考え方が提唱されてから時代は大きく変わり，今日の市場環境においては従来の4Pや4Cだけでは対応が不十分であるとの考えもある。したがって，時代に即したマーケティング手法を再考していくことも必要である。

2.3　プロダクト・ポートフォリオ・マネジメント（PPM）

プロダクト・ポートフォリオ・マネジメント（PPM）とは，縦軸に市場成長率，横軸に市場占有率（マーケットシェア）を取る2軸からなる座標に，自社の製品を分類し市場における商品の位置付けを分析・管理する手法である。

PPMは4つのカテゴリーに分けられ，図にしたものをPPMマトリックスという（図17-1）。「花形」は市場成長率・市場占有率ともに高く，多くの利益を生み出す可能性のある製品だが，市場におけるシェアの拡大・確立のための継続的な投資が必要となる。「問題児」は，市場成長率は高いが市場占有率が低い製品である。将来的な成長が期待される一方で，成功するかは不確実であるため市場占有率を高めるための戦略を練る必要がある。「負け犬」は市場成長率・市場占有率ともに低く，利益が見込めない製品であるため早期撤退や再編を検討する。「金のなる木」は，市場成長率は低いが市場占有率が高い製品である。利益が得られやすいため，主要な収益源となる。得られた利益は，「問題児」や「花形」製品に分配することができる。

給食施設において，PPMはメニュー分析などに用いられる（図17-2）。メニュー分析では，ABC分析とPPMを組み合わせたメニューエンジニアリングマトリックス（MEM）の手法を用いることもある。

3. マーケティングの戦略

戦略とは，目標を達成するための計画や方針のことである。マーケティング戦略では，マーケティングの環境分析（マクロ環境分析，ミクロ環境分析，SWOT〔Strength：強み，Weakness：弱み，Opportunity：機会，Threat：脅威〕分析）と市場分析から始まり，

第17章　マーケティング

表17-4　社員食堂におけるSTPの例

STP	具体例
セグメンテーション	社員食堂利用者の，年齢・性別，利用頻度，健康診断の結果，食嗜好，健康志向度について細分化する。
ターゲティング	細分化したなかで，メタボリックシンドロームのリスクがある社員をターゲットとする。
ポジショニング	管理栄養士が監修したヘルシーランチを提供する。 ※管理栄養士により栄養管理された食事の提供は，外食産業と差別化を図ることができる。

セグメンテーション，ターゲティング，ポジショニングを経て，マーケティング・ミックスの策定，実行，評価といった手順で行われる。

3.1　標的市場策定のためのSTP

マーケティングのSTPは，S：セグメンテーション，T：ターゲティング，P：ポジショニングの3つのプロセスからなり，効果的なマーケティング戦略を構築するための基本的なフレームワークである。

① **セグメンテーション（segmentation）**　顧客のニーズや特性ごとに市場をグループ化する，つまり市場を細分化することをいう。標的とする市場を世代別，男女別，年齢別，季節別，機能別のように様々な切り口で細分化し，自社の製品やサービスに適した対象を絞り込んでいくプロセスである。

② **ターゲティング（targeting）**　細分化したなかから自社の製品やサービスに最も適したターゲット市場を選定するプロセスである。選定には，複数のセグメンテーションの軸を組み合わせて行うことが一般的である。その際，ターゲットにした市場の経済的価値（市場規模，成長性）やニーズを分析し，競争優位を得られるようにする。

③ **ポジショニング（positioning）**　ターゲット（標的市場）である顧客に対し，自社の製品やブランドのポジションを確立させる活動である。そのためには，競合との差別化が必須であり，機能やコスト面での独自性が求められる。

このように，STPによりマーケティング戦略の基本的な方向性が定まると，次はマーケティング・ミックスにより最適なマーケティング手法を構築していく。事業所給食（社員食堂）におけるSTPの例を表17-4に示す。

4. 給食におけるマーケティングの活用

給食施設では，外食産業と異なり特定の利用者が顧客となるため，ターゲットの設定は容易であるが，給食利用者に満足度の高い食事を提供し，売上の拡大および収益の向上を目指す上で，マーケティングの手法を活用した経営戦略が必要不可欠である。

4. 給食におけるマーケティングの活用

4.1 顧客満足度調査（CS調査）

　顧客満足度調査は，製品やサービスに対する顧客の満足度を調査し，改善点を明確化するためのマーケティングの手法である。よりニーズに合った製品・サービスを提供し，顧客との友好的な関係性を構築することを目的とする。

　給食では，食事の品質（味・量・温度・栄養のバランス）やサービス，食環境について，アンケート調査やインタビュー，意見箱などにより利用者の要望や意見，クレームを収集・分析，評価する。これらの結果をもとに，改善策を利用者にフィードバックし，顧客満足度の向上を図る。

　また，顧客満足度（CS）に密接に関連してくるのが，従業員満足度（ES）である。従業員が満足して働ける職場環境では，食事やサービスの質が上がり，顧客の満足度も高まる。結果として，企業業績の向上につながり好循環を生み出すことができる。したがって，従業員の待遇の改善や従業員教育の充実も重要になってくる。

4.2 メニュー・マーチャンダイジング

　第3章でも触れたが，マーチャンダイジング（merchandising）とは，「商品政策」「商品化計画」を意味する。顧客に製品やサービスを購入してもらうために，商品の企画・開発，販売方法やサービスの立案，価格設定などについて戦略的に行う活動を指す。つまり，適正な商品を適正価格で，適正な時期に，適正な場所で適正な量を供給できるよう計画することである（p.42参照）。

　給食では，より満足度の高い食事を提供するためのメニュー戦略として活用される。給食利用者のニーズやウォンツを探り，それに基づきメニューを開発し，調理方法や提供方法，調理食数を決め，適正な価格で提供することで，顧客満足度の向上につながる。

参考文献

- 岩井達，名倉秀子，松崎政三編著：『Nブックス新版給食経営管理論　第2版』，建帛社（2021）
- 日本栄養改善学会監修，市川陽子，神田知子編：『管理栄養士養成のための栄養学教育モデル・コア・カリキュラム準拠　第11巻　給食経営管理論　給食と給食経営管理における関連項目の総合的理解』，医歯薬出版（2021）
- 三好恵子，山部秀子編著：『テキストブックシリーズ給食経営管理論　第5版』，第一出版（2023）

III 給食のマネジメント業務

第18章 危機管理対策

学習のポイント

わが国は地震大国であり，マグニチュード6以上の地震発生率は世界の20％におよぶ。豪雨，台風，大雪など一年を通じて自然災害も多い。災害時は，電気・ガス・水道のライフライン，通信，搬送，人的資源の需要が破綻し，需要と供給のアンバランスが起こる。状況を把握後，優先順位を決定し資源の供給を行うことが危機管理である。迅速かつ的確な情報収集と日ごろのリスク管理体制，訓練が重要になる。これらのことを踏まえて，リスクの概念とマネジメント方法，災害時の対策，食中毒発生時の対応について理解する。

1. リスクの概念

国際標準化機構（ISO，p.197参照）のリスクマネジメント規格ISO 31000では，リスクとは「目的に対する不確かさの影響」と定義している。リスクは「危機」という意味だと考えがちだが，危機とは「すでに起きていること」であり，リスクは「まだ起きていない不確実なもの」を示す。

2. リスクマネジメントとは

リスクマネジメントとは「これから起こる可能性のある危機・危険に備えておくための活動」であり，想定されるあらゆるリスクを洗い出し，そのリスクが発生したらどのような影響があるかを分析し，それぞれのリスクについて発生を抑止するための方策を検討し優先順位を付け，リスク防止策を実行することである。

一方，危機管理（crisis management）は，「すでに起きてしまった事態への対応」であり，危機が発生した場合に，その負の影響を最小限にするとともに，いち早く危機状態からの脱出・回復を図ることが基本であり，起こり得る危機やリスクをリストアップし，災害や影響を最小化できる方法，危機からの早期回復の手立てを検討する。危機は「いつか必ず起きる」という大前提に立って検討をすることが危機管理の第一歩である。

給食施設の栄養・給食部門においては，食の安全が脅かされる事故や災害を回避し，安全で品質管理がなされた食事の提供が行われなければならない。給食施設の危機としては食中毒や感染症，異物混入などの事故につながる誤配膳・誤配食や衛生管理，災害時における配食の対応などがあげられる。

3. 災害時の給食の役割と対策

　災害には地震や風水害，津波などの自然災害と，火災などの人為災害がある。地震による被害には，津波，建物の倒壊，火災の発生，土砂崩れ，液状化現象などがある。災害発生により，私たちの生活を支えている生活インフラといわれる「ライフライン」が途絶える可能性がある。そのような環境でも食事の提供，災害段階に応じた栄養管理を行うことは必須である。

3.1 火　　災

　火災発生リスクの軽減のため，消防法第17条第1項，同法施行令第7条に基づき，各施設では防火対策をとるとともに，危機管理として火災発生時の対応について明確にする。防火対策には，①防火避難設備，②消火設備，③火気管理，④警報設備などの管理がある。給食施設で特に注意すべき事項を以下に述べる。

1）防火避難設備

　厨房内の防火扉の位置と機能は良好か，廊下や避難通路，避難場所に障害となる物や可燃物等が置かれていないかを確認する。非常口の扉の開閉，誘導灯の点灯，避難器具（救助袋）が使用可能かなどを点検する。

2）消火設備

　消火器がフライヤー，コンロや回転釜，オーブンなど加熱機器の近くに配置してあるか，また消火器の設置表示があるか，消火器の損傷の有無，有効期限，消火栓の扉は開閉ができるか，消火栓箱にホース・筒先が収納されているか，などを点検する。

3）火気管理

　敷地内は禁煙か，指定の場所で喫煙されているかを確認する。厨房内では火気が使用され，火・煙・湯気などが発生する。設備器具の使用時の換気は十分であるか，ガスコンロのゴム管に劣化・破損はないか，電気機器・器具のコンセントの破損の有無，などの確認をする。引火しやすい油類・カセットコンロ用ガス等の保管にも注意する。

4）警報設備

　自動火災報知設備は「ベル停止」になっていないか，施設内に一斉放送ができるか，などを点検する。

3.2 水　　害

　行政による浸水（洪水・内水・高潮）ハザードマップにより，豪雨による河川の氾濫や下水道の処理能力過剰による浸水（内水氾濫）や津波などの水害のおそれの有無など，職場や自宅周辺の浸水等の危険区域の把握，独自の危険箇所も洗い出しておく。

　近隣の川の堤防が決壊したと想定し，①施設にはどこから水が入ってくるのか，②どこに止水対策をすればよいのか，③浸水から守らなければならないものはどこに移

動すればよいのかなども平常時より確認しておく。内水氾濫対策として，平時より側溝や雨水枡(うすいます)がふさがれていないか，点検・清掃を行う。大型水のう，止水板，土のう，備蓄食品，長靴や浮き輪，救命胴衣，ボート，排水ポンプ，ロープや工具などを施設で用意し安全な場所に保管し，職員に周知する。

3.3 地　　震

地震による被害には，津波，建物の倒壊，火災の発生，土砂崩れなどがある。前述した水害や火災についても配慮しなければならない。災害発生により，ライフラインが途絶える可能性があり，生活インフラには水道，電気，ガス，通信，交通の5つが該当する。

リスクマネジメントとしては，ライフラインに対する現状把握を行い，施設または給食部門の能力を理解しておくことから始まる。

水道は，貯水タンクの水量と使用時間，水道水なのか井戸水なのか，切替はできるのか，などを確認しておく。

電気・ガスは，電力の自家発電は可能なのか，またどのくらいの期間利用できるのか，LPガス（LP：liquefied petroleum）に切り替えて使用できるのか，またLPガスはどのくらい使用できるのか。さらに，ボイラーなどの熱源があるのかなどを確認しておく。

通信手段である電話，SNSや電子メールをはじめラジオ，テレビ，インターネットを介して，施設内外の生活インフラの状況把握，職員の安否確認と人員確保の可否，施設周辺の被害状況，被害範囲を情報収集することで，施設の危機対応能力を評価し，生活インフラへの対策の計画・変更を進めていくことができる。一方，施設の被害状況を行政等へ報告することで人や物資の支援が可能となる。インフラ対策のため施設内外の電話や電子メールなどの通信手段の確認を行い，利用できる手段を確保しなければならない。施設内では，災害状況の情報，病院であれば電子カルテや部門システムの運用の可否を確認し，状況により紙運用，電話・ファクス対応に切り替える。そのため紙媒体の配布と運用方法を周知しておく。また，食事内容などの個人情報は毎日・毎食更新され，バックアップはできているのか，緊急時のデータ出力が可能かも確認しておく。

交通には大きく4つ，道路・鉄道・空港・港湾がある。いずれも人流・物流ともに考慮しなければならない。各職員の通勤道路が寸断されるなどの情報収集とともに，迂回路の確認，物資の調達ルートや流通方法を確認し決定する。

物流停止に備え，日ごろより災害非常食や備蓄食を確保しておかなければならない。これら水を含む食品類は3日以上，できれば1週間程度の備蓄が推奨されている。備蓄食品の保管場所の周知と在庫管理も行わなければならない。必要によりカセットコンロやディスポーザブル食器やスプーン，箸なども用意する。

震災などの緊急時に低下する業務遂行能力を補う非常時優先業務遂行のための指揮命令系統を確立し，業務遂行に必要な人材・資源，その配分を準備・計画し，タイム

ラインに乗せて確実に遂行するためのものを「事業継続計画，business continuity plan；BCP」という。

栄養・食事管理部門においては食事の提供を継続させる計画を立てる必要がある。発災直後からの初動期，急性期，亜急性期の栄養・食事管理部門における時間経過と災害の各段階（フェイズ）に対して継ぎ目なく業務が可及的円滑に行われることが重要である。フェイズに準じた業務運用のための対応項目を**表18-1**に示した。

スタッフの安否確認，被災状況確認にて生活インフラの状況確認を行い，対策本部等に報告（**表18-2**）の上，物流停止など食材料の確保をどのようにするか，災害時の機器使用可能状況，搬送運搬能力を判断し，優先順位を決め，備蓄食品の利用に切り替えるなど，食材料の確保，食事提供方法を進めていく。

厨房設備については，熱源の確保が重要になる。電気使用不可—停電時は，ガスまたはボイラーなどの調理機器の加熱熱源の確認を行い調理する。配膳車や保温庫，冷蔵庫なども停電時は運用が困難であり，調理から速やかに盛り付け，運搬できる態勢を整える。エレベーターも停止するため搬送時と下膳時の協力・食器洗浄態勢づくりをしておく必要がある。人的資源や水の確保も合わせ決定する。冷蔵庫，冷凍庫は非常電源への運用切替えを可能にしておく。非常用電源については年1回程度の保守点検を実施する。

3.4　備蓄食品

ライフラインが停止した場合に備え，非常時用の備蓄食品を用意しておかなければならない。そのままの状態で食べられるもの，個包装で容易に開封できるもの，容易に搬送・配食できるものがよいが，給食部門からの搬送状況，個包装の対応が可能かなど，施設や施設利用者のADLや状況を把握し調整する。

備蓄食品の提供には，普通食だけでなく，軟菜・分粥食，嚥下調整食（**表18-3**，災害時嚥下調整食献立例）などの食事形態の対応，アレルギー食の対応，治療食への対応，濃厚流動食や乳児用ミルクと調乳にかかわる資材の準備が必要である。また，飲料水の確保が重要である。さらに箸やスプーン，ディスポーザブル食器などの準備をしておく必要がある。施設能力に合わせ調理用の水の確保も準備しなければならない。

備蓄食品においても入替え，定期的な購入，品質管理を行わなければならない。備蓄用に購入して保管する方法と，平常時にも備蓄食品を消費し，消費した分を補充するローリングストック（ランニングストックともいう）がある。

4. 災害以外の危機管理

4.1　医療施設のリスク管理

医療施設においては，医療安全対策委員会，感染対策委員会，その実働として感染対策チーム（infection control team；ICT），リスクマネジメント委員会などの活動，災

第18章　危機管理対策

表18-1　災害の各段階（フェイズ）に対応した業務の運用例

	第1段階（フェイズ1） 発災直後：発災〜6時間	第2段階（フェイズ2） 超急性期：72時間まで	第3段階（フェイズ3） 急性期：1週間程度まで	第4段階（フェイズ4） 亜急性期：2週間〜1か月程度まで
確認・実施事項	□自身の安全確保 □スタッフの安全確認 □被災状況の確認より避難するか待機か決定指示 □出火の確認と消火 □災害対策本部への被災状況報告書（第1報）の提出 □緊急連絡網にて栄養管理部門職員の応援要請 □水道の使用可否について状況確認 □通電状況確認 □電話・FAX・PHS使用の可否確認 □エレベーターの使用可否の確認、使用不可の場合、新運用用エレベーターについて確認 □配膳時の連絡 □被災状況をもとに災害対策本部への報告・相談 □報告書（第2報）の提出	□スタッフの勤務シフトの調整 □スタッフの再調整 □状況の確認、調理施設、調理機器の被災状況の確認 □食料品納入業者に対し搬入可能か否かを確認 □代替食提供業者に対し支援可能かの有無を確認 □情報収集と状況確認 □入院患者及び受入患者、帰宅困難者、検討 □エレベーターの状況により食事提供と食器等の準備、残飯廃棄等の方法の確認を通達 □献立作成と食器等の確認を通達	□スタッフの休調確認 □スタッフの休息方法の検討 □スタッフのシフトの検討 □調理施設、調理機器の被災状況について再確認 □必要物品、不足物品の取りまとめ、支援物資を本部に依頼要請 □栄養士と食料品納入業者搬入可能かの確認 □代替食提供業者に支援可能かの確認 □今後の食事提供についてスタッフと検討 □発災直後からの問題点を整理し優先順位を設け対応 □病棟別食数確認と帰宅困難者と食器等の準備、残飯の廃棄など衛生管理の徹底を通達 □献立作成と食器等の確認を通達	□スタッフの休調確認 □スタッフの休息方法の検討 □スタッフのシフトの検討 □調理施設、調理機器の被災状況について再確認 □必要物品、不足物品の取りまとめ、支援物資を本部に依頼要請 □栄養士と食料品納入業者搬入可能かの確認 □代替食提供業者に支援可能かの確認 □今後の食事提供についてスタッフと検討 □発災直後からの問題点を整理、帰宅困難者の食数等の確認、優先順位を設け対応一覧表を作成 □再度自病棟別食数確認、残飯の廃棄など衛生管理の徹底を食器等の通達
食事提供方法	通常調理可能時 □保管状況、納品状況を栄養士に通達 □調理師に通達 非常食を使用する場合 □栄養士は非常食献立を、調理担当者に調理食数を通達 □調理スタッフは非常用倉庫より、非常食、飲料水、ディスポ食器等を搬出 □栄養士は病棟別食数確認と一覧表を作成 □人員不足があれば本部に協力を要請 □入院患者への食事提供を実施 □次回の食事提供について検討開始 □問題点について災害対策本部へ報告・相談	通常調理可能時 □食料品の保存状況を配慮し献立表を作成 □調理スタッフは問題点等をリーダーに報告 非常食を使用する場合 □非常食の提供について準備 □栄養士は非常食献立を説明 □調理担当者に調理食数及び調理食数を調達 □調理スタッフは非常用倉庫より、非常食、飲料水、ディスポ食器等を搬出 代替食支援による食事提供の場合 □代替食支援による食事提供を本部に報告、了承を得る □代替食提供会社に、食数、到着時刻を連絡 □食事運搬のための病棟への連絡	代替食支援による食事提供の場合 □代替食支援による食事提供の実施可能時間、必要な情報についての了承 □代替食提供会社に、食種別食数、到着時刻について連絡、調整 □代替食の搬入と食事提供のための応援、本部からの応援スタッフに説明 □終了時本部に報告 □配膳終了を本部に報告 支援物資による食事提供を行う場合 □支援物資一覧表を作成 □支援物資及び調理食数をもとに献立表を作成 □献立作成及び調理食数をスタッフに説明、飲料水、ディスポ食器等を搬出	代替食支援による食事提供の場合 □代替食提供会社に食種別食数を連絡 □食数、到着時間の確認 □受け入れ準備 □人員配置、役割分担を指示 □代替食は配膳スタッフにて代替食を運搬 □本部からの応援スタッフに病棟配膳を説明 □配膳終了を本部に報告 支援物資による食事提供を行う場合 □支援物資一覧表を作成 □献立作成及び調理食数をもとに献立表を作成 □献立作成及び調理食数スタッフに説明、飲料水、ミネラル不足の改善 □スタッフは非常用倉庫より、飲料水、ディスポ食器等を搬出
栄養管理上の対応	必要水分量の確保・栄養バランスを考慮した最低限の食事の確保 乳幼児・嚥下困難者・アレルギー食の対応	必要水分量の確保・栄養バランスを考慮した最低限の食事を提供する 乳幼児・嚥下困難者・アレルギー食の対応	乳幼児・嚥下困難者・アレルギー食の対応 熱量・たんぱく質・ビタミン・ミネラル不足の改善 慢性疾患患者に対する食事の対応	乳幼児・嚥下困難者・アレルギー食の対応 熱量・たんぱく質・ビタミン・ミネラル不足の改善 慢性疾患患者に対する食事の対応

4. 災害以外の危機管理

表18-2 被災状況報告書（栄養部）の例

災害発生　　月　　日　　時　　分　　　　　　　　　　　　　　　　　　　災害対策本部へ提出

第　報　　　月　　日　　時　　分　　　　　　　　　　　　　　　報告者：＿＿＿＿＿＿＿＿＿＿＿＿

職員被災状況

	職　名	勤務者数		氏　名	安否確認できた場合は「○」	外傷　有・無どちらかに○する	外傷等の部位・状況	歩行　可・不可どちらかに○する
出勤者	栄養士（うち管理栄養士）	（　）名				有・無		可・不可
	調理師	名				有・無		可・不可
	調理補助職員	名				有・無		可・不可
	洗浄職員	名				有・無		可・不可
	計	名				有・無		可・不可
週休者	栄養士（うち管理栄養士）	（　）名				有・無		可・不可
	調理師	名				有・無		可・不可
	調理補助職員	名				有・無		可・不可
	洗浄職員	名				有・無		可・不可
	計	名				有・無		可・不可
出勤可能者	栄養士（うち管理栄養士）	（　）名				有・無		可・不可
	調理師	名				有・無		可・不可
	調理補助職員	名				有・無		可・不可
	洗浄職員	名				有・無		可・不可
	計	名				有・無		可・不可

被災状況

壁・天井の破損	無・有（　　　　　）	調理への支障：無・有（　　　　　）
落下物の危険	無・有（　　　　　）	調理への支障：無・有（　　　　　）
漏水・排管破損	無・有（　　　　　）	調理への支障：無・有（　　　　　）
調理機器の被害	無・有（　　　　　）	調理への支障：無・有（　　　　　）
冷凍・冷蔵庫の被害	無・有（　　　　　）	調理への支障：無・有（　　　　　）
温冷配膳車の被害	無・有（　　　　　）	調理への支障：無・有（　　　　　）

使用可○
一部使用可△
使用不可×

調理室	エレベーター	電気	ガス	水道	ボイラー

使用可○
一部使用可△
使用不可×

事務室	電気	電話	FAX	PHS	電子カルテ・部門システム	プリンタ

食材料備蓄状況
数量（または人分）

精米	冷蔵食品	冷凍食品	流動食	調味料	飲料水	非常食

食事提供　　　　　　月　　日（　）食　　通常どおり　　非常食　　代替食（調整内容：　　　　　　　）

食事オーダー
何れかに「○」をする　　　通常どおり　　　　電話　　　　FAX　　　　電話＆FAX

連絡事項
＊本部・病棟への連絡　　配膳時の応援要請　　無・有　（場所：　　　　　　　　人員数：　　　名）

【栄養部】（内線）9000　（FAX）9090　　　【災害対策本部】（内線）1234　（FAX）9876

第18章 危機管理対策

表18-3 アレルギー表示 非常・災害時の献立例 嚥下調整食

	食品名	主な原材料	内容量	エネルギー kcal	水分 mL	たんぱく質 g	脂質 g	炭水化物 g	食塩相当量 g	卵	乳	小麦	そば	落花生	えび	かに	ゼラチン	大豆	りんご
朝	市販 ミキサーかゆ（レトルト）	米粉・砂糖・ゲル化剤・乳酸カルシウム	200 g	76	181	1.2	0.4	16.8	0.1										
	うめびしお 小袋	梅肉，リンゴ果肉，砂糖，調味料（アミノ酸），アントシアニン色素，香料	8 g	4.8		0.048	0.064	1	0.61										○
	市販 卵豆腐	鶏卵，食塩，調味料（アミノ酸等），ピロリン酸四カリウム，〈スープ〉しょうゆ，食塩，砂糖，みりん，かつおエキス，酒精，調味料（アミノ酸等），酸味料	100 g	79	85.2	6.4	5	3	0.9	○								○	
	飲むゼリー飲料	砂糖，りんご果汁，乳酸菌飲料（殺菌），ホエイタンパク，デキストリン，植物油，ゼラチン，水溶性食物繊維，寒天，香料，増粘多糖類，乳化剤	215 g	200	167.7	8.2	4.4	33.2	0.08		○						○		○
	水 500 mL × 24 本入り	−	500 mL		500														
	市販とろみ食品	デキストリン，キサンタンガム，乳酸カルシウム	3 g	7.9	0.3	0.05	0.03	1.9	0.04										
1日目 昼	市販 ミキサーかゆ（レトルト）	米粉・砂糖・ゲル化剤・乳酸カルシウム	200 g	76	181	1.2	0.4	16.8	0.1										
	のり佃煮 小袋	しょうゆ，砂糖，水飴，干しヒトエグサ，馬鈴薯でんぷん，はちみつ，カラメル色素，増粘多糖類	8 g	12		0.32	0.048	2.6	0.47									○	
	市販 ムース状 豆腐風味 栄養補助食品	豆乳，還元澱粉分解物，大豆粉，植物油脂，コラーゲンペプチド，粉末状大豆たん白，でん粉，ゼラチン，乾燥酵母，さとうきび抽出物，ブドウ糖，ゲル化剤（増粘多糖類），クエン酸Na，乳化剤	128 g	200	83	8.2	5.9	28.6									○	○	
	袋塩 0.5 g		0.5 g	0	0	0	0	0	0.5										
	ヨーグルト	生乳，乳製品，砂糖，乳たんぱく質	70 g	63	54	3	0.6	10.2			○								
夕	市販 ミキサーかゆ（レトルト）	米粉・砂糖・ゲル化剤・乳酸カルシウム	200 g	76	181	1.2	0.4	16.8	0.1										
	袋塩 0.5 g		0.5 g	0	0	0	0	0	0.5										
	市販 茶碗蒸し風 栄養補助食品	デキストリン，鶏卵，コラーゲンペプチド，かつお節調味液，植物油，ゲル化剤，調味料（アミノ酸等），香料，乳化剤	80 g	120	58.6	6	3.3	12.6	0.5	○							○	○	
	カップゼリー 栄養補助食品	砂糖，コラーゲンペプチド，ブドウ果汁，乾燥酵母，乳酸Ca，ゲル化剤，酸味料，香料，V.C	77 g	180	57.7	6.2	0	13.8	0.11								○		
	水 500 mL × 24	−	500 mL		500														
	市販とろみ食品	デキストリン，キサンタンガム，乳酸カルシウム	3 g	7.9	0.3	0.05	0.03	1.9	0.04										
				1,103	2,050	42.1	20.6	159.2	4.7										

※この欄には，食物アレルギー特定原材料7品目および表示推奨21品目の食品名が記載される（紙幅の都合で一部略）

害対策委員会など，医療安全，感染予防，災害時の対応について危機管理を行っている。

毎月，医療安全ラウンド，医療安全情報の発信，医療安全委員会を開催し，インシデント・アクシデント報告，オカレンス報告を行う。また，インシデント事例検討会なども開催しスタッフの意識向上を進める。さらに病院間での医療安全相互チェックが実施されている。

インシデントとは，「誤った医療行為などが患者に実施される前に発見されたもの」あるいは「誤った医療行為が実施されたが，結果として患者に影響をおよぼすに至らなかったもの」をいい，ヒヤリ・ハットといわれる。アクシデントは，「医療事故」を意味し，医療行為のなかで患者に傷害がおよび，すでに損害が発生しているものをいう。オカレンスとは医療行為に関連した合併症や副作用のことをいう。

医療安全委員会は定期的に開催し，各部門のインシデント・アクシデントレポート報告をもとにその分析を行い，様々な事故の発生を検討し，予防策を立て，その内容を周知徹底する。さらに院内での情報を共有化し，事故を未然に防ぐ取り組みを行う。給食部門インシデント発生事例としては，異物混入や誤配膳・誤配食，アレルゲンの提供などが多く報告され，これらの事故を防ぐための対策として活用している。

トピック
新興感染症に対する栄養・食事管理部門（医療施設）の対策－新型コロナウイルス感染症(COVID-19)の対応

COVID-19の世界的なパンデミックによって未知のウイルスへの対応に追われることとなったが，COVID-19が2023年5月8日から5類感染症に位置付けられ，パンデミックは過去の出来事になりつつあるが，今後もコロナウイルス感染症の新種株や新興感染症によるパンデミックに対する対策が必要である。職場内での感染拡大の予防を実施しながら栄養・食事管理部門においてはいかなる状況においても業務継続が不可欠である。COVID-19の経験から得たノウハウを活用し感染の拡大予防，給食事業の継続について解説する。

栄養・食事管理部門の環境整備
(1) 施設へのウイルス持ち込みの防止
 1) 職員及び同居家族への対応
・始業時には検温，また大量調理施設衛生管理マニュアルに示されている「従事者等の衛生管理点検表」に準じ健康状態の調査を実施し記録する。
・始業前の発熱や体調不良がある場合は職場長に報告し，施設の規定に則り勤務可否の決定と対応処置を実践する。COVID-19診療の手引きでは発症日を0日目として5日間，かつ解熱及び症状軽減から24時間経過するまでは外出を控えることが推奨されている。
・同居家族に感染があった場合も職場長に報告し濃厚接触者に対しての施設規定に従い勤務する。診療の手引きでは自己の体調管理に気をつけながら10日目まではサージカルマスクの着用や手指衛生を徹底するとしている。
・手洗いと手指の消毒を徹底する。手洗い場所にはハンドソープ，アルコール，保湿ローションを設置する。
 2) 納品業者等への対応
・納品前の検温及び健康調査の協力を業者に依頼。担当者の発熱や体調不良がある場合は担当者の変更を依頼する。
・納品時のマスク着用や手洗い，手指の消毒を依頼。

(2) 職員の二次汚染防止対策
 1) 職員が接触する場所や備品の消毒の徹底
  ドアノブや照明スイッチ，電話等のみならず，個人使用のデスクや椅子，ロッカー等も定期的に消毒。消毒用アルコールは75％以上95％以下エタノールやコロナウイルスに有効な四級アンモニウム塩等を使用するとよい。
 2) 共有物使用前の手指消毒の徹底
  調理室入室前の手洗いとアルコールでの手指消毒は実施されているが，部門への出入り箇所での手指衛生も徹底する。調理室では食材の入出から作業工程ごとに作業前と後の手指消毒を実施する。病棟を訪問する際は患者や患者周囲の物品にも触れる可能性がある。訪問前と訪問後の手指消毒も徹底する。
 3) 更衣室や休憩室の感染対策
  マスクを外すことにより，休憩室での感染が多く報告されている。更衣室・休憩室での環境衛生と時差休憩，休憩場所の分散を行い，食事などマスク着脱による感染予防のため，喫食時間のずれを作る。濃厚接触確認・明確化のため休憩場所・時間・マスク除去時間を記録する。
 4) 事務室等の配置―ソーシャルディスタンスの確保
  対面とならない机の配置等レイアウトを配慮する。不要物の廃棄を心がけ，配線の見直し，机の向きの変更，机と机の間にプリンターなどを配置する。普段から5S（整理・整頓・清掃・清潔・しつけ）を心がけることで，業務の効率化と生産性の向上にもつながる。
 5) 栄養指導等の対応
  栄養指導時にはシールドを設置。ベッドサイドでは，患者や家族と一定の距離を保ち，サージカルマスク，ゴーグルの着用，手指衛生を行う。患者や家族が指導室入室の際は手指衛生の協力を依頼する。ノブや机，椅子，フードモデルなど患者が触れる場所は患者ごとに入室前，退出後の消毒を行い環境衛生に努める。また，ドアや窓を少し開けておくことや空調を利用して換気を行う。
 6) 感染者への訪室
  感染者を管理栄養士が訪問する際は，個人防護具（PPE）を着用する。指定の場所（ゾーン）での正しい手順によって装着と着脱を行う。

(3) 食事提供
  衛生管理は大量調理施設衛生管理マニュアルに準じた対応で問題ない。感染経路を理解した上での対応策を取ることが重要である。
  COVID-19患者が使用した食器類は他の患者と分ける必要はなく，中性洗剤による洗浄後によく乾燥，80℃5分以上の熱水洗浄でよいとされている。しかし，食器や残飯を病室から持ち出してからの運搬経路上の感染リスクを検討し，食器の利用や残食の廃棄方法を決定する。回収・運搬作業者の安全を確保し，運搬経路の汚染を予防する。この対応が難しい場合はディスポーザブル食器の利用を検討する。
  ディスポーザブル食器の利用では平時同様に適温提供ができ，メニューの変更も不要である。しかし，食器コストが高くなること，お茶などをパックやボトルで提供することで割高になる。配食後のごみの回収方法も担当部門と検討が必要である。
  5類感染症移行後は，通常食器を利用し病室からのトレイ回収順や下膳車の配置場所を固定するなど，接触リスクを配慮しながら栄養・食事管理部門での廃棄を行うケースが多い。感染者の残食と使用後の食器分別を行う際はサージカルマスク，ゴーグル，使い捨てエプロンや手袋の着用を徹底する。廃棄物は大量調理施設衛生管理マニュアルに準じる。通常食器での運用を実施する施設では，洗浄にあたるスタッフは新興感染症への不安を抱えている。そのため感染対策室等からの十分な説明を繰り返して行い，現場スタッフの理解を得て開始する。

4.2 偽装表示

食品偽装表示には，賞味期限や消費期限を偽装して廃棄すべき食品を販売して利益を上げることや食品の産地や原材料を偽装し，本来の品質にふさわしくない値段で販売し，利益を上げることがあげられる。食品の賞味期限や消費期限は，JAS法に基づいて消費者が安全においしく食べられるように食品会社が科学的根拠をもとに設定しなければならない。また，食品の産地や原材料についても，食品表示法によって国内で販売されているすべての食品に表示が義務付けられている。

食材料の検収では，検収簿に記載された品名，規格，数量，鮮度等と，納品された食材料が相違ないか点検，確認する。簡易放射温度計にて食材料の温度を計測し，適正な温度かを確認し，検収簿に品温を記入する。また，食材料の賞味（消費）期限，異物の混入や品質に問題がないかを確認し，期限切れや異常が認められた場合は返品交換とする。

4.3 食中毒

発生防止の努力にもかかわらず，施設において食中毒が発生した場合には，速やかに保健所へ連絡し，保健所の指示に基づいて対応するとともに，施設利用者への影響を最小限に止め最善の措置を講じる。食中毒発生時の対応について図18-1に示す。

下痢や嘔吐症状などの患者が発症し食中毒が疑われる場合には，発生時関係部門，病院であれば入院患者と看護部門に聞き取り調査を実施し，状況を把握する。食中毒が確定される場合には，感染対策委員会が招集され，診療・治療を開始し，情報収集後，保健所へ届け出ることになる。栄養・食事管理部門では直ちに保存検食の廃棄を中止し，管轄保健所の指示に従う。

管轄保健所の拭き取り検査終了後は，直ちに清掃・消毒に入り，保健所の指示があるまでの間は，衣服・手洗いの完全消毒実施の上，すべて調理は加熱調理とすることが原則である。検査終了後，管轄保健所の指示に従い，患者食の確保を行うが，施設内の調理室や病棟配膳室の使用の有無，非常食の提供または配膳車・食器，他の機器の使用や調理師の就業等が可能かを確認する。

保健所から数日間，調理室および調理機器の使用禁止，調理師の調理作業の停止を指示された場合は，調理または配膳場所の確保，ディスポーザブル食器の使用，他施設からの人的応援，災害備蓄食の利用，パンや牛乳などの出入り業者からの搬入の有無，仕出し弁当などの外注や給食会社に依頼することも想定し代行保証を行っておかなければならない。食中毒等危機管理体制における確認事項を参照し，食事の提供，再開に向け準備を行う。

4.4 異物混入

異物混入には，動物性・植物性・鉱物性がある（表18-4）。

金属片・木片等の硬いものや植物の有毒成分・病原菌を媒介するネズミの糞・ゴキ

4. 災害以外の危機管理

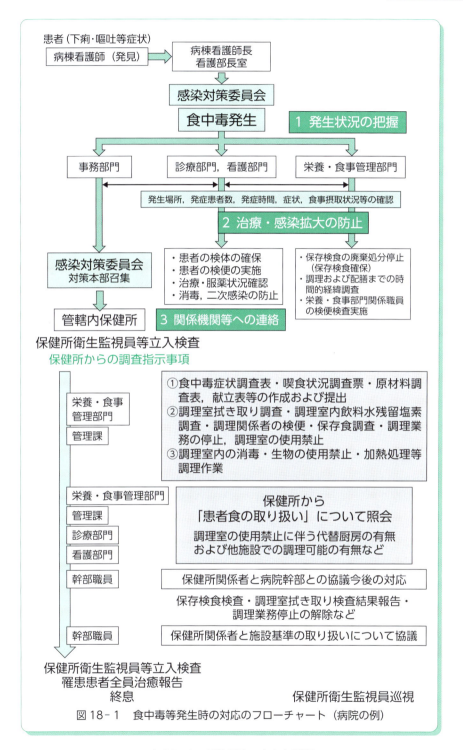

図18-1　食中毒等発生時の対応のフローチャート（病院の例）

表18-4　異物混入の内容と種類

動物性異物混入	植物性異物混入	鉱物性異物混入
人の毛髪・爪・歯等身体の一部，ネズミや動物の体の一部やその排泄物，昆虫類やその排泄物	食さない植物（木片・もみがら・植物の有毒成分部分等），紙類，カビ類，ゴム片	小石や砂，貝殻片，金属片，ガラス片等

第18章　危機管理対策

ブリ，ハエなどの昆虫の危険異物混入は食すと健康被害に直結する。健康被害を免れても虫体や毛髪類等の不快異物混入は不衛生感をもたらすだけではなく，目視や触感により確認しやすいために，利用者の食欲減退や拒否，苦情につながる。

　調理室における異物混入防止対策として，食材料の検収が重要である。納品時間，数量，賞味期限，消費期限，鮮度，品温，包装，ロットや製造年月日，原産地，異物の混入を確認する。さらに保管方法にも注意しなければならない。保存中の変質，ネズミやハエ，ゴキブリ等からの汚染，使用前の異味，異臭，変色，カビの発生の有無，容器の破損，糞の混入，賞味期限が切れていないか，異常はないかを確認して使用する。調理室内の作業書類に添付したセロハンテープやステップラーの芯，野菜などの小包装のゴム，ビニールの袋などを調理室内に持ち込まないことが原則である。

　調理室入室前には着衣の点検，確認を行う。清潔な白衣，マスクや帽子を正しく身に付けているか，白衣に糸くずや髪の毛などが付着していないか，爪の伸び過ぎやピアスを使用していないかを点検し，問題があれば対応する。作業時の予防は，フィルターの使用，機械設備の点検，金属探知機の使用，目視による確認を行う。最近は混入時に目視で発見しやすいため，鮮やかな青色の絆創膏や手袋などが使用される。

　根菜類，葉野菜類や干ししいたけ，海藻類など自然物乾燥品は製造工程等で異物の混入のおそれの高い食品であり，下処理では水洗いは複数回行い，湯で戻して使用する食品も十分に水洗いし，異物や昆虫等の混入がないかを確認する。調理，盛り付け，配食段階ごとに異物や昆虫等の付着・混入がないかを確認しながら作業する。異物や昆虫等の混入が認められた場合は，使用を中止する。

　機器の一部や器材などはナットの緩みを確認し操作する。スライサーやミキサーの刃の破損の確認と試運転を行い，異音などの点検を行う。これらの項目に対して点検表を作成し，入室時，作業開始時，終了時に確認する。注意していても異物混入が発生することがある。発生時は利用者の安全，被害状況の確認，対応，十分な説明が責務である。事例について，混入経路の確認，排除方法などを検証し再発予防に努めなければならない。大量混入のおそれ，危険な異物混入が発生した場合は，対象者の被害状況を確認し，施設内での安全対策委員会対策室を設立し，被害拡大の対策を講じる。

5. 法律遵守（コンプライアンス）

　危機を回避するために，食品衛生法，HACCPシステム，国際規格ISO認証制度，PL（Product Liability）法などの法令等による規制がある。

　食品衛生法は，わが国において飲食によって生ずる危害の発生を防止するための法律である。食品と添加物などの基準・表示・検査などの原則を定める。食器，割ぼう具，容器，包装，乳児用おもちゃについても規制の対象となっている。2018（平成30）年6月に公布された食品衛生法等の一部改正により，すべての食品等事業者にHACCPに沿った衛生管理の取組みが義務化された。HACCPは，危害分析に基づく

重要管理点を定めるための管理手法であり，微生物汚染や異物混入を防止するための工程管理が HACCP の目的である。運営手順など詳細は，第9章を参照されたい。

ISO とは，スイスのジュネーブに本部を置く非政府機関で，International Organization for Standardization（国際標準化機構）の略称である。ISO が制定した規格を ISO 規格といい，国際的な取引をスムーズにするために，製品やサービスに関して「世界中で同じ品質，同じレベルのものを提供できるようにしよう」という国際的な基準である。国際基準 ISO 31000 が 2009（平成 21）年 11 月に総合的なリスクマネジメントに関する規格としてはじめて示された。危機管理を単なる現場レベルのリスク対応枠にとどめず，組織を指揮統制レベルに引き上げ，危機管理を経営機能の1つに位置付けされた。手法は，具体的なプロセスが示され，①コミュニケーションおよび協議，②組織の状況の確定，③リスクアセスメント（リスク特定・リスク分析・リスク評価），④リスク対応，⑤モニタリングおよびレビューが基本的な流れである。

PL 法は製造物責任法のことであり，製品の欠陥によって生じた損害を製造業者に賠償させることができることを定めた法律である。工場製品や食品加工だけでなく，提供した料理による食中毒なども調理をした側が責任を負い，裁判事例も存在する。

引用・参考文献

- 内閣府：令和5年版　防災白書（2023）
- 日本規格協会：ISO31000　2018 リスクマネジメント―指針　第2版　平成31年1月21日改正日本工業標準調査会審議（2018）
- 厚生労働省：ISO 31000：2009 リスクマネジメント解説と適用ガイド（Management System ISO リスクマネージメントマニュアル作成指針（2009）
- 厚生労働省：病院 BCP を策定するための手引き（災害拠点病院用）　平成29年3月版（2017）
- 厚生労働省：病院 BCP―業務継続計画　改訂第2版（2022）
- 厚生労働省：令和6年厚生労働白書　能登半島地震への厚生労働省の対応について（2024）
- 東北大学東北大学病院：防災・業務継続計画（略称：病院 BCP）第2版（2019）
- 四国中央市教育委員会：四国中央市学校給食における異物混入対応マニュアル（2024）
- 厚生省保健医療局国立病院部政策医療課：リスクマネージメントマニュアル作成指針　リスクマネージメントスタンダードマニュアル作成委員会（2000）https://www.mhlw.go.jp/www1/topics/sisin/tp1102-1_12.htmL#no2（閲覧 2019年8月）
- 厚生労働省：新型コロナウイルス感染症 COVID-19 診療の手引き　第10.1版（2024）
- 日本環境感染学会：医療機関における新型コロナウイルス感染症への対応ガイド　第5版（2023）

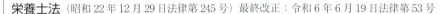

資料

栄養士法（昭和22年12月29日法律第245号）最終改正：令和6年6月19日法律第53号

第1条　この法律で栄養士とは，都道府県知事の免許を受けて，栄養士の名称を用いて栄養の指導に従事することを業とする者をいう。

② この法律で管理栄養士とは，厚生労働大臣の免許を受けて，管理栄養士の名称を用いて，傷病者に対する療養のため必要な栄養の指導，個人の身体の状況，栄養状態等に応じた高度の専門的知識及び技術を要する健康の保持増進のための栄養の指導並びに特定多数人に対して継続的に食事を供給する施設における利用者の身体の状況，栄養状態，利用の状況等に応じた特別の配慮を必要とする給食管理及びこれらの施設に対する栄養改善上必要な指導等を行うことを業とする者をいう。

第2条　栄養士の免許は，厚生労働大臣の指定した栄養士の養成施設（以下「養成施設」という。）において2年以上栄養士として必要な知識及び技能を修得した者に対して，都道府県知事が与える。

② 養成施設に入所することができる者は，学校教育法（昭和22年法律第26号）第90条に規定する者とする。

③ 管理栄養士の免許は，管理栄養士国家試験に合格した者に対して，厚生労働大臣が与える。

第3条　次の各号のいずれかに該当する者には，栄養士又は管理栄養士の免許を与えないことがある。

一　罰金以上の刑に処せられた者
二　前号に該当する者を除くほか，第1条に規定する業務に関し犯罪又は不正の行為があつた者

第3条の2　都道府県に栄養士名簿を備え，栄養士の免許に関する事項を登録する。

② 厚生労働省に管理栄養士名簿を備え，管理栄養士の免許に関する事項を登録する。

第4条　栄養士の免許は，都道府県知事が栄養士名簿に登録することによつて行う。

② 都道府県知事は，栄養士の免許を与えたときは，栄養士免許証を交付する。

③ 管理栄養士の免許は，厚生労働大臣が管理栄養士名簿に登録することによつて行う。

④ 厚生労働大臣は，管理栄養士の免許を与えたときは，管理栄養士免許証を交付する。

第5条　栄養士が第3条各号のいずれかに該当するに至つたときは，都道府県知事は，当該栄養士に対する免許を取り消し，又は1年以内の期間を定めて栄養士の名称の使用の停止を命ずることができる。

② 管理栄養士が第3条各号のいずれかに該当するに至つたときは，厚生労働大臣は，当該管理栄養士に対する免許を取り消し，又は1年以内の期間を定めて管理栄養士の名称の使用の停止を命ずることができる。

③ 都道府県知事は，第1項の規定により栄養士の免許を取り消し，又は栄養士の名称の使用の停止を命じたときは，速やかに，その旨を厚生労働大臣に通知しなければならない。

④ 厚生労働大臣は，第2項の規定により管理栄養士の免許を取り消し，又は管理栄養士の名称の使用の停止を命じた場合において，当該処分を受けた者が栄養士の免許を受けているときは，速やかに，当該処分をした旨を当該栄養士の免許を与えた都道府県知事に通知しなければならない。

第5条の2　厚生労働大臣は，毎年少なくとも1回，管理栄養士として必要な知識及び技能について，管理栄養士国家試験を行う。

第5条の3　管理栄養士国家試験は，次の各号のいずれかに該当するものでなければ，受けることができない。

一　修業年限が2年である養成施設を卒業して栄養士の免許を受けた後厚生労働省令で定める施設において3年以上栄養の指導に従事した者
二　修業年限が3年である養成施設を卒業して栄養士の免許を受けた後厚生労働省令で定める施設において2年以上栄養の指導に従事した者
三　修業年限が4年である養成施設を卒業して栄養士の免許を受けた後厚生労働省令で定める施設において1年以上栄養の指導に従事した者
四　修業年限が4年である養成施設であつて，学校（学校教育法第1条の学校並びに同条の学校の設置者が設置している同法第124条の専修学校及び同法第134条の各種学校をいう。以下この号において同じ。）であるものにあつては文部科学大臣及び厚生労働大臣が，学校以外のものにあつては厚生労働大臣が，政令で定める基準により指定したもの（以下「管理栄養士養成施設」という。）を卒業した者

第5条の4　管理栄養士国家試験に関して不正の行為があつた場合には，当該不正行為に関係のある者について，その受験を停止させ，又はその試験を無効とすることができる。この場合においては，なお，その者について，期間を定めて管理栄養士国家試験を受けることを許さないことができる。

第5条の5　管理栄養士は，傷病者に対する療養のため

必要な栄養の指導を行うに当たつては，主治の医師の指導を受けなければならない。
第6条　栄養士でなければ，栄養士又はこれに類似する名称を用いて第1条第1項に規定する業務を行つてはならない。
②　管理栄養士でなければ，管理栄養士又はこれに類似する名称を用いて第1条第2項に規定する業務を行つてはならない。
第6条の2　管理栄養士国家試験に関する事務をつかさどらせるため，厚生労働省に管理栄養士国家試験委員を置く。
第6条の3　管理栄養士国家試験委員その他管理栄養士国家試験に関する事務をつかさどる者は，その事務の施行に当たつて厳正を保持し，不正の行為がないようにしなければならない。
第6条の4　この法律に規定する厚生労働大臣の権限は，厚生労働省令で定めるところにより，地方厚生局長に委任することができる。
②　前項の規定により地方厚生局長に委任された権限は，厚生労働省令で定めるところにより，地方厚生支局長に委任することができる。
第7条　この法律に定めるもののほか，栄養士の免許及び免許証，養成施設，管理栄養士の免許及び免許証，管理栄養士養成施設，管理栄養士国家試験並びに管理栄養士国家試験委員に関し必要な事項は，政令でこれを定める。
第7条の2　第6条の3の規定に違反して，故意若しくは重大な過失により事前に試験問題を漏らし，又は故意に不正の採点をした者は，6月以下の拘禁刑又は50万円以下の罰金に処する。
第8条　次の各号のいずれかに該当する者は，30万円以下の罰金に処する。
一　第5条第1項の規定により栄養士の名称の使用の停止を命ぜられた者で，当該停止を命ぜられた期間中に，栄養士の名称を使用して第1条第1項に規定する業務を行つたもの
二　第5条第2項の規定により管理栄養士の名称の使用の停止を命ぜられた者で，当該停止を命ぜられた期間中に，管理栄養士の名称を使用して第1条第2項に規定する業務を行つたもの
三　第6条第1項の規定に違反して，栄養士又はこれに類似する名称を用いて第1条第1項に規定する業務を行つた者
四　第6条第2項の規定に違反して，管理栄養士又はこれに類似する名称を用いて第1条第2項に規定する業務を行つた者

健康増進法（平成14年8月2日法律第103号）最終改正：令和4年6月22日法律第76号

（目的）
第1条　この法律は，我が国における急速な高齢化の進展及び疾病構造の変化に伴い，国民の健康の増進の重要性が著しく増大していることにかんがみ，国民の健康の増進の総合的な推進に関し基本的な事項を定めるとともに，国民の栄養の改善その他の国民の健康の増進を図るための措置を講じ，もって国民保健の向上を図ることを目的とする。
（市町村による生活習慣相談等の実施）
第17条　市町村は，住民の健康の増進を図るため，医師，歯科医師，薬剤師，保健師，助産師，看護師，准看護師，管理栄養士，栄養士，歯科衛生士その他の職員に，栄養の改善その他の生活習慣の改善に関する事項につき住民からの相談に応じさせ，及び必要な栄養指導その他の保健指導を行わせ，並びにこれらに付随する業務を行わせるものとする。　（第2項略）
（都道府県による専門的な栄養指導その他の保健指導の実施）
第18条　都道府県，保健所を設置する市及び特別区は，次に掲げる業務を行うものとする。
一　住民の健康の増進を図るために必要な栄養指導その他の保健指導のうち，特に専門的な知識及び技術を必要とするものを行うこと。
二　特定かつ多数の者に対して継続的に食事を供給する施設に対し，栄養管理の実施について必要な指導及び助言を行うこと。
三　前2号の業務に付随する業務を行うこと。
2　都道府県は，前条第1項の規定により市町村が行う業務の実施に関し，市町村相互間の連絡調整を行い，及び市町村の求めに応じ，その設置する保健所による技術的事項についての協力その他当該市町村に対する必要な援助を行うものとする。
（栄養指導員）
第19条　都道府県知事は，前条第1項に規定する業務（同項第1号及び第3号に掲げる業務については，栄養指導に係るものに限る。）を行う者として，医師又は管理栄養士の資格を有する都道府県，保健所を設置する市又は特別区の職員のうちから，栄養指導員を命ずるものとする。
（特定給食施設の届出）
第20条　特定給食施設（特定かつ多数の者に対して継続的に食事を供給する施設のうち栄養管理が必要なものとして厚生労働省令で定めるものをいう。以下同じ。）を設置した者は，その事業の開始の日から1月以内に，その施設の所在地の都道府県知事に，厚生労働省令で定める事項を届け出なければならない。

2　前項の規定による届出をした者は，同項の厚生労働省令で定める事項に変更を生じたときは，変更の日から1月以内に，その旨を当該都道府県知事に届け出なければならない。その事業を休止し，又は廃止したときも，同様とする。
(特定給食施設における栄養管理)
第21条　特定給食施設であって特別の栄養管理が必要なものとして厚生労働省令で定めるところにより都道府県知事が指定するものの設置者は，当該特定給食施設に管理栄養士を置かなければならない。
2　前項に規定する特定給食施設以外の特定給食施設の設置者は，厚生労働省令で定めるところにより，当該特定給食施設に栄養士又は管理栄養士を置くように努めなければならない。
3　特定給食施設の設置者は，前2項に定めるもののほか，厚生労働省令で定める基準に従って，適切な栄養管理を行わなければならない。
(指導及び助言)
第22条　都道府県知事は，特定給食施設の設置者に対し，前条第1項又は第3項の規定による栄養管理の実施を確保するため必要があると認めるときは，当該栄養管理の実施に関し必要な指導及び助言をすることができる。
(勧告及び命令)
第23条　都道府県知事は，第21条第1項の規定に違反して管理栄養士を置かず，若しくは同条第3項の規定に違反して適切な栄養管理を行わず，又は正当な理由がなくて前条の栄養管理をしない特定給食施設の設置者があるときは，当該特定給食施設の設置者に対し，管理栄養士を置き，又は適切な栄養管理を行うよう勧告をすることができる。
2　都道府県知事は，前項に規定する勧告を受けた特定給食施設の設置者が，正当な理由がなくてその勧告に係る措置をとらなかったときは，当該特定給食施設の設置者に対し，その勧告に係る措置をとるべきことを命ずることができる。
(立入検査等)
第24条　都道府県知事は，第21条第1項又は第3項の規定による栄養管理の実施を確保するため必要があると認めるときは，特定給食施設の設置者若しくは管理者に対し，その業務に関し報告をさせ，又は栄養指導員に，当該施設に立ち入り，業務の状況若しくは帳簿，書類その他の物件を検査させ，若しくは関係者に質問させることができる。
2　前項の規定により立入検査又は質問をする栄養指導員は，その身分を示す証明書を携帯し，関係者に提示しなければならない。
3　第1項の規定による権限は，犯罪捜査のために認められたものと解釈してはならない。
(受動喫煙の国及び地方公共団体の責務)
第25条　国及び地方公共団体は，望まない受動喫煙が生じないよう，受動喫煙に関する知識の普及，受動喫煙の防止に関する意識の啓発，受動喫煙の防止に必要な環境の整備その他の受動喫煙を防止するための措置を総合的かつ効果的に推進するよう努めなければならない。
(罰則)
第72条　次の各号のいずれかに該当する者は，50万円以下の罰金に処する。
一　第23条第2項の規定に基づく命令に違反した者
二　第43条第1項の規定に違反した者
三　第57条第2項の規定による命令に違反した者
第74条　次の各号のいずれかに該当する者は，30万円以下の罰金に処する。
一　第24条第1項の規定による報告をせず，若しくは虚偽の報告をし，又は同項の規定による検査を拒み，妨げ，若しくは忌避し，若しくは同項の規定による質問に対して答弁をせず，若しくは虚偽の答弁をした者
二　第61条第1項（第63条第2項において準用する場合を含む。）の規定による検査又は収去を拒み，妨げ，又は忌避した者

健康増進法施行規則 (平成15年4月30日厚生労働省令第86号) 最終改正：令和6年3月29日厚生労働省令第60号

(特定給食施設)
第5条　法第20条第1項の厚生労働省令で定める施設は，継続的に1回100食以上又は1日250食以上の食事を供給する施設とする。
(特定給食施設の届出事項)
第6条　法第20条第1項の厚生労働省令で定める事項は，次のとおりとする。
一　給食施設の名称及び所在地
二　給食施設の設置者の氏名及び住所（法人にあっては，給食施設の設置者の名称，主たる事務所の所在地及び代表者の氏名）
三　給食施設の種類
四　給食の開始日又は開始予定日
五　1日の予定給食数及び各食ごとの予定給食数
六　管理栄養士及び栄養士の員数
(特別の栄養管理が必要な給食施設の指定)
第7条　法第21条第1項の規定により都道府県知事が指定する施設は，次のとおりとする。
一　医学的な管理を必要とする者に食事を供給する特定給食施設であって，継続的に1回300食以上又は1日750食以上の食事を供給するもの
二　前号に掲げる特定給食施設以外の管理栄養士による

特別な栄養管理を必要とする特定給食施設であって，継続的に1回500食以上又は1日1500食以上の食事を供給するもの
(特定給食施設における栄養士等)
第8条　法第21条第2項の規定により栄養士又は管理栄養士を置くように努めなければならない特定給食施設のうち，1回300食又は1日750食以上の食事を供給するものの設置者は，当該施設に置かれる栄養士のうち少なくとも一人は管理栄養士であるように努めなければならない。
(栄養管理の基準)
第9条　法第21条第3項の厚生労働省令で定める基準は，次のとおりとする。
一　当該特定給食施設を利用して食事の供給を受ける者(以下「利用者」という。)の身体の状況，栄養状態，生活習慣等(以下「身体の状況等」という。)を定期的に把握し，これらに基づき，適当な熱量及び栄養素の量を満たす食事の提供及びその品質管理を行うとともに，これらの評価を行うよう努めること。
二　食事の献立は，身体の状況等のほか，利用者の日常の食事の摂取量，嗜好等に配慮して作成するよう努めること。
三　献立表の掲示並びに熱量及びたんぱく質，脂質，食塩等の主な栄養成分の表示等により，利用者に対して，栄養に関する情報の提供を行うこと。
四　献立表その他必要な帳簿等を適正に作成し，当該施設に備え付けること。
五　衛生の管理については，食品衛生法(昭和22年法律第233号)その他関係法令の定めるところによること。

学校給食法 (昭和29年6月3日法律第160号) 最終改正：令和6年6月19日法律第53号

(この法律の目的)
第1条　この法律は，学校給食が児童及び生徒の心身の健全な発達に資するものであり，かつ，児童及び生徒の食に関する正しい理解と適切な判断力を養う上で重要な役割を果たすものであることにかんがみ，学校給食及び学校給食を活用した食に関する指導の実施に関し必要な事項を定め，もつて学校給食の普及充実及び学校における食育の推進を図ることを目的とする。
(学校給食の目標)
第2条　学校給食を実施するに当たつては，義務教育諸学校における教育の目的を実現するために，次に掲げる目標が達成されるよう努めなければならない。
一　適切な栄養の摂取による健康の保持増進を図ること。
二　日常生活における食事について正しい理解を深め，健全な食生活を営むことができる判断力を培い，及び望ましい食習慣を養うこと。
三　学校生活を豊かにし，明るい社交性及び協同の精神を養うこと。
四　食生活が自然の恩恵の上に成り立つものであることについての理解を深め，生命及び自然を尊重する精神並びに環境の保全に寄与する態度を養うこと。
五　食生活が食にかかわる人々の様々な活動に支えられていることについての理解を深め，勤労を重んずる態度を養うこと。
六　我が国や各地域の優れた伝統的な食文化についての理解を深めること。
七　食料の生産，流通及び消費について，正しい理解に導くこと。
(定義)
第3条　この法律で「学校給食」とは，前条各号に掲げる目標を達成するために，義務教育諸学校において，その児童又は生徒に対し実施される給食をいう。
2　この法律で「義務教育諸学校」とは，学校教育法(昭和22年法律第26号)に規定する小学校，中学校，義務教育学校，中等教育学校の前期課程又は特別支援学校の小学部若しくは中学部をいう。
(義務教育諸学校の設置者の任務)
第4条　義務教育諸学校の設置者は，当該義務教育諸学校において学校給食が実施されるように努めなければならない。
(国及び地方公共団体の任務)
第5条　国及び地方公共団体は，学校給食の普及と健全な発達を図るように努めなければならない。
(2以上の義務教育諸学校の学校給食の実施に必要な施設)
第6条　義務教育諸学校の設置者は，その設置する義務教育諸学校の学校給食を実施するための施設として，2以上の義務教育諸学校の学校給食の実施に必要な施設(以下「共同調理場」という。)を設けることができる。
(学校給食栄養管理者)
第7条　義務教育諸学校又は共同調理場において学校給食の栄養に関する専門的事項をつかさどる職員(第10条第3項において「学校給食栄養管理者」という。)は，教育職員免許法(昭和24年法律第147号)第4条第2項に規定する栄養教諭の免許状を有する者又は栄養士法(昭和22年法律第245号)第2条第1項の栄養士若しくは同条第3項の管理栄養士の免許を有する者で学校給食の実施に必要な知識若しくは経験を有するものでなければならない。
(学校給食実施基準)
第8条　文部科学大臣は，児童又は生徒に必要な栄養量

その他の学校給食の内容及び学校給食を適切に実施するために必要な事項（次条第1項に規定する事項を除く。）について維持されることが望ましい基準（次項において「学校給食実施基準」という。）を定めるものとする。
2　学校給食を実施する義務教育諸学校の設置者は，学校給食実施基準に照らして適切な学校給食の実施に努めるものとする。
（学校給食衛生管理基準）
第9条　文部科学大臣は，学校給食の実施に必要な施設及び設備の整備及び管理，調理の過程における衛生管理その他の学校給食の適切な衛生管理を図る上で必要な事項について維持されることが望ましい基準（以下この条において「学校給食衛生管理基準」という。）を定めるものとする。
2　学校給食を実施する義務教育諸学校の設置者は，学校給食衛生管理基準に照らして適切な衛生管理に努めるものとする。
3　義務教育諸学校の校長又は共同調理場の長は，学校給食衛生管理基準に照らし，衛生管理上適正を欠く事項があると認めた場合には，遅滞なく，その改善のために必要な措置を講じ，又は当該措置を講ずることができないときは，当該義務教育諸学校若しくは共同調理場の設置者に対し，その旨を申し出るものとする。
第10条　栄養教諭は，児童又は生徒が健全な食生活を自ら営むことができる知識及び態度を養うため，学校給食において摂取する食品と健康の保持増進との関連性についての指導，食に関して特別の配慮を必要とする児童又は生徒に対する個別的な指導その他の学校給食を活用した食に関する実践的な指導を行うものとする。この場合において，校長は，当該指導が効果的に行われるよう，学校給食と関連付けつつ当該義務教育諸学校における食に関する指導の全体的な計画を作成することその他の必要な措置を講ずるものとする。
2　栄養教諭が前項前段の指導を行うに当たつては，当該義務教育諸学校が所在する地域の産物を学校給食に活用することその他の創意工夫を地域の実情に応じて行い，当該地域の食文化，食に係る産業又は自然環境の恵沢に対する児童又は生徒の理解の増進を図るよう努めるものとする。
3　栄養教諭以外の学校給食栄養管理者は，栄養教諭に準じて，第1項前段の指導を行うよう努めるものとする。この場合においては，同項後段及び前項の規定を準用する。
（経費の負担）
第11条　学校給食の実施に必要な施設及び設備に要する経費並びに学校給食の運営に要する経費のうち政令で定めるものは，義務教育諸学校の設置者の負担とする。
2　前項に規定する経費以外の学校給食に要する経費（以下「学校給食費」という。）は，学校給食を受ける児童又は生徒の学校教育法第16条に規定する保護者の負担とする。
（国の補助）
第12条　国は，私立の義務教育諸学校の設置者に対し，政令で定めるところにより，予算の範囲内において，学校給食の開設に必要な施設又は設備に要する経費の一部を補助することができる。
2　国は，公立の小学校，中学校，義務教育学校又は中等教育学校の設置者が，学校給食を受ける児童又は生徒の学校教育法第16条に規定する保護者（以下この項において「保護者」という。）で生活保護法（昭和25年法律第144号）第6条第2項に規定する要保護者（その児童又は生徒について，同法第13条の規定による教育扶助で学校給食費に関するものが行われている場合の保護者である者を除く。）であるものに対して，学校給食費の全部又は一部を補助する場合には，当該設置者に対し，当分の間，政令で定めるところにより，予算の範囲内において，これに要する経費の一部を補助することができる。

学校給食実施基準
（平成21年3月31日文部科学省告示第61号）　最終改正：令和3年2月12日文部科学省告示第10号

（学校給食の実施の対象）
第1条　学校給食（学校給食法第3条第1項に規定する「学校給食」をいう。以下同じ。）は，これを実施する学校においては，当該学校に在学するすべての児童又は生徒に対し実施されるものとする。
（学校給食の実施回数等）
第2条　学校給食は，年間を通じ，原則として毎週5回，授業日の昼食時に実施されるものとする。
（児童生徒の個別の健康状態への配慮）
第3条　学校給食の実施に当たっては，児童又は生徒の個々の健康及び生活活動等の実態並びに地域の実情等に配慮するものとする。
（学校給食に供する食物の栄養内容）
第4条　学校給食に供する食物の栄養内容の基準は，別表に掲げる児童又は生徒1人1回当たりの学校給食摂取基準とする。　　　　　※別表は，本文p.29に掲載

大量調理施設衛生管理マニュアル
（平成9年3月24日衛食第85号）最終改正：平成29年6月16日生食発0616第1号

I 趣旨

本マニュアルは，集団給食施設等における食中毒を予防するために，HACCPの概念に基づき，調理過程における重要管理事項として，

① 原材料受入れ及び下処理段階における管理を徹底すること。

② 加熱調理食品については，中心部まで十分加熱し，食中毒菌等（ウイルスを含む。以下同じ。）を死滅させること。

③ 加熱調理後の食品及び非加熱調理食品の二次汚染防止を徹底すること。

④ 食中毒菌が付着した場合に菌の増殖を防ぐため，原材料及び調理後の食品の温度管理を徹底すること。

等を示したものである。

集団給食施設等においては，衛生管理体制を確立し，これらの重要管理事項について，点検・記録を行うとともに，必要な改善措置を講じる必要がある。また，これを遵守するため，更なる衛生知識の普及啓発に努める必要がある。

なお，本マニュアルは同一メニューを1回300食以上又は1日750食以上を提供する調理施設に適用する。

II 重要管理事項

1. 原材料の受入れ・下処理段階における管理

(1) 原材料については，品名，仕入元の名称及び所在地，生産者（製造又は加工者を含む。）の名称及び所在地，ロットが確認可能な情報（年月日表示又はロット番号）並びに仕入れ年月日を記録し，1年間保管すること。

(2) 原材料について納入業者が定期的に実施する微生物及び理化学検査の結果を提出させること。その結果については，保健所に相談するなどして，原材料として不適と判断した場合には，納入業者の変更等適切な措置を講じること。検査結果については，1年間保管すること。

(3) 加熱せずに喫食する食品（牛乳，発酵乳，プリン等容器包装に入れられ，かつ，殺菌された食品を除く。）については，乾物や摂取量が少ない食品も含め，製造加工業者の衛生管理の体制について保健所の監視票，食品等事業者の自主管理記録票等により確認するとともに，製造加工業者が従事者の健康状態の確認等ノロウイルス対策を適切に行っているかを確認すること。

(4) 原材料の納入に際しては調理従事者等が必ず立ち合い，検収場で品質，鮮度，品温（納入業者が運搬の際，別添1に従い，適切な温度管理を行っていたかどうかを含む。），異物の混入等につき，点検を行い，その結果を記録すること。

(5) 原材料の納入に際しては，缶詰，乾物，調味料等常温保存可能なものを除き，食肉類，魚介類，野菜類等の生鮮食品については1回で使い切る量を調理当日に仕入れるようにすること。

(6) 野菜及び果物を加熱せずに供する場合には，別添2に従い，流水（食品製造用水[注1]として用いるもの。以下同じ。）で十分洗浄し，必要に応じて次亜塩素酸ナトリウム等で殺菌[注2]した後，流水で十分すすぎ洗いを行うこと。特に高齢者，若齢者及び抵抗力の弱い者を対象とした食事を提供する施設で，加熱せずに供する場合（表皮を除去する場合を除く。）には，殺菌を行うこと。

注1：従前の「飲用適の水」に同じ。（「食品，添加物等の規格基準」（昭和34年厚生省告示第370号）の改正により用語のみ読み替えたもの。定義については同告示の「第1食品 B食品一般の製造，加工及び調理基準」を参照のこと。）

注2：次亜塩素酸ナトリウム溶液又はこれと同等の効果を有する亜塩素酸水（きのこ類を除く。），亜塩素酸ナトリウム溶液（生食用野菜に限る。），過酢酸製剤，次亜塩素酸水並びに食品添加物として使用できる有機酸溶液。これらを使用する場合，食品衛生法で規定する「食品，添加物等の規格基準」を遵守すること。

2. 加熱調理食品の加熱温度管理

加熱調理食品は，別添2に従い，中心部温度計を用いるなどにより，中心部が75℃で1分間以上（二枚貝等ノロウイルス汚染のおそれのある食品の場合は85～90℃で90秒間以上）又はこれと同等以上まで加熱されていることを確認するとともに，温度と時間の記録を行うこと。

3. 二次汚染の防止

(1) 調理従事者等（食品の盛付け・配膳等，食品に接触する可能性のある者及び臨時職員を含む。以下同じ。）は，次に定める場合には，別添2に従い，必ず流水・石けんによる手洗いによりしっかりと2回（その他の時には丁寧に1回）手指の洗浄及び消毒を行うこと。なお，使い捨て手袋を使用する場合にも，原則として次に定める場合に交換を行うこと。

① 作業開始前及び用便後

② 汚染作業区域から非汚染作業区域に移動する場合

③ 食品に直接触れる作業にあたる直前

④ 生の食肉類，魚介類，卵殻等微生物の汚染源となるおそれのある食品等に触れた後，他の食品や器具等に触れる場合

⑤ 配膳の前

(2) 原材料は，隔壁等で他の場所から区分された専用の保管場に保管設備を設け，食肉類，魚介類，野菜類等，食材の分類ごとに区分して保管すること。この場合，専用の衛生的なふた付き容器に入れ替えるなどにより，原

材料の包装の汚染を保管設備に持ち込まないようにするとともに，原材料の相互汚染を防ぐこと。
(3) 下処理は汚染作業区域で確実に行い，非汚染作業区域を汚染しないようにすること。
(4) 包丁，まな板などの器具，容器等は用途別及び食品別（下処理用にあっては，魚介類用，食肉類用，野菜類用の別，調理用にあっては，加熱調理済み食品用，生食野菜用，生食魚介類用の別）にそれぞれ専用のものを用意し，混同しないようにして使用すること。
(5) 器具，容器等の使用後は，別添2に従い，全面を流水で洗浄し，さらに80℃，5分間以上の加熱又はこれと同等の効果を有する方法[注3]で十分殺菌した後，乾燥させ，清潔な保管庫を用いるなどして衛生的に保管すること。なお，調理場内における器具，容器等の使用後の洗浄・殺菌は，原則として全ての食品が調理場から搬出された後に行うこと。

また，器具，容器等の使用中も必要に応じ，同様の方法で熱湯殺菌を行うなど，衛生的に使用すること。この場合，洗浄水等が飛散しないように行うこと。なお，原材料用に使用した器具，容器等をそのまま調理後の食品用に使用するようなことは，けっして行わないこと。
(6) まな板，ざる，木製の器具は汚染が残存する可能性が高いので，特に十分な殺菌[注4]に留意すること。なお，木製の器具は極力使用を控えることが望ましい。
(7) フードカッター，野菜切り機等の調理機械は，最低1日1回以上，分解して洗浄・殺菌[注5]した後，乾燥させること。
(8) シンクは原則として用途別に相互汚染しないように設置すること。特に，加熱調理用食材，非加熱調理用食材，器具の洗浄等に用いるシンクを必ず別に設置すること。また，二次汚染を防止するため，洗浄・殺菌[注5]し，清潔に保つこと。
(9) 食品並びに移動性の器具及び容器の取り扱いは，床面からの跳ね水等による汚染を防止するため，床面から60cm以上の場所で行うこと。ただし，跳ね水等からの直接汚染が防止できる食缶等で食品を取り扱う場合には，30cm以上の台にのせて行うこと。
(10) 加熱調理後の食品の冷却，非加熱調理食品の下処理後における調理場等での一時保管等は，他からの二次汚染を防止するため，清潔な場所で行うこと。
(11) 調理終了後の食品は衛生的な容器にふたをして保存し，他からの二次汚染を防止すること。
(12) 使用水は食品製造用水を用いること。また，使用水は，色，濁り，におい，異物のほか，貯水槽を設置している場合や井戸水等を殺菌・ろ過して使用する場合には，遊離残留塩素が0.1mg/L以上であることを始業前及び調理作業終了後に毎日検査し，記録すること。
注3：塩素系消毒剤（次亜塩素酸ナトリウム，亜塩素酸水，次亜塩素酸水等）やエタノール系消毒剤には，ノロウイルスに対する不活化効果を期待できるものがある。使用する場合，濃度・方法等，製品の指示を守って使用すること。浸漬により使用することが望ましいが，浸漬が困難な場合にあっては，不織布等に十分浸み込ませて清拭すること。
(参考文献)「平成27年度ノロウイルスの不活化条件に関する調査報告書」（URL省略）
注4：大型のまな板やざる等，十分な洗浄が困難な器具については，亜塩素酸水又は次亜塩素酸ナトリウム等の塩素系消毒剤に浸漬するなどして消毒を行うこと。
注5：80℃で5分間以上の加熱又はこれと同等の効果を有する方法（注3参照）。

4. 原材料及び調理済み食品の温度管理
(1) 原材料は，別添1に従い，戸棚，冷凍又は冷蔵設備に適切な温度で保存すること。また，原材料搬入時の時刻，室温及び冷凍又は冷蔵設備内温度を記録すること。
(2) 冷凍又は冷蔵設備から出した原材料は，速やかに下処理，調理を行うこと。非加熱で供される食品については，下処理後速やかに調理に移行すること。
(3) 調理後直ちに提供される食品以外の食品は，食中毒菌の増殖を抑制するために，10℃以下又は65℃以上で管理することが必要である。（別添3参照）
① 加熱調理後，食品を冷却する場合には，食中毒菌の発育至適温度帯（約20℃〜50℃）の時間を可能な限り短くするため，冷却機を用いたり，清潔な場所で衛生的な容器に小分けするなどして，30分以内に中心温度を20℃付近（又は60分以内に中心温度を10℃付近）まで下げるよう工夫すること。この場合，冷却開始時刻，冷却終了時刻を記録すること。
② 調理が終了した食品は速やかに提供できるよう工夫すること。調理終了後30分以内に提供できるものについては，調理終了時刻を記録すること。また，調理終了後提供まで30分以上を要する場合は次のア及びイによること。
ア 温かい状態で提供される食品については，調理終了後速やかに保温食缶等に移し保存すること。この場合，食缶等へ移し替えた時刻を記録すること。
イ その他の食品については，調理終了後提供まで10℃以下で保存すること。この場合，保冷設備への搬入時刻，保冷設備内温度及び保冷設備からの搬出時刻を記録すること。
③ 配送過程においては保冷又は保温設備のある運搬車を用いるなど，10℃以下又は65℃以上の適切な温度管理を行い配送し，配送時刻の記録を行うこと。また，65℃以上で提供される食品以外の食品については，保冷設備への搬入時刻及び保冷設備内温度の記録を行うこと。
④ 共同調理施設等で調理された食品を受け入れ，提供する施設においても，温かい状態で提供される食品以外の食品であって，提供まで30分以上を要する場合は提

供まで10℃以下で保存すること。この場合，保冷設備への搬入時刻，保冷設備内温度及び保冷設備からの搬出時刻を記録すること。
(4) 調理後の食品は，調理終了後から2時間以内に喫食することが望ましい。

5．その他
(1) 施設設備の構造
① 隔壁等により，汚水溜，動物飼育場，廃棄物集積場等不潔な場所から完全に区別されていること。
② 施設の出入口及び窓は極力閉めておくとともに，外部に開放される部分には網戸，エアカーテン，自動ドア等を設置し，ねずみや昆虫の侵入を防止すること。
③ 食品の各調理過程ごとに，汚染作業区域（検収場，原材料の保管場，下処理場），非汚染作業区域（さらに準清潔作業区域（調理場）と清潔作業区域（放冷・調製場，製品の保管場）に区分される。）を明確に区別すること。なお，各区域を固定し，それぞれを壁で区画する，床面を色別する，境界にテープをはる等により明確に区画することが望ましい。
④ 手洗い設備，履き物の消毒設備（履き物の交換が困難な場合に限る。）は，各作業区域の入り口手前に設置すること。
なお，手洗い設備は，感知式の設備等で，コック，ハンドル等を直接手で操作しない構造のものが望ましい。
⑤ 器具，容器等は，作業動線を考慮し，予め適切な場所に適切な数を配置しておくこと。
⑥ 床面に水を使用する部分にあっては，適当な勾配（100分の2程度）及び排水溝（100分の2から4程度の勾配を有するもの）を設けるなど排水が容易に行える構造であること。
⑦ シンク等の排水口は排水が飛散しない構造であること。
⑧ 全ての移動性の器具，容器等を衛生的に保管するため，外部から汚染されない構造の保管設備を設けること。
⑨ 便所等
ア 便所，休憩室及び更衣室は，隔壁により食品を取り扱う場所と必ず区分されていること。なお，調理場等から3m以上離れた場所に設けられていることが望ましい。
イ 便所には，専用の手洗い設備，専用の履き物が備えられていること。また，便所は，調理従事者等専用のものが設けられていることが望ましい。
⑩ その他
施設は，ドライシステム化を積極的に図ることが望ましい。
(2) 施設設備の管理
① 施設・設備は必要に応じて補修を行い，施設の床面（排水溝を含む。），内壁のうち床面から1mまでの部分及び手指の触れる場所は1日に1回以上，施設の天井及び内壁のうち床面から1m以上の部分は1月に1回以上清掃し，必要に応じて，洗浄・消毒を行うこと。施設の清掃は全ての食品が調理場内から完全に搬出された後に行うこと。
② 施設におけるねずみ，昆虫等の発生状況を1月に1回以上巡回点検するとともに，ねずみ，昆虫の駆除を半年に1回以上（発生を確認した時にはその都度）実施し，その実施記録を1年間保管すること。また，施設及びその周囲は，維持管理を適切に行うことにより，常に良好な状態に保ち，ねずみや昆虫の繁殖場所の排除に努めること。なお，殺そ剤又は殺虫剤を使用する場合には，食品を汚染しないようその取扱いに十分注意すること。
③ 施設は，衛生的な管理に努め，みだりに部外者を立ち入らせたり，調理作業に不必要な物品等を置いたりしないこと。
④ 原材料を配送用包装のまま非汚染作業区域に持ち込まないこと。
⑤ 施設は十分な換気を行い，高温多湿を避けること。調理場は湿度80％以下，温度は25℃以下に保つことが望ましい。
⑥ 手洗い設備には，手洗いに適当な石けん，爪ブラシ，ペーパータオル，殺菌液等を定期的に補充し，常に使用できる状態にしておくこと。
⑦ 水道事業により供給される水以外の井戸水等の水を使用する場合には，公的検査機関，厚生労働大臣の登録検査機関等に依頼して，年2回以上水質検査を行うこと。検査の結果，飲用不適とされた場合は，直ちに保健所長の指示を受け，適切な措置を講じること。なお，検査結果は1年間保管すること。
⑧ 貯水槽は清潔を保持するため，専門の業者に委託して，年1回以上清掃すること。なお，清掃した証明書は1年間保管すること。
⑨ 便所については，業務開始前，業務中及び業務終了後等定期的に清掃及び消毒剤による消毒を行って衛生的に保つこと[注6]。
⑩ 施設（客席等の飲食施設，ロビー等の共用施設を含む。）において利用者等が嘔吐した場合には，消毒剤を用いて迅速かつ適切に嘔吐物の処理を行うこと[注6]により，利用者及び調理従事者等へのノロウイルス感染及び施設の汚染防止に努めること。

注6：「ノロウイルスに関するQ＆A」（厚生労働省）を参照のこと。

(3) 検食の保存
検食は，原材料及び調理済み食品を食品ごとに50g程度ずつ清潔な容器（ビニール袋等）に入れ，密封し，−20℃以下で2週間以上保存すること。なお，原材料は，特に，洗浄・殺菌等を行わず，購入した状態で，調理済み食品は配膳後の状態で保存すること。
(4) 調理従事者等の衛生管理

① 調理従事者等は，便所及び風呂等における衛生的な生活環境を確保すること。また，ノロウイルスの流行期には十分に加熱された食品を摂取する等により感染防止に努め，徹底した手洗いの励行を行うなど自らが施設や食品の汚染の原因とならないように措置するとともに，体調に留意し，健康な状態を保つように努めること。
② 調理従事者等は，毎日作業開始前に，自らの健康状態を衛生管理者に報告し，衛生管理者はその結果を記録すること。
③ 調理従事者等は臨時職員も含め，定期的な健康診断及び月に1回以上の検便を受けること。検便検査[注7]には，腸管出血性大腸菌の検査を含めることとし，10月から3月までの間には月に1回以上又は必要に応じて[注8]ノロウイルスの検便検査に努めること。
④ ノロウイルスの無症状病原体保有者であることが判明した調理従事者等は，検便検査においてノロウイルスを保有していないことが確認されるまでの間，食品に直接触れる調理作業を控えるなど適切な措置をとることが望ましいこと。
⑤ 調理従事者等は下痢，嘔吐，発熱などの症状があった時，手指等に化膿創があった時は調理作業に従事しないこと。
⑥ 下痢又は嘔吐等の症状がある調理従事者等については，直ちに医療機関を受診し，感染性疾患の有無を確認すること。ノロウイルスを原因とする感染性疾患による症状と診断された調理従事者等は，検便検査においてノロウイルスを保有していないことが確認されるまでの間，食品に直接触れる調理作業を控えるなど適切な処置をとることが望ましいこと。
⑦ 調理従事者等が着用する帽子，外衣は毎日専用で清潔なものに交換すること。
⑧ 下処理場から調理場への移動の際には，外衣，履き物の交換等を行うこと。
（履き物の交換が困難な場合には履き物の消毒を必ず行うこと。）
⑨ 便所には，調理作業時に着用する外衣，帽子，履き物のまま入らないこと。
⑩ 調理，点検に従事しない者が，やむを得ず，調理施設に立ち入る場合には，専用の清潔な帽子，外衣及び履き物を着用させ，手洗い及び手指の消毒を行わせること。
⑪ 食中毒が発生した時の原因究明を確実に行うため，原則として，調理従事者等は当該施設で調理された食品を喫食しないこと。ただし，原因究明に支障を来さないための措置が講じられている場合はこの限りでない。（試食担当者を限定すること等）

注7：ノロウイルスの検査に当たっては，遺伝子型によらず，概ね便1g当たり10^5オーダーのノロウイルスを検出できる検査法を用いることが望ましい。ただし，検査結果が陰性であっても検査感度によりノロウイルスを保有している可能性を踏まえた衛生管理が必要である。

注8：ノロウイルスの検便検査の実施に当たっては，調理従事者の健康確認の補完手段とする場合，家族等に感染性胃腸炎が疑われる有症者がいる場合，病原微生物検出情報においてノロウイルスの検出状況が増加している場合などの各食品等事業者の事情に応じ判断すること。

(5) その他
① 加熱調理食品にトッピングする非加熱調理食品は，直接喫食する非加熱調理食品と同様の衛生管理を行い，トッピングする時期は提供までの時間が極力短くなるようにすること。
② 廃棄物（調理施設内で生じた廃棄物及び返却された残渣をいう。）の管理は，次のように行うこと。
ア 廃棄物容器は，汚臭，汚液がもれないように管理するとともに，作業終了後は速やかに清掃し，衛生上支障のないように保持すること。
イ 返却された残渣は非汚染作業区域に持ち込まないこと。
ウ 廃棄物は，適宜集積場に搬出し，作業場に放置しないこと。
エ 廃棄物集積場は，廃棄物の搬出後清掃するなど，周囲の環境に悪影響を及ぼさないよう管理すること。

Ⅲ 衛生管理体制

1. 衛生管理体制の確立

(1) 調理施設の経営者又は学校長等施設の運営管理責任者（以下「責任者」という。）は，施設の衛生管理に関する責任者（以下「衛生管理者」という。）を指名すること。なお，共同調理施設等で調理された食品を受け入れ，提供する施設においても，衛生管理者を指名すること。
(2) 責任者は，日頃から食材の納入業者についての情報の収集に努め，品質管理の確かな業者から食材を購入すること。また，継続的に購入する場合は，配送中の保存温度の徹底を指示するほか，納入業者が定期的に行う原材料の微生物検査等の結果の提出を求めること。
(3) 責任者は，衛生管理者に別紙点検表に基づく点検作業を行わせるとともに，そのつど点検結果を報告させ，適切に点検が行われたことを確認すること。点検結果については，1年間保管すること。
(4) 責任者は，点検の結果，衛生管理者から改善不能な異常の発生の報告を受けた場合，食材の返品，メニューの一部削除，調理済み食品の回収等必要な措置を講ずること。
(5) 責任者は，点検の結果，改善に時間を要する事態が生じた場合，必要な応急処置を講ずるとともに，計画的に改善を行うこと。
(6) 責任者は，衛生管理者及び調理従事者等に対して

衛生管理及び食中毒防止に関する研修に参加させるなど必要な知識・技術の周知徹底を図ること。

(7) 責任者は，調理従事者等を含め職員の健康管理及び健康状態の確認を組織的・継続的に行い，調理従事者等の感染及び調理従事者等からの施設汚染の防止に努めること。

(8) 責任者は，衛生管理者に毎日作業開始前に，各調理従事者等の健康状態を確認させ，その結果を記録させること。

(9) 責任者は，調理従事者等に定期的な健康診断及び月に1回以上の検便を受けさせること。検便検査には，腸管出血性大腸菌の検査を含めることとし，10月から3月までの間には月に1回以上又は必要に応じてノロウイルスの検便検査を受けさせるよう努めること。

(10) 責任者は，ノロウイルスの無症状病原体保有者であることが判明した調理従事者等を，検便検査においてノロウイルスを保有していないことが確認されるまでの間，食品に直接触れる調理作業を控えさせるなど適切な措置をとることが望ましいこと。

(11) 責任者は，調理従事者等が下痢，嘔吐，発熱などの症状があった時，手指等に化膿創があった時は調理作業に従事させないこと。

(12) 責任者は，下痢又は嘔吐等の症状がある調理従事者等について，直ちに医療機関を受診させ，感染性疾患の有無を確認すること。ノロウイルスを原因とする感染性疾患による症状と診断された調理従事者等は，検便検査においてノロウイルスを保有していないことが確認されるまでの間，食品に直接触れる調理作業を控えさせるなど適切な処置をとることが望ましいこと。

(13) 責任者は，調理従事者等について，ノロウイルスにより発症した調理従事者等と一緒に感染の原因と考えられる食事を喫食するなど，同一の感染機会があった可能性がある調理従事者等について速やかにノロウイルスの検便検査を実施し，検査の結果ノロウイルスを保有していないことが確認されるまでの間，調理に直接従事することを控えさせる等の手段を講じることが望ましいこと。

(14) 献立の作成に当たっては，施設の人員等の能力に余裕を持った献立作成を行うこと。

(15) 献立ごとの調理工程表の作成に当たっては，次の事項に留意すること。
ア　調理従事者等の汚染作業区域からの非汚染作業区域への移動を極力行わないようにすること。
イ　調理従事者等の一日ごとの作業の分業化を図ることが望ましいこと。
ウ　調理終了後速やかに喫食されるよう工夫すること。
　また，衛生管理者は調理工程表に基づき，調理従事者等と作業分担等について事前に十分な打合せを行うこと。

(16) 施設の衛生管理全般について，専門的な知識を有する者から定期的な指導，助言を受けることが望ましい。また，従事者の健康管理については，労働安全衛生法等関係法令に基づき産業医等から定期的な指導，助言を受けること。

(17) 高齢者や乳幼児が利用する施設等においては，平常時から施設長を責任者とする危機管理体制を整備し，感染拡大防止のための組織対応を文書化するとともに，具体的な対応訓練を行っておくことが望ましいこと。また，従業員あるいは利用者において下痢・嘔吐等の発生を迅速に把握するために，定常的に有症状者数を調査・監視することが望ましいこと。

(別添1) 原材料，製品等の保存温度

食　品　名	保存温度
穀類加工品（小麦粉，デンプン）	室　温
砂　糖	室　温
食肉・鯨肉	10℃以下
細切した食肉・鯨肉を凍結したものを容器包装に入れたもの	−15℃以下
食肉製品	10℃以下
鯨肉製品	10℃以下
冷凍食肉製品	−15℃以下
冷凍鯨肉製品	−15℃以下
ゆでだこ	10℃以下
冷凍ゆでだこ	−15℃以下
生食用かき	10℃以下
生食用冷凍かき	−15℃以下
冷凍食品	−15℃以下
魚肉ソーセージ，魚肉ハム及び特殊包装かまぼこ	10℃以下
冷凍魚肉ねり製品	−15℃以下
液状油脂	室　温
固形油脂（ラード，マーガリン，ショートニング，カカオ脂）	10℃以下
殻付卵	10℃以下
液卵	8℃以下
凍結卵	−18℃以下
乾燥卵	室　温
ナッツ類	15℃以下
チョコレート	15℃以下
生鮮果実・野菜	10℃前後
生鮮魚介類（生食用鮮魚介類を含む。）	5℃以下
乳・濃縮乳 脱脂乳 クリーム	10℃以下
バター チーズ 練　乳	15℃以下
清涼飲料水（食品衛生法の食品，添加物等の規格基準に規定のあるものについては，当該保存基準に従うこと。）	室　温

（別添2）標準作業書
（手洗いマニュアル）
1. 水で手をぬらし石けんをつける。
2. 指，腕を洗う。特に，指の間，指先をよく洗う。（30秒程度）
3. 石けんをよく洗い流す。（20秒程度）
4. 使い捨てペーパータオル等でふく。（タオル等の共用はしないこと。）
5. 消毒用のアルコールをかけて手指によくすりこむ。
（本文のⅡ3（1）で定める場合には，1から3までの手順を2回実施する。）

（器具等の洗浄・殺菌マニュアル）
1. 調理機械
① 機械本体・部品を分解する。なお，分解した部品は床にじか置きしないようにする。
② 食品製造用水（40℃程度の微温水が望ましい。）で3回水洗いする。
③ スポンジタワシに中性洗剤又は弱アルカリ性洗剤をつけてよく洗浄する。
④ 食品製造用水（40℃程度の微温水が望ましい。）でよく洗剤を洗い流す。
⑤ 部品は80℃で5分間以上の加熱又はこれと同等の効果を有する方法[注1]で殺菌を行う。
⑥ よく乾燥させる。
⑦ 機械本体・部品を組み立てる。
⑧ 作業開始前に70％アルコール噴霧又はこれと同等の効果を有する方法で殺菌を行う。
2. 調理台
① 調理台周辺の片づけを行う。
② 食品製造用水（40℃程度の微温水が望ましい。）で3回水洗いする。
③ スポンジタワシに中性洗剤又は弱アルカリ性洗剤をつけてよく洗浄する。
④ 食品製造用水（40℃程度の微温水が望ましい。）でよく洗剤を洗い流す。
⑤ よく乾燥させる。
⑥ 70％アルコール噴霧又はこれと同等の効果を有する方法[注1]で殺菌を行う。
⑦ 作業開始前に⑥と同様の方法で殺菌を行う。
3. まな板，包丁，へら等
① 食品製造用水（40℃程度の微温水が望ましい。）で3回水洗いする。
② スポンジタワシに中性洗剤又は弱アルカリ性洗剤をつけてよく洗浄する。
③ 食品製造用水（40℃程度の微温水が望ましい。）でよく洗剤を洗い流す。
④ 80℃で5分間以上の加熱又はこれと同等の効果を有する方法[注2]で殺菌を行う。
⑤ よく乾燥させる。
⑥ 清潔な保管庫にて保管する。
4. ふきん，タオル等
① 食品製造用水（40℃程度の微温水が望ましい。）で3回水洗いする。
② 中性洗剤又は弱アルカリ性洗剤をつけてよく洗浄する。
③ 食品製造用水（40℃程度の微温水が望ましい。）でよく洗剤を洗い流す。
④ 100℃で5分間以上煮沸殺菌を行う。
⑤ 清潔な場所で乾燥，保管する。

注1：塩素系消毒剤（次亜塩素酸ナトリウム，亜塩素酸水，次亜塩素酸水等）やエタノール系消毒剤には，ノロウイルスに対する不活化効果を期待できるものがある。使用する場合，濃度・方法等，製品の指示を守って使用すること。浸漬により使用することが望ましいが，浸漬が困難な場合にあっては，不織布等に十分浸み込ませて清拭すること。
（参考文献）「平成27年度ノロウイルスの不活化条件に関する調査報告書」（URL省略）
注2：大型のまな板やざる等，十分な洗浄が困難な器具については，亜塩素酸水又は次亜塩素酸ナトリウム等の塩素系消毒剤に浸漬するなどして消毒を行うこと。

（原材料等の保管管理マニュアル）
1. 野菜・果物[注3]
① 衛生害虫，異物混入，腐敗・異臭等がないか点検する。異常品は返品又は使用禁止とする。
② 各材料ごとに，50g程度ずつ清潔な容器（ビニール袋等）に密封して入れ，－20℃以下で2週間以上保存する。（検食用）
③ 専用の清潔な容器に入れ替えるなどして，10℃前後で保存する。（冷凍野菜は－15℃以下）
④ 流水で3回以上水洗いする。
⑤ 中性洗剤で洗う。
⑥ 流水で十分すすぎ洗いする。
⑦ 必要に応じて，次亜塩素酸ナトリウム等[注4]で殺菌[注5]した後，流水で十分すすぎ洗いする。
⑧ 水切りする。
⑨ 専用のまな板，包丁でカットする。
⑩ 清潔な容器に入れる。
⑪ 清潔なシートで覆い（容器がふた付きの場合を除く），調理まで30分以上を要する場合には，10℃以下で冷蔵保存する。

注3：表面の汚れが除去され，分割・細切されずに皮付きで提供されるみかん等の果物にあっては，③から⑧までを省略して差し支えない。
注4：次亜塩素酸ナトリウム溶液（200 mg/Lで5分間又は100 mg/Lで10分間）又はこれと同等の効果を有する亜塩素酸水（きのこ類を除く。），亜塩素酸ナトリウム溶液（生食用野菜に限る。），過酢酸製剤，次亜

塩素酸水並びに食品添加物として使用できる有機酸溶液。これらを使用する場合，食品衛生法で規定する「食品，添加物等の規格基準」を遵守すること。

注5：高齢者，若齢者及び抵抗力の弱い者を対象とした食事を提供する施設で，加熱せずに供する場合（表皮を除去する場合を除く。）には，殺菌を行うこと。

2. 魚介類，食肉類

① 衛生害虫，異物混入，腐敗・異臭等がないか点検する。異常品は返品又は使用禁止とする。

② 各材料ごとに，50g程度ずつ清潔な容器（ビニール袋等）に密封して入れ，－20℃以下で2週間以上保存する。（検食用）

③ 専用の清潔な容器に入れ替えるなどして，食肉類については10℃以下，魚介類については5℃以下で保存する（冷凍で保存するものは－15℃以下）。

④ 必要に応じて，次亜塩素酸ナトリウム等[注6]で殺菌した後，流水で十分すすぎ洗いする。

⑤ 専用のまな板，包丁でカットする。

⑥ 速やかに調理へ移行させる。

注6：次亜塩素酸ナトリウム溶液（200mg/Lで5分間又は100mg/Lで10分間）又はこれと同等の効果を有する亜塩素酸水，亜塩素酸ナトリウム溶液（魚介類を除く。），過酢酸製剤（魚介類を除く。），次亜塩素酸水，次亜臭素酸水（魚介類を除く。）並びに食品添加物として使用できる有機酸溶液。これらを使用する場合，食品衛生法で規定する「食品，添加物等の規格基準」を遵守すること。

（加熱調理食品の中心温度及び加熱時間の記録マニュアル）

1. 揚げ物

① 油温が設定した温度以上になったことを確認する。

② 調理を開始した時間を記録する。

③ 調理の途中で適当な時間を見はからって食品の中心温度を校正された温度計で3点以上測定し，全ての点において75℃以上に達していた場合には，それぞれの中心温度を記録するとともに，その時点からさらに1分以上加熱を続ける（二枚貝等ノロウイルス汚染のおそれのある食品の場合は85～90℃で90秒間以上）。

④ 最終的な加熱処理時間を記録する。

⑤ なお，複数回同一の作業を繰り返す場合には，油温が設定した温度以上であることを確認・記録し，①～④で設定した条件に基づき，加熱処理を行う。油温が設定した温度以上に達していない場合には，油温を上昇させるため必要な措置を講ずる。

2. 焼き物及び蒸し物

① 調理を開始した時間を記録する。

② 調理の途中で適当な時間を見はからって食品の中心温度を校正された温度計で3点以上測定し，全ての点において75℃以上に達していた場合には，それぞれの中心温度を記録するとともに，その時点からさらに1分以上加熱を続ける（二枚貝等ノロウイルス汚染のおそれのある食品の場合は85～90℃で90秒間以上）。

③ 最終的な加熱処理時間を記録する。

④ なお，複数回同一の作業を繰り返す場合には，①～③で設定した条件に基づき，加熱処理を行う。この場合，中心温度の測定は，最も熱が通りにくいと考えられる場所の一点のみでもよい。

3. 煮物及び炒め物

調理の順序は食肉類の加熱を優先すること。食肉類，魚介類，野菜類の冷凍品を使用する場合には，十分解凍してから調理を行うこと。

① 調理の途中で適当な時間を見はからって，最も熱が通りにくい具材を選び，食品の中心温度を校正された温度計で3点以上（煮物の場合は1点以上）測定し，全ての点において75℃以上に達していた場合には，それぞれの中心温度を記録するとともに，その時点からさらに1分以上加熱を続ける（二枚貝等ノロウイルス汚染のおそれのある食品の場合は85～90℃で90秒間以上）。

なお，中心温度を測定できるような具材がない場合には，調理釜の中心付近の温度を3点以上（煮物の場合は1点以上）測定する。

② 複数回同一の作業を繰り返す場合にも，同様に点検・記録を行う。

資　　料

調理後の食品の温度管理に係わる記録の取り方について
（調理終了後提供まで30分以上を要する場合）

（別添3）

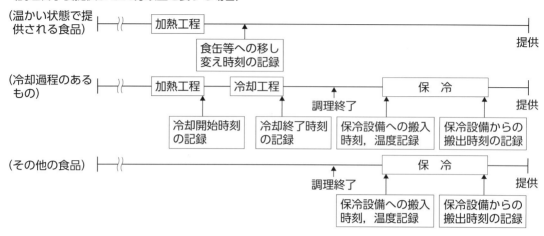

学校給食実施基準の一部改正について（令和3年2月12日2文科初第1684号）

　学校給食の適切な実施については，かねてから格別の御配慮をお願いしているところですが，このたび，学校給食法（以下「法」という。）第8条第1項の規定に基づき，児童又は生徒1人1回当たりの学校給食摂取基準（以下「学校給食摂取基準」という。）を改正する学校給食実施基準（平成21年文部科学省告示第61号。以下「本基準」という。）の一部改正について，令和3年2月12日に告示され，令和3年4月1日から施行されます。

　学校給食摂取基準の概要等については，下記のとおりですので，法第8条の趣旨を踏まえ，本基準に照らした適切な学校給食の実施をお願いします。

　なお，各都道府県教育委員会教育長におかれては，域内の市区町村教育委員会及び所管の学校に対して，（中略）各都道府県知事におかれては，所轄の学校法人及び学校に対して，国公立大学法人学長におかれては，附属学校に対して，（中略）周知を図るとともに，適切な対応が図られるよう配慮願います。

記

1　学校給食摂取基準の概要
(1)　「学校給食摂取基準」については，別表にそれぞれ掲げる基準によること。
(2)　「学校給食摂取基準」については，厚生労働省が策定した「日本人の食事摂取基準（以下「食事摂取基準」という。）(2020年版)」を参考とし，その考え方を踏まえるとともに，厚生労働科学研究費補助金により行われた循環器疾患・糖尿病等生活習慣病対策総合研究事業「食事摂取基準を用いた食生活改善に資するエビデンスの構築に関する研究」（以下「食事状況調査」という。）及び「食事状況調査」の調査結果より算出した，小学3年生，5年生及び中学2年生が昼食である学校給食において摂取することが期待される栄養量（以下「昼食必要摂取量」という。）等を勘案し，児童又は生徒（以下「児童生徒」という。）の健康の増進及び食育の推進を図るために望ましい栄養量を算出したものである。したがって，本基準は児童生徒の1人1回当たりの全国的な平均値を示したものであるから，適用に当たっては，児童生徒の個々の健康状態及び生活活動等の実態並びに地域の実情等に十分配慮し，弾力的に運用すること。

(3)　「学校給食摂取基準」についての基本的な考え方は，本基準の一部改正に先立ち，文部科学省に設置した，学校給食における児童生徒の食事摂取基準策定に関する調査研究協力者会議がとりまとめた「学校給食摂取基準の策定について（報告）」（令和2年12月）を参照すること。

https://www.mext.go.jp/content/20201228-mxt_kenshoku-100003354_01.pdf

2　学校給食における食品構成について

　食品構成については，「学校給食摂取基準」を踏まえ，多様な食品を適切に組み合わせて，児童生徒が各栄養素をバランス良く摂取しつつ，様々な食に触れることができるようにすること。また，これらを活用した食に関する指導や食事内容の充実を図ること。なお，多様な食品とは，食品群であれば，例えば，穀類，野菜類，豆類，果実類，きのこ類，藻類，魚介類，肉類，卵類及び乳類などであり，また，食品名であれば，例えば穀類については，精白米，食パン，コッペパン，うどん，中華めんなどである。また，各地域の実情や家庭における食生活の実態把握の上，日本型食生活の実践，我が国の伝統的な食文化の継承について十分配慮すること。さらに，「食事状況調査」の結果によれば，学校給食のない日はカルシウム不足が顕著であり，カルシウム摂取に効果的である牛乳等についての使用に配慮すること。なお，家庭の食事においてカルシウムの摂取が不足している地域に

あっては，積極的に牛乳，調理用牛乳，乳製品，小魚等についての使用に配慮すること。

3　学校給食の食事内容の充実等について

（1）　学校給食の食事内容については，学校における食育の推進を図る観点から，学級担任や教科担任と栄養教諭等とが連携しつつ，給食時間はもとより，各教科等において，学校給食を活用した食に関する指導を効果的に行えるよう配慮すること。また，食に関する指導の全体計画と各教科等の年間指導計画等とを関連付けながら，指導が行われるよう留意すること。

①　献立に使用する食品や献立のねらいを明確にした献立計画を示すこと。

②　各教科等の食に関する指導と意図的に関連させた献立作成とすること。

③　学校給食に地場産物を使用し，食に関する指導の「生きた教材」として使用することは，児童生徒に地域の自然，文化，産業等に関する理解や生産者の努力，食に関する感謝の念を育む上で重要であるとともに，地産地消の有効な手段であり，食料の輸送に伴う環境負荷の低減等にも資するものであることから，その積極的な使用に努め，農林漁業体験等も含め，地場産物に係る食に関する指導に資するよう配慮すること。

④　我が国の伝統的食文化について興味・関心を持って学び，郷土に関心を寄せる心を育むとともに，地域の食文化の継承につながるよう，郷土に伝わる料理を積極的に取り入れ，児童生徒がその歴史，ゆかり，食材などを学ぶ取組に資するよう配慮すること。また，地域の食文化等を学ぶ中で，世界の多様な食文化等の理解も深めることができるよう配慮すること。

⑤　児童生徒が学校給食を通して，日常又は将来の食事作りにつなげることができるよう，献立名や食品名が明確な献立作成に努めること。

⑥　食物アレルギー等のある児童生徒に対しては，校内において校長，学級担任，栄養教諭，学校栄養職員，養護教諭，学校医等による指導体制を整備し，保護者や主治医との連携を図りつつ，可能な限り，個々の児童生徒の状況に応じた対応に努めること。なお，実施に当たっては，公益財団法人日本学校保健会で取りまとめられた「学校生活管理指導表（アレルギー疾患用）」及び「学校のアレルギー疾患に対する取り組みガイドライン」並びに文部科学省が作成した「学校給食における食物アレルギー対応指針」を参考とすること。

（2）　献立作成に当たっては，常に食品の組合せ，調理方法等の改善を図るとともに，児童生徒のし好の偏りをなくすよう配慮すること。

①　魅力あるおいしい給食となるよう，調理技術の向上に努めること。

②　食事は調理後できるだけ短時間に適温で提供すること。調理に当たっては，衛生・安全に十分配慮すること。

③　家庭における日常の食生活の指標になるように配慮すること。

（3）　学校給食に使用する食品については，食品衛生法（昭和22年法律第233号）第11条第1項に基づく食品中の放射性物質の規格基準に適合していること。

（4）　食器具については，安全性が確保されたものであること。また，児童生徒の望ましい食習慣の形成に資するため，料理形態に即した食器具の使用に配慮するとともに，食文化の継承や地元で生産される食器具の使用に配慮すること。

（5）　喫食の場所については，食事にふさわしいものとなるよう改善工夫を行うこと。

（6）　給食の時間については，給食の準備から片付けを通して，計画的・継続的に指導することが重要であり，そのための必要となる適切な給食時間を確保すること。

（7）　望ましい生活習慣を形成するため，適度な運動，調和のとれた食事，十分な休養・睡眠という生活習慣全体を視野に入れた指導に配慮すること。また，ナトリウム（食塩相当量）の摂取過剰や鉄の摂取不足など，学校給食における対応のみでは限界がある栄養素もあるため，望ましい栄養バランスについて，児童生徒への食に関する指導のみならず，家庭への情報発信を行うことにより，児童生徒の食生活全体の改善を促すことが望まれること。

4　特別支援学校における食事内容の改善について

（1）　特別支援学校の児童生徒については，障害の種類と程度が多様であり，身体活動レベルも様々であることから，「学校給食摂取基準」の適用に当たっては，児童生徒の個々の健康や生活活動等の実態並びに地域の実情等に十分配慮し，弾力的に運用するとともに次の点に留意すること。

①　障害のある児童生徒が無理なく食べられるような献立及び調理について十分配慮すること。

②　食に関する指導の教材として，学校給食が障害に応じた効果的な教材となるよう創意工夫に努めること。

（2）　特別支援学校における児童生徒に対する食事の管理については，家庭や寄宿舎における食生活や病院における食事と密接に関連していることから，学級担任，栄養教諭，学校栄養職員，養護教諭，学校医，主治医及び保護者等の関係者が連携し，共通理解を図りながら，児童生徒の生活習慣全体を視野に入れた食事管理に努めること。

5　従前の通知の廃止

「学校給食実施基準の一部改正について（通知）」（平成30年7月31日付け30文科初第643号）については，廃止すること。

学校給食衛生管理基準（平成21年3月31日文部科学省告示第64号）

第1　総則

1　学校給食を実施する都道府県教育委員会及び市区町村教育委員会（以下「教育委員会」という。），附属学校を設置する国立大学法人及び私立学校の設置者（以下「教育委員会等」という。）は，自らの責任において，必要に応じて，保健所の協力，助言及び援助（食品衛生法に定める食品衛生監視員による監視指導を含む。）を受けつつ，HACCP（コーデックス委員会（国連食糧農業機関／世界保健機関合同食品規格委員会）総会において採択された「危害分析・重要管理点方式とその適用に関するガイドライン」に規定されたHACCP（危害分析・重要管理点）をいう。）の考え方に基づき単独調理場，共同調理場（調理等の委託を行う場合を含む。以下「学校給食調理場」という。）並びに共同調理場の受配校の施設及び設備，食品の取扱い，調理作業，衛生管理体制等について実態把握に努め，衛生管理上の問題がある場合には，学校医又は学校薬剤師の協力を得て速やかに改善措置を図ること。

第2　学校給食施設及び設備の整備及び管理に係る衛生管理基準

1　学校給食施設及び設備の整備及び管理に係る衛生管理基準は，次の各号に掲げる項目ごとに，次のとおりとする。

（1）学校給食施設

①共通事項

一　学校給食施設は，衛生的な場所に設置し，食数に適した広さとすること。また，随時施設の点検を行い，その実態の把握に努めるとともに，施設の新増築，改築，修理その他の必要な措置を講じること。

二　学校給食施設は，別添の「学校給食施設の区分」に従い区分することとし，調理場（学校給食調理員が調理又は休憩等を行う場所であって，別添中区分の欄に示す「調理場」をいう。以下同じ。）は，二次汚染防止の観点から，汚染作業区域，非汚染作業区域及びその他の区域（それぞれ別添中区分の欄に示す「汚染作業区域」，「非汚染作業区域」及び「その他の区域（事務室等を除く。）」をいう。以下同じ。）に部屋単位で区分すること。ただし，洗浄室は，使用状況に応じて汚染作業区域又は非汚染作業区域に区分することが適当であることから，別途区分すること。また，検収，保管，下処理，調理及び配膳の各作業区域並びに更衣休憩にあてる区域及び前室に区分するよう努めること。

三　ドライシステムを導入するよう努めること。また，ドライシステムを導入していない調理場においてもドライ運用を図ること。

四　作業区域（別添中区分の欄に示す「作業区域」をいう。以下同じ。）の外部に開放される箇所にはエアカーテンを備えるよう努めること。

五　学校給食施設は，設計段階において保健所及び学校薬剤師等の助言を受けるとともに，栄養教諭又は学校栄養職員（以下「栄養教諭等」という。）その他の関係者の意見を取り入れ整備すること。

②作業区域内の施設

一　食品を取り扱う場所（作業区域のうち洗浄室を除く部分をいう。以下同じ。）は，内部の温度及び湿度管理が適切に行える空調等を備えた構造とするよう努めること。

二　食品の保管室は，専用であること。また，衛生面に配慮した構造とし，食品の搬入及び搬出に当たって，調理室を経由しない構造及び配置とすること。

三　外部からの汚染を受けないような構造の検収室を設けること。

四　排水溝は，詰まり又は逆流がおきにくく，かつ排水が飛散しない構造及び配置とすること。

五　釜周りの排水が床面に流れない構造とすること。

六　配膳室は，外部からの異物の混入を防ぐため，廊下等と明確に区分すること。また，その出入口には，原則として施錠設備を設けること。

③その他の区域の施設

一　廃棄物（調理場内で生じた廃棄物及び返却された残菜をいう。以下同じ。）の保管場所は，調理場外の適切な場所に設けること。

二　学校給食従事者専用の便所は，食品を取り扱う場所及び洗浄室から直接出入りできない構造とすること。また，食品を取り扱う場所及び洗浄室から3m以上離れた場所に設けるよう努めること。さらに，便所の個室の前に調理衣を着脱できる場所を設けるよう努めること。

（2）学校給食設備

①共通事項

一　機械及び機器については，可動式にするなど，調理過程に合った作業動線となるよう配慮した配置であること。

二　全ての移動性の器具及び容器は，衛生的に保管するため，外部から汚染されない構造の保管設備を設けること。

三　給水給湯設備は，必要な数を使用に便利な位置に設置し，給水栓は，直接手指を触れることのないよう，肘等で操作できるレバー式等であること。

四　共同調理場においては，調理した食品を調理後2時間以内に給食できるようにするための配送車を必要台数確保すること。

②調理用の機械，機器，器具及び容器

一　食肉類，魚介類，卵，野菜類，果実類等食品の種類ごとに，それぞれ専用に調理用の器具及び容器を備える

こと。また，それぞれの調理用の器具及び容器は，下処理用，調理用，加熱調理済食品用等調理の過程ごとに区別すること。
二　調理用の機械，機器，器具及び容器は，洗浄及び消毒ができる材質，構造であり，衛生的に保管できるものであること。また，食数に適した大きさと数量を備えること。
三　献立及び調理内容に応じて，調理作業の合理化により衛生管理を充実するため，焼き物機，揚げ物機，真空冷却機，中心温度管理機能付き調理機等の調理用の機械及び機器を備えるよう努めること。
③シンク
一　シンクは，食数に応じてゆとりのある大きさ，深さであること。また，下処理室における加熱調理用食品，非加熱調理用食品及び器具の洗浄に用いるシンクは別々に設置するとともに，三槽式構造とすること。さらに，調理室においては，食品用及び器具等の洗浄用のシンクを共用しないこと。あわせて，その他の用途用のシンクについても相互汚染しないよう努めること。
④冷蔵及び冷凍設備
一　冷蔵及び冷凍設備は，食数に応じた広さがあるものを原材料用及び調理用等に整備し，共用を避けること。
⑤温度計及び湿度計
一　調理場内の適切な温度及び湿度の管理のために，適切な場所に正確な温度計及び湿度計を備えること。また，冷蔵庫・冷凍庫の内部及び食器消毒庫その他のために，適切な場所に正確な温度計を備えること。
⑥廃棄物容器等
一　ふた付きの廃棄物専用の容器を廃棄物の保管場所に備えること。
二　調理場には，ふた付きの残菜入れを備えること。
⑦学校給食従事者専用手洗い設備等
一　学校給食従事者の専用手洗い設備は，前室，便所の個室に設置するとともに，作業区分ごとに使用しやすい位置に設置すること。
二　肘まで洗える大きさの洗面台を設置するとともに，給水栓は，直接手指を触れることのないよう，肘等で操作できるレバー式，足踏み式又は自動式等の温水に対応した方式であること。
三　学校食堂等に，児童生徒等の手洗い設備を設けること。
（3）　学校給食施設及び設備の衛生管理
一　学校給食施設及び設備は，清潔で衛生的であること。
二　冷蔵庫，冷凍庫及び食品の保管室は，整理整頓すること。また，調理室には，調理作業に不必要な物品等を置かないこと。
三　調理場は，換気を行い，温度は25℃以下，湿度は80％以下に保つよう努めること。また，調理室及び食品の保管室の温度及び湿度並びに冷蔵庫及び冷凍庫内部の

温度を適切に保ち，これらの温度及び湿度は毎日記録すること。
四　調理場内の温度計及び湿度計は，定期的に検査を行うこと。
五　調理場の給水，排水，採光，換気等の状態を適正に保つこと。また，夏期の直射日光を避ける設備を整備すること。
六　学校給食施設及び設備は，ねずみ及びはえ，ごきぶり等衛生害虫の侵入及び発生を防止するため，侵入防止措置を講じること。また，ねずみ及び衛生害虫の発生状況を1ヶ月に1回以上点検し，発生を確認したときには，その都度駆除をすることとし，必要な場合には，補修，整理整頓，清掃，清拭，消毒等を行い，その結果を記録すること。なお，殺そ剤又は殺虫剤を使用する場合は，食品を汚染しないようその取扱いに十分注意すること。さらに，学校給食従事者専用の便所については，特に衛生害虫に注意すること。
七　学校給食従事者専用の便所には，専用の履物を備えること。また，定期的に清掃及び消毒を行うこと。
八　学校給食従事者専用の手洗い設備は，衛生的に管理するとともに，石けん液，消毒用アルコール及びペーパータオル等衛生器具を常備すること。また，布タオルの使用は避けること。さらに，前室の手洗い設備には個人用爪ブラシを常備すること。
九　食器具，容器及び調理用の器具は，使用後，でん粉及び脂肪等が残留しないよう，確実に洗浄するとともに，損傷がないように確認し，熱風保管庫等により適切に保管すること。また，フードカッター，野菜切り機等調理用の機械及び機器は，使用後に分解して洗浄及び消毒した後，乾燥させること。さらに，下処理室及び調理室内における機械，容器等の使用後の洗浄及び消毒は，全ての食品が下処理室及び調理室から搬出された後に行うよう努めること。
十　天井の水滴を防ぐとともに，かびの発生の防止に努めること。
十一　床は破損箇所がないよう管理すること。
十二　清掃用具は，整理整頓し，所定の場所に保管すること。また，汚染作業区域と非汚染作業区域の共用を避けること。
2　学校薬剤師等の協力を得て（1）の各号に掲げる事項について，毎学年1回定期に，（2）及び（3）の各号に掲げる事項については，毎学年3回定期に，検査を行い，その実施記録を保管すること。
第3　調理の過程等における衛生管理に係る衛生管理基準
1　調理の過程等における衛生管理に係る衛生管理基準は，次の各号に掲げる項目ごとに，次のとおりとする。
（1）　献立作成
一　献立作成は，学校給食施設及び設備並びに人員等の

能力に応じたものとするとともに,衛生的な作業工程及び作業動線となるよう配慮すること。
二 高温多湿の時期は,なまもの,和えもの等については,細菌の増殖等が起こらないように配慮すること。
三 保健所等から情報を収集し,地域における感染症,食中毒の発生状況に配慮すること。
四 献立作成委員会を設ける等により,栄養教諭等,保護者その他の関係者の意見を尊重すること。
五 統一献立(複数の学校で共通して使用する献立をいう。)を作成するに当たっては,食品の品質管理又は確実な検収を行う上で支障を来すことがないよう,一定の地域別又は学校種別等の単位に分けること等により適正な規模での作成に努めること。
(2) 学校給食用食品の購入
①共通事項
一 学校給食用食品(以下「食品」という。)の購入に当たっては,食品選定のための委員会等を設ける等により,栄養教諭等,保護者その他の関係者の意見を尊重すること。また,必要に応じて衛生管理に関する専門家の助言及び協力を受けられるような仕組みを整えること。
二 食品の製造を委託する場合には,衛生上信用のおける製造業者を選定すること。また,製造業者の有する設備,人員等から見た能力に応じた委託とすることとし,委託者において,随時点検を行い,記録を残し,事故発生の防止に努めること。
②食品納入業者
一 保健所等の協力を得て,施設の衛生面及び食品の取扱いが良好で衛生上信用のおける食品納入業者を選定すること。
二 食品納入業者又は納入業者の団体等との間に連絡会を設け,学校給食の意義,役割及び衛生管理の在り方について定期的な意見交換を行う等により,食品納入業者の衛生管理の啓発に努めること。
三 売買契約に当たって,衛生管理に関する事項を取り決める等により,業者の検便,衛生環境の整備等について,食品納入業者に自主的な取組を促すこと。
四 必要に応じて,食品納入業者の衛生管理の状況を確認すること。
五 原材料及び加工食品について,製造業者若しくは食品納入業者等が定期的に実施する微生物及び理化学検査の結果,又は生産履歴等を提出させること。また,検査等の結果については,保健所等への相談等により,原材料として不適と判断した場合には,食品納入業者の変更等適切な措置を講じること。さらに,検査結果を保管すること。
③食品の選定
一 食品は,過度に加工したものは避け,鮮度の良い衛生的なものを選定するよう配慮すること。また,有害なもの又はその疑いのあるものは避けること。

二 有害若しくは不必要な着色料,保存料,漂白剤,発色剤その他の食品添加物が添加された食品,又は内容表示,消費期限及び賞味期限並びに製造業者,販売業者等の名称及び所在地,使用原材料及び保存方法が明らかでない食品については使用しないこと。
また,可能な限り,使用原材料の原産国についての記述がある食品を選定すること。
三 保健所等から情報提供を受け,地域における感染症,食中毒の発生状況に応じて,食品の購入を考慮すること。
(3) 食品の検収・保管等
一 検収は,あらかじめ定めた検収責任者が,食品の納入に立会し,品名,数量,納品時間,納入業者名,製造業者名及び所在地,生産地,品質,鮮度,箱,袋の汚れ,破れその他の包装容器等の状況,異物混入及び異臭の有無,消費期限又は賞味期限,製造年月日,品温(納入業者が運搬の際,適切な温度管理を行っていたかどうかを含む。),年月日表示,ロット(一の製造期間内に一連の製造工程により均質性を有するように製造された製品の一群をいう。以下同じ。)番号その他のロットに関する情報について,毎日,点検を行い,記録すること。また,納入業者から直接納入する食品の検収は,共同調理場及び受配校において適切に分担実施するとともに,その結果を記録すること。
二 検収のために必要な場合には,検収責任者の勤務時間を納入時間に合わせて割り振ること。
三 食肉類,魚介類等生鮮食品は,原則として,当日搬入するとともに,1回で使い切る量を購入すること。また,当日搬入できない場合には,冷蔵庫等で適切に温度管理するなど衛生管理に留意すること。
四 納入業者から食品を納入させるに当たっては,検収室において食品の受け渡しを行い,下処理室及び調理室に立ち入らせないこと。
五 食品は,検収室において,専用の容器に移し替え,下処理室及び食品の保管室にダンボール等を持ち込まないこと。また,検収室内に食品が直接床面に接触しないよう床面から60cm以上の高さの置台を設けること。
六 食品を保管する必要がある場合には,食肉類,魚介類,野菜類等食品の分類ごとに区分して専用の容器で保管する等により,原材料の相互汚染を防ぎ,衛生的な管理を行うこと。また,別紙「学校給食用食品の原材料,製品等の保存基準」に従い,棚又は冷蔵冷凍設備に保管すること。
七 牛乳については,専用の保冷庫等により適切な温度管理を行い,新鮮かつ良好なものが飲用に供されるよう品質の保持に努めること。
八 泥つきの根菜類等の処理は,検収室で行い,下処理室を清潔に保つこと。
(4) 調理過程
①共通事項

一　給食の食品は，原則として，前日調理を行わず，全てその日に学校給食調理場で調理し，生で食用する野菜類，果実類等を除き，加熱処理したものを給食すること。また，加熱処理する食品については，中心部温度計を用いるなどにより，中心部が75℃で1分間以上（二枚貝等ノロウイルス汚染のおそれのある食品の場合は85℃で1分間以上）又はこれと同等以上の温度まで加熱されていることを確認し，その温度と時間を記録すること。さらに，中心温度計については，定期的に検査を行い，正確な機器を使用すること。

二　野菜類の使用については，二次汚染防止の観点から，原則として加熱調理すること。また，教育委員会等において，生野菜の使用に当たっては，食中毒の発生状況，施設及び設備の状況，調理過程における二次汚染防止のための措置，学校給食調理員の研修の実施，管理運営体制の整備等の衛生管理体制の実態，並びに生野菜の食生活に果たす役割等を踏まえ，安全性を確認しつつ，加熱調理の有無を判断すること。さらに，生野菜の使用に当たっては，流水で十分洗浄し，必要に応じて，消毒するとともに，消毒剤が完全に洗い落とされるまで流水で水洗いすること。

三　和えもの，サラダ等の料理の混ぜ合わせ，料理の配食及び盛りつけに際しては，清潔な場所で，清潔な器具を使用し，料理に直接手を触れないよう調理すること。

四　和えもの，サラダ等については，各食品を調理後速やかに冷却機等で冷却を行った上で，冷却後の二次汚染に注意し，冷蔵庫等で保管するなど適切な温度管理を行うこと。また，やむを得ず水で冷却する場合は，直前に使用水の遊離残留塩素が0.1 mg/L以上であることを確認し，確認した数値及び時間を記録すること。さらに，和える時間を配食の直前にするなど給食までの時間の短縮を図り，調理終了時に温度及び時間を記録すること。

五　マヨネーズは，つくらないこと。

六　缶詰は，缶の状態，内壁塗装の状態等を注意すること。

②使用水の安全確保

一　使用水は，学校環境衛生基準（平成21年文部科学省告示第60号）に定める基準を満たす飲料水を使用すること。また，毎日，調理開始前に十分流水した後及び調理終了後に遊離残留塩素が0.1 mg/L以上であること並びに外観，臭気，味等について水質検査を実施し，その結果を記録すること。

二　使用水について使用に不適な場合は，給食を中止し速やかに改善措置を講じること。また，再検査の結果使用した場合は，使用した水1Lを保存食用の冷凍庫に－20℃以下で2週間以上保存すること。

三　貯水槽を設けている場合は，専門の業者に委託する等により，年1回以上清掃すること。また，清掃した証明書等の記録は1年間保管すること。

③二次汚染の防止

一　献立ごとに調理作業の手順，時間及び担当者を示した調理作業工程表並びに食品の動線を示した作業動線図を作成すること。また，調理作業工程表及び作業動線図を作業前に確認し，作業に当たること。

二　調理場における食品及び調理用の器具及び容器は，床面から60 cm以上の高さの置台の上に置くこと。

三　食肉，魚介類及び卵は，専用の容器，調理用の機器及び器具を使用し，他の食品への二次汚染を防止すること。

四　調理作業中の食品並びに調理用の機械，機器，器具及び容器の汚染の防止の徹底を図ること。また，包丁及びまな板類については食品別及び処理別の使い分けの徹底を図ること。

五　下処理後の加熱を行わない食品及び加熱調理後冷却する必要のある食品の保管には，原材料用冷蔵庫は使用しないこと。

六　加熱調理した食品を一時保存する場合又は調理終了後の食品については，衛生的な容器にふたをして保存するなど，衛生的な取扱いを行い，他からの二次汚染を防止すること。

七　調理終了後の食品は，素手でさわらないこと。

八　調理作業時には，ふきんは使用しないこと。

九　エプロン，履物等は，色分けする等により明確に作業区分ごとに使い分けること。また，保管の際は，作業区分ごとに洗浄及び消毒し，翌日までに乾燥させ，区分して保管するなど，衛生管理に配慮すること。

④食品の適切な温度管理等

一　調理作業時においては，調理室内の温度及び湿度を確認し，その記録を行うこと。また，換気を行うこと。

二　原材料の適切な温度管理を行い，鮮度を保つこと。また，冷蔵保管及び冷凍保管する必要のある食品は常温放置しないこと。

三　加熱調理後冷却する必要のある食品については，冷却機等を用いて温度を下げ，調理用冷蔵庫で保管し，食中毒菌等の発育至適温度帯の時間を可能な限り短くすること。また，加熱終了時，冷却開始時及び冷却終了時の温度及び時間を記録すること。

四　配送及び配食に当たっては，必要に応じて保温食缶及び保冷食缶若しくは蓄冷材等を使用し，温度管理を行うこと。

五　調理後の食品は，適切な温度管理を行い，調理後2時間以内に給食できるよう努めること。また，配食の時間を毎日記録すること。さらに，共同調理場においては，調理場搬出時及び受配校搬入時の時間を毎日記録するとともに，温度を定期的に記録すること。

六　加熱調理食品にトッピングする非加熱調理食品は，衛生的に保管し，トッピングする時期は給食までの時間が極力短くなるようにすること。

⑤廃棄物処理
一 廃棄物は，分別し，衛生的に処理すること。
二 廃棄物は，汚臭，汚液がもれないように管理すること。また，廃棄物のための容器は，作業終了後速やかに清掃し，衛生上支障がないように保持すること。
三 返却された残菜は，非汚染作業区域に持ち込まないこと。
四 廃棄物は，作業区域内に放置しないこと。
五 廃棄物の保管場所は，廃棄物の搬出後清掃するなど，環境に悪影響を及ぼさないよう管理すること。
(5) 配送及び配食
①配送
一 共同調理場においては，容器，運搬車の設備の整備に努め，運搬途中の塵埃等による調理済食品等の汚染を防止すること。また，調理済食品等が給食されるまでの温度の管理及び時間の短縮に努めること。
②配食等
一 配膳室の衛生管理に努めること。
二 食品を運搬する場合は，容器にふたをすること。
三 パンの容器，牛乳等の瓶その他の容器等の汚染に注意すること。
四 はし等を児童生徒の家庭から持参させる場合は，不衛生にならないよう指導すること。
五 給食当番等配食を行う児童生徒及び教職員については，毎日，下痢，発熱，腹痛等の有無その他の健康状態及び衛生的な服装であることを確認すること。また，配食前，用便後の手洗いを励行させ，清潔な手指で食器及び食品を扱うようにすること。
六 教職員は，児童生徒の嘔吐物のため汚れた食器具の消毒を行うなど衛生的に処理し，調理室に返却するに当たっては，その旨を明示し，その食器具を返却すること。また，嘔吐物は，調理室には返却しないこと。
(6) 検食及び保存食等
①検食
一 検食は，学校給食調理場及び共同調理場の受配校において，あらかじめ責任者を定めて児童生徒の摂食開始時間の30分前までに行うこと。また，異常があった場合には，給食を中止するとともに，共同調理場の受配校においては，速やかに共同調理場に連絡すること。
二 検食に当たっては，食品の中に人体に有害と思われる異物の混入がないか，調理過程において加熱及び冷却処理が適切に行われているか，食品の異味，異臭その他の異常がないか，1食分としてそれぞれの食品の量が適当か，味付け，香り，色彩並びに形態等が適切か，及び，児童生徒の嗜好との関連はどのように配慮されているか確認すること。
三 検食を行った時間，検食者の意見等検食の結果を記録すること。
②保存食

一 保存食は，毎日，原材料，加工食品及び調理済食品を食品ごとに50g程度ずつビニール袋等清潔な容器に密封して入れ，専用冷凍庫に－20℃以下で2週間以上保存すること。また，納入された食品の製造年月日若しくはロットが違う場合又は複数の釜で調理した場合は，それぞれ保存すること。
二 原材料は，洗浄，消毒等を行わず，購入した状態で保存すること。ただし，卵については，全て割卵し，混合したものから50g程度採取し保存すること。
三 保存食については，原材料，加工食品及び調理済食品が全て保管されているか並びに廃棄した日時を記録すること。
四 共同調理場の受配校に直接搬入される食品についても共同調理場で保存すること。また，複数の業者から搬入される食品については，各業者ごとに保存すること。
五 児童生徒の栄養指導及び盛りつけの目安とする展示食を保存食と兼用しないこと。
③残食及び残品
一 パン等残食の児童生徒の持ち帰りは，衛生上の見地から，禁止することが望ましい。
二 パン，牛乳，おかず等の残品は，全てその日のうちに処分し，翌日に繰り越して使用しないこと。
2 学校薬剤師等の協力を得て1の各号に掲げる事項について，毎学年1回（(3)，(4)②及び(6)①，②にあっては毎学年3回），定期に検査を行い，その実施記録を保管すること。
第4 衛生管理体制に係る衛生管理基準
1 衛生管理体制に係る衛生管理基準は，次の各号に掲げる項目ごとに，次のとおりとする。
(1) 衛生管理体制
一 学校給食調理場においては，栄養教諭等を衛生管理責任者として定めること。ただし，栄養教諭等が現にいない場合は，調理師資格を有する学校給食調理員等を衛生管理責任者として定めること。
二 衛生管理責任者は，施設及び設備の衛生，食品の衛生及び学校給食調理員の衛生の日常管理等に当たること。また，調理過程における下処理，調理，配送等の作業工程を分析し，各工程において清潔かつ迅速に加熱及び冷却調理が適切に行われているかを確認し，その結果を記録すること。
三 校長又は共同調理場の長（以下「校長等」という。）は，学校給食の衛生管理について注意を払い，学校給食関係者に対し，衛生管理の徹底を図るよう注意を促し，学校給食の安全な実施に配慮すること。
四 校長等は，学校保健委員会等を活用するなどにより，栄養教諭等，保健主事，養護教諭等の教職員，学校医，学校歯科医，学校薬剤師，保健所長等の専門家及び保護者が連携した学校給食の衛生管理を徹底するための体制を整備し，その適切な運用を図ること。

五　校長等は，食品の検収等の日常点検の結果，異常の発生が認められる場合，食品の返品，献立の一部又は全部の削除，調理済食品の回収等必要な措置を講じること。
六　校長等は，施設及び設備等の日常点検の結果，改善が必要と認められる場合，必要な応急措置を講じること。また，改善に時間を要する場合，計画的な改善を行うこと。
七　校長等は，栄養教諭等の指導及び助言が円滑に実施されるよう，関係職員の意思疎通等に配慮すること。
八　教育委員会等は，栄養教諭等の衛生管理に関する専門性の向上を図るため，新規採用時及び経験年数に応じた研修その他の研修の機会が確保されるよう努めること。
九　教育委員会等は，学校給食調理員を対象とした研修の機会が確保されるよう努めること。また，非常勤職員等も含め可能な限り全員が等しく研修を受講できるよう配慮すること。
十　教育委員会等は，設置する学校について，計画を立て，登録検査機関（食品衛生法第4条第9項に規定する「登録検査機関」をいう。）等に委託するなどにより，定期的に原材料及び加工食品について，微生物検査，理化学検査を行うこと。
十一　調理に直接関係のない者を調理室に入れないこと。調理及び点検に従事しない者が，やむを得ず，調理室内に立ち入る場合には，食品及び器具等には触らせず，(3)三に規定する学校給食従事者の健康状態等を点検し，その状態を記録すること。また，専用の清潔な調理衣，マスク，帽子及び履物を着用させること。さらに，調理作業後の調理室等は施錠するなど適切な管理を行うこと。
(2)　学校給食従事者の衛生管理
一　学校給食従事者は，身体，衣服を清潔に保つこと。
二　調理及び配食に当たっては，せき，くしゃみ，髪の毛等が食器，食品等につかないよう専用で清潔な調理衣，エプロン，マスク，帽子，履物等を着用すること。
三　作業区域用の調理衣等及び履物を着用したまま便所に入らないこと。
四　作業開始前，用便後，汚染作業区域から非汚染作業区域に移動する前，食品に直接触れる作業の開始直前及び生の食肉類，魚介類，卵，調理前の野菜類等に触れ，他の食品及び器具等に触れる前に，手指の洗浄及び消毒を行うこと。
(3)　学校給食従事者の健康管理
一　学校給食従事者については，日常的な健康状態の点検を行うとともに，年1回健康診断を行うこと。また，当該健康診断を含め年3回定期に健康状態を把握することが望ましい。
二　検便は，赤痢菌，サルモネラ属菌，腸管出血性大腸菌血清型O157その他必要な細菌等について，毎月2回以上実施すること。
三　学校給食従事者の下痢，発熱，腹痛，嘔吐，化膿性疾患及び手指等の外傷等の有無等健康状態を，毎日，個人ごとに把握するとともに，本人若しくは同居人に，感染症の予防及び感染症の患者に対する医療に関する法律（以下「感染症予防法」という。）に規定する感染症又はその疑いがあるかどうか毎日点検し，これらを記録すること。また，下痢，発熱，腹痛，嘔吐をしており，感染症予防法に規定する感染症又はその疑いがある場合には，医療機関に受診させ感染性疾患の有無を確認し，その指示を励行させること。さらに，化膿性疾患が手指にある場合には，調理作業への従事を禁止すること。
四　ノロウイルスを原因とする感染性疾患による症状と診断された学校給食従事者は，高感度の検便検査においてノロウイルスを保有していないことが確認されるまでの間，食品に直接触れる調理作業を控えさせるなど適切な処置をとること。また，ノロウイルスにより発症した学校給食従事者と一緒に食事を喫食する，又は，ノロウイルスによる発症者が家族にいるなど，同一の感染機会があった可能性がある調理従事者について速やかに高感度の検便検査を実施し，検査の結果ノロウイルスを保有していないことが確認されるまでの間，調理に直接従事することを控えさせる等の手段を講じるよう努めること。
(4)　食中毒の集団発生の際の措置
一　教育委員会等，学校医，保健所等に連絡するとともに，患者の措置に万全を期すこと。また，二次感染の防止に努めること。
二　学校医及び保健所等と相談の上，医療機関を受診させるとともに，給食の停止，当該児童生徒の出席停止及び必要に応じて臨時休業，消毒その他の事後措置の計画を立て，これに基づいて食中毒の拡大防止の措置を講じること。
三　校長の指導のもと養護教諭等が児童生徒の症状の把握に努める等関係職員の役割を明確にし，校内組織等に基づいて学校内外の取組体制を整備すること。
四　保護者に対しては，できるだけ速やかに患者の集団発生の状況を周知させ，協力を求めること。その際，プライバシー等人権の侵害がないよう配慮すること。
五　食中毒の発生原因については，保健所等に協力し，速やかに明らかとなるように努め，その原因の除去，予防に努めること。
2　1の(1)に掲げる事項については，毎学年1回，(2)及び(3)に掲げる事項については，毎学年3回定期に検査を行い，その実施記録を保管すること。
第5　日常及び臨時の衛生検査
1　学校給食衛生管理の維持改善を図るため，次に掲げる項目について，毎日点検を行うものとする。
(1)　学校給食の施設及び設備は，清潔で衛生的である

こと。また，調理室及び食品の保管室の温度及び湿度，冷蔵庫及び冷凍庫内部の温度を適切に保ち，これらの温度及び湿度が記録されていること。
(2) 食器具，容器及び調理用器具は，使用後，でん粉及び脂肪等が残留しないよう，確実に洗浄するとともに，損傷がないように確認し，熱風保管庫等により適切に保管されていること。また，フードカッター，ミキサー等調理用の機械及び機器は，使用後に分解して洗浄及び消毒した後，乾燥されていること。
(3) 使用水に関しては，調理開始前に十分流水した後及び調理終了後に遊離残留塩素が0.1 mg/L以上であること並びに外観，臭気，味等について水質検査が実施され，記録されていること。
(4) 調理室には，調理作業に不必要な物品等を置いていないこと。
(5) 食品については，品質，鮮度，箱，袋の汚れ，破れその他の包装容器等の状況，異物混入及び異臭の有無，消費期限，賞味期限の異常の有無等を点検するための検収が適切に行われていること。また，それらが記録されていること。
(6) 食品等は，清潔な場所に食品の分類ごとに区分され衛生的な状態で保管されていること。
(7) 下処理，調理，配食は，作業区分ごとに衛生的に行われていること。
(8) 生食する野菜類及び果実類等は流水で十分洗浄されていること。また，必要に応じて消毒されていること。
(9) 加熱，冷却が適切に行われていること。また，加熱すべき食品は加熱されていること。さらに，その温度と時間が記録されていること。
(10) 調理に伴う廃棄物は，分別し，衛生的に処理されていること。
(11) 給食当番等配食を行う児童生徒及び教職員の健康状態は良好であり，服装は衛生的であること。
(12) 調理終了後速やかに給食されるよう配送及び配食され，その時刻が記録されていること。さらに，給食前に責任者を定めて検食が行われていること。
(13) 保存食は，適切な方法で，2週間以上保存され，かつ記録されていること。
(14) 学校給食従事者の服装及び身体が清潔であること。また，作業開始前，用便後，汚染作業区域から非汚染作業区域に移動する前，食品に直接触れる作業の開始直前及び生の食肉類，魚介類，卵，調理前の野菜類等に触れ，他の食品及び器具等に触れる前に，手指の洗浄及び消毒が行われていること。
(15) 学校給食従事者の下痢，発熱，腹痛，嘔吐，化膿性疾患及び手指等の外傷等の有無等健康状態を，毎日，個人ごとに把握するとともに，本人若しくは同居人に感染症予防法に規定する感染症又は，その疑いがあるかどうか毎日点検し，これらが記録されていること。また，下痢，発熱，腹痛，嘔吐をしており，感染症予防法に規定する感染症又はその疑いがある場合には，医療機関に受診させ感染性疾患の有無を確認し，その指示が励行されていること。さらに，化膿性疾患が手指にある場合には，調理作業への従事が禁止されていること。
2 学校給食衛生管理の維持改善を図るため，次のような場合，必要があるときは臨時衛生検査を行うものとする。
①感染症・食中毒の発生のおそれがあり，また，発生したとき。
②風水害等により環境が不潔になり，又は汚染され，感染症の発生のおそれがあるとき。
③その他必要なとき。
　また，臨時衛生検査は，その目的に即して必要な検査項目を設定し，その検査項目の実施に当たっては，定期的に行う衛生検査に準じて行うこと。
第6 雑則
1 本基準に基づく記録は，1年間保存すること。
2 クックチル方式により学校給食を提供する場合には，教育委員会等の責任において，クックチル専用の施設設備の整備，二次汚染防止のための措置，学校給食従事者の研修の実施，衛生管理体制の整備等衛生管理のための必要な措置を講じたうえで実施すること。

入院時食事療養費に係る食事療養及び入院時生活療養費に係る生活療養の実施上の留意事項について
(令和6年3月5日保医発第0305第14号)

1　一般的事項
(1) 食事は医療の一環として提供されるべきものであり，それぞれ患者の病状に応じて必要とする栄養量が与えられ，食事の質の向上と患者サービスの改善をめざして行われるべきものである。また，生活療養の温度，照明及び給水に関する療養環境は医療の一環として形成されるべきものであり，それぞれの患者の病状に応じて適切に行われるべきものである。
(2) 食事の提供に関する業務は保険医療機関自らが行うことが望ましいが，保険医療機関の管理者が業務遂行上必要な注意を果たし得るような体制と契約内容により，食事療養の質が確保される場合には，保険医療機関の最終的責任の下で第三者に委託することができる。なお，業務の委託にあたっては，医療法及び医療法施行規則の規定によること。食事提供業務の第三者への一部委託については「医療法の一部を改正する法律の一部の施行について」（平成5年厚生省健康政策局長通知）の第3及び「病院診療所等の業務委託について」（平成5年厚生

学校給食衛生管理基準　別添

学校給食施設の区分

区分			内容
学校給食施設	調理場	作業区域	汚染作業区域: 検収室—原材料の鮮度等の確認及び根菜類等の処理を行う場所／食品の保管室—食品の保管場所／下処理室—食品の選別，剥皮，洗浄等を行う場所／返却された食器・食缶等の搬入場／洗浄室（機械，食器具類の洗浄・消毒前）
			非汚染作業区域: 調理室—食品の切裁等を行う場所—煮る，揚げる，焼く等の加熱調理を行う場所—加熱調理した食品の冷却等を行う場所—食品を食缶に配食する場所／配膳室／食品・食缶の搬出場／洗浄室（機械，食器具類の洗浄・消毒後）
	その他		更衣室，休憩室，調理員専用便所，前室等／事務室等（学校給食調理員が通常，出入りしない区域）

学校給食衛生管理基準　別紙

学校給食用食品の原材料，製品等の保存基準

食品名		保存温度
牛乳		10℃以下
固形油脂		10℃以下
種実類		15℃以下
豆腐		冷蔵
魚介類	鮮魚介	5℃以下
	魚肉ソーセージ，魚肉ハム及び特殊包装かまぼこ	10℃以下
	冷凍魚肉ねり製品	−15℃以下
食肉類	食肉	10℃以下
	冷凍食肉（細切した食肉を凍結させたもので容器包装に入れたもの）	−15℃以下
	食肉製品	10℃以下
	冷凍食肉製品	−15℃以下
卵類	殻付卵	10℃以下
	液卵	8℃以下
	凍結卵	−15℃以下
乳製品類	バター	10℃以下
	チーズ	15℃以下
	クリーム	10℃以下
生鮮果実・野菜類		10℃前後
冷凍食品		−15℃以下

省健康政策局指導課長通知）に基づき行うこと。

(3) 患者への食事提供については病棟関連部門と食事療養部門との連絡が十分とられていることが必要である。

(4) 入院患者の栄養補給量は，本来，性，年齢，体位，身体活動レベル，病状等によって個々に適正量が算定されるべき性質のものである。従って，一般食を提供している患者の栄養補給量についても，患者個々に算定された医師の食事箋による栄養補給量又は栄養管理計画に基づく栄養補給量を用いることを原則とするが，これらによらない場合には，次により算定するものとする。なお，医師の食事箋とは，医師の署名又は記名・押印がされたものを原則とするが，オーダリングシステム等により，医師本人の指示によるものであることが確認できるものについても認めるものとする。

ア　一般食患者の推定エネルギー必要量及び栄養素（脂質，たんぱく質，ビタミンA，ビタミンB_1，ビタミンB_2，ビタミンC，カルシウム，鉄，ナトリウム（食塩）及び食物繊維）の食事摂取基準については，健康増進法第16条の2に基づき定められた食事摂取基準の数値を適切に用いるものとすること。なお，患者の体位，病状，身体活動レベル等を考慮すること。また，推定エネルギー必要量は治療方針にそって身体活動レベルや体重の増減等を考慮して適宜増減することが望ましいこと。

イ　アに示した食事摂取基準についてはあくまでも献立作成の目安であるが，食事の提供に際しては，病状，身体活動レベル，アレルギー等個々の患者の特性について十分考慮すること。

(5) 調理方法，味付け，盛り付け，配膳等について患者の嗜好を配慮した食事が提供されており，嗜好品以外の飲食物の摂取（補食）は原則として認められないこと。なお，果物類，菓子類等病状に影響しない程度の嗜好品を適当量摂取することは差し支えないこと。

(6) 当該保険医療機関における療養の実態，当該地域における日常の生活サイクル，患者の希望等を総合的に勘案し，適切な時刻に食事提供が行われていること。

(7) 適切な温度の食事が提供されていること。

(8) 食事療養に伴う衛生は，医療法及び医療法施行規則の基準並びに食品衛生法に定める基準以上のものであること。なお，食事の提供に使用する食器等の消毒も適正に行われていること。

(9) 食事療養の内容については，当該保険医療機関の医師を含む会議において検討が加えられていること。

(10) 入院時食事療養及び入院時生活療養の食事の提供たる療養は1食単位で評価するものであることから，食

資　　料

事提供数は，入院患者ごとに実際に提供された食数を記録していること。
(11) 患者から食事療養標準負担額又は生活療養標準負担額（入院時生活療養の食事の提供たる療養に係るものに限る。以下同じ。）を超える費用を徴収する場合は，あらかじめ食事の内容及び特別の料金が患者に説明され，患者の同意を得て行っていること。
(12) 実際に患者に食事を提供した場合に1食単位で，1日につき3食を限度として算定するものであること。
(13) 1日の必要量を数回に分けて提供した場合は，提供された回数に相当する食数として算定して差し支えないこと（ただし，食事時間外に提供されたおやつを除き，1日に3食を限度とする。）。

2　入院時食事療養又は入院時生活療養
(1) 入院時食事療養（Ⅰ）又は入院時生活療養（Ⅰ）の届出を行っている保険医療機関においては，下記の点に留意する。
① 医師，管理栄養士又は栄養士による検食が毎食行われ，その所見が検食簿に記入されている。
② 普通食（常食）患者年齢構成表及び給与栄養目標量については，必要に応じて見直しを行っていること。
③ 食事の提供に当たっては，喫食調査等を踏まえて，また必要に応じて食事箋，献立表，患者入退院簿及び食料品消費日計表等の食事療養関係帳簿を使用して食事の質の向上に努めること。
④ 患者の病状等により，特別食を必要とする患者については，医師の発行する食事箋に基づき，適切な特別食が提供されていること。
⑤ 適時の食事の提供に関しては，実際に病棟で患者に夕食が配膳される時間が，原則として午後6時以降とする。ただし，当該保険医療機関の施設構造上，厨房から病棟への配膳に時間を要する場合には，午後6時を中心として各病棟で若干のばらつきを生じることはやむを得ない。この場合においても，最初に病棟において患者に夕食が配膳される時間は午後5時30分より後である必要がある。
⑥ 保温食器等を用いた適温の食事の提供については，中央配膳に限らず，病棟において盛り付けを行っている場合であっても差し支えない。
⑦ 医師の指示の下，医療の一環として，患者に十分な栄養指導を行うこと。
(2) 「流動食のみを経管栄養法により提供したとき」とは，当該食事療養又は当該食事の提供たる療養として食事の大半を経管栄養法による流動食（市販されているものに限る。以下この項において同じ。）により提供した場合を指すものであり，栄養管理が概ね経管栄養法による流動食によって行われている患者に対し，流動食とは別に又は流動食と混合して，少量の食品又は飲料を提供した場合（経口摂取か経管栄養の別を問わない。）を含むも

のである。

3　特別食加算
(1) 特別食加算は，入院時食事療養（Ⅰ）又は入院時生活療養（Ⅰ）の届出を行った保険医療機関において，患者の病状等に対応して医師の発行する食事箋に基づき，「入院時食事療養及び入院時生活療養の食事の提供たる療養の基準等」（平成6年厚生省告示第238号）の第2号に示された特別食が提供された場合に，1食単位で1日3食を限度として算定する。ただし，流動食（市販されているものに限る。）のみを経管栄養法により提供したときは，算定しない。なお，当該加算を行う場合は，特別食の献立表が作成されている必要がある。
(2) 加算の対象となる特別食は，疾病治療の直接手段として，医師の発行する食事箋に基づいて提供される患者の年齢，病状等に対応した栄養量及び内容を有する治療食，無菌食及び特別な場合の検査食をいうものであり，治療乳を除く乳児の人工栄養のための調乳，離乳食，幼児食等並びに治療食のうちで単なる流動食及び軟食は除かれる。
(3) 治療食とは，腎臓食，肝臓食，糖尿食，胃潰瘍食，貧血食，膵臓食，脂質異常症食，痛風食，てんかん食，フェニールケトン尿症食，楓糖尿症食，ホモシスチン尿症食，ガラクトース血症食及び治療乳をいうが，胃潰瘍食については流動食を除くものである。また治療乳とは，いわゆる乳児栄養障害（離乳を終らない者の栄養障害）に対する直接調製する治療乳をいい，治療乳既製品（プレミルク等）を用いる場合及び添加含水炭素の選定使用等は含まない。

　ここでは努めて一般的な名称を用いたが，各医療機関での呼称が異なっていてもその実質内容が告示したものと同等である場合は加算の対象となる。ただし，混乱を避けるため，できる限り告示の名称を用いることが望ましい。
(4) 心臓疾患，妊娠高血圧症候群等に対して減塩食療法を行う場合は，腎臓食に準じて取り扱うことができるものである。なお，高血圧症に対して減塩食療法を行う場合は，このような取扱いは認められない。
(5) 腎臓食に準じて取り扱うことができる心臓疾患等の減塩食については，食塩相当量が総量（1日量）6g未満の減塩食をいう。ただし，妊娠高血圧症候群の減塩食の場合は，日本高血圧学会，日本妊娠高血圧学会等の基準に準じていること。
(6) 肝臓食とは，肝庇護食，肝炎食，肝硬変食，閉鎖性黄疸食（胆石症及び胆嚢炎による閉鎖性黄疸の場合も含む。）等をいう。
(7) 十二指腸潰瘍の場合も胃潰瘍食として取り扱って差し支えない。手術前後に与える高カロリー食は加算の対象としないが，侵襲の大きな消化管手術の術後において胃潰瘍食に準ずる食事を提供する場合は，特別食の加算

が認められる。また，クローン病，潰瘍性大腸炎により腸管の機能が低下している患者に対する低残渣食については，特別食として取り扱って差し支えない。
(8) 高度肥満症（肥満度が＋70％以上又はBMIが35以上）に対して食事療法を行う場合は，脂質異常症食に準じて取り扱うことができる。
(9) 特別な場合の検査食とは，潜血食をいう。
(10) 大腸X線検査・大腸内視鏡検査のために特に残渣の少ない調理済食品を使用した場合は，「特別な場合の検査食」として取り扱って差し支えない。ただし，外来患者に提供した場合は，保険給付の対象外である。
(11) てんかん食とは，難治性てんかん（外傷性のものを含む。）の患者に対し，グルコースに代わりケトン体を熱量源として供給することを目的に炭水化物量の制限及び脂質量の増加が厳格に行われた治療食をいう。ただし，グルコーストランスポーター1欠損症又はミトコンドリア脳筋症の患者に対し，治療食として当該食事を提供した場合は，「てんかん食」として取り扱って差し支えない。
(12) 特別食として提供される脂質異常症食の対象となる患者は，空腹時定常状態におけるLDL－コレステロール値が140 mg/dL以上である者又はHDL－コレステロール値が40 mg/dL未満である者若しくは中性脂肪値が150 mg/dL以上である者である。
(13) 特別食として提供される貧血食の対象となる患者は，血中ヘモグロビン濃度が10 g/dL以下であり，その原因が鉄分の欠乏に由来する患者である。
(14) 特別食として提供される無菌食の対象となる患者は，無菌治療室管理加算を算定している患者である。
(15) 経管栄養であっても，特別食加算の対象となる食事として提供される場合は，当該特別食に準じて算定することができる。
(16) 薬物療法や食事療法等により，血液検査等の数値が改善された場合でも，医師が疾病治療の直接手段として特別食に係る食事箋の発行の必要性を認めなくなるまで算定することができる。
4　食堂加算
(1) 食堂加算は，入院時食事療養（Ⅰ）又は入院時生活療養（Ⅰ）の届出を行っている保険医療機関であって，(2)の要件を満たす食堂を備えている病棟又は診療所に入院している患者（療養病棟に入院している患者を除く。）について，食事の提供が行われた時に1日につき，病棟又は診療所単位で算定する。
(2) 他の病棟に入院する患者との共用，談話室等との兼用は差し支えない。ただし，当該加算の算定に該当する食堂の床面積は，内法で当該食堂を利用する病棟又は診療所に係る病床1床当たり0.5平方メートル以上とする。
(3) 診療所療養病床療養環境加算，精神療養病棟入院料等の食堂の設置が要件の一つとなっている点数を算定している場合は，食堂加算をあわせて算定することはできない。
(4) 食堂加算を算定する病棟を有する保険医療機関は，当該病棟に入院している患者のうち，食堂における食事が可能な患者については，食堂において食事を提供するように努めること。
5　鼻腔栄養との関係
(1) 患者が経口摂取不能のために鼻腔栄養を行った場合は下記のとおり算定する。
ア　薬価基準に収載されている高カロリー薬を経鼻経管的に投与した場合は，診療報酬の算定方法（平成20年厚生労働省告示第59号）医科診療報酬点数表区分番号「J120」鼻腔栄養の手技料及び薬剤料を算定し，食事療養に係る費用又は生活療養の食事の提供たる療養に係る費用及び投薬料は別に算定しない。
イ　薬価基準に収載されていない流動食を提供した場合は，区分番号「J120」鼻腔栄養の手技料及び食事療養に係る費用又は生活療養の食事の提供たる療養に係る費用を算定する。

　イの場合において，流動食（市販されているものを除く。）が特別食の算定要件を満たしているときは特別食の加算を算定して差し支えない。薬価基準に収載されている高カロリー薬及び薬価基準に収載されていない流動食を併せて投与及び提供した場合は，ア又はイのいずれかのみにより算定する。
(2) 食道癌を手術した後，胃瘻より流動食を点滴注入した場合は，鼻腔栄養に準じて取り扱う。
6　特別料金の支払を受けることによる食事の提供
　入院患者に提供される食事に関して多様なニーズがあることに対応して，患者から特別の料金の支払を受ける特別メニューの食事（以下「特別メニューの食事」という。）を別に用意し，提供した場合は，下記の要件を満たした場合に妥当な範囲内の患者の負担は差し支えない。
(1) 特別メニューの食事の提供に際しては，患者への十分な情報提供を行い，患者の自由な選択と同意に基づいて行われる必要があり，患者の意に反して特別メニューの食事が提供されることのないようにしなければならないものであり，患者の同意がない場合は食事療養標準負担額及び生活療養標準負担額の支払を受けることによる食事（以下「標準食」という。）を提供しなければならない。また，あらかじめ提示した金額以上に患者から徴収してはならない。なお，同意書による同意の確認を行う場合の様式は，各医療機関で定めたもので差し支えない。
(2) 患者の選択に資するために，各病棟内等の見やすい場所に特別メニューの食事のメニュー及び料金を掲示するとともに，文書を交付し，わかりやすく説明するなど，患者が自己の選択に基づき特定の日にあらかじめ特別のメニューの食事を選択できるようにする。

(3) 特別メニューの食事は，通常の入院時食事療養又は入院時生活療養の食事の提供たる療養の費用では提供が困難な高価な材料を使用し特別な調理を行う場合や標準食の材料と同程度の価格であるが，異なる材料を用いるため別途費用が掛かる場合などであって，その内容が入院時食事療養又は入院時生活療養の食事の提供たる療養の費用の額を超える特別の料金の支払を受けるのにふさわしいものでなければならない。また，特別メニューの食事を提供する場合は，当該患者の療養上支障がないことについて，当該患者の診療を担う保険医の確認を得る必要がある。なお，複数メニューの選択については，あらかじめ決められた基本となるメニューと患者の選択により代替可能なメニューのうち，患者が後者を選択した場合に限り，基本メニュー以外のメニューを準備するためにかかる追加的な費用として，1食あたり17円を標準として社会的に妥当な額の支払を受けることができること。この場合においても，入院時食事療養又は入院時生活療養の食事の提供たる療養に当たる部分については，入院時食事療養費及び入院時生活療養費が支給されること。

(4) 当該保険医療機関は，特別メニューの食事を提供することにより，それ以外の食事の内容及び質を損なうことがないように配慮する。

(5) 栄養補給量については，当該保険医療機関においては，患者ごとに栄養記録を作成し，医師との連携の下に管理栄養士又は栄養士により個別的な医学的・栄養学的管理が行われることが望ましい。また，食堂の設置，食器への配慮等食事の提供を行う環境の整備についてもあわせて配慮がなされていることが望ましい。

(6) 特別メニューの食事の提供を行っている保険医療機関は，毎年8月1日現在で，その内容及び料金などを入院時食事療養及び入院時生活療養に関する報告とあわせて地方厚生（支）局長に報告する。

7 掲示

特別のメニューの食事を提供している保険医療機関は，各々次に掲げる事項を病棟内等の患者に見えやすい場所に掲示するとともに，原則として，ウェブサイトに掲載するものとする。ウェブサイトへの掲載について，保険医療機関が自ら管理するホームページ等を有しない場合はこの限りではない。なお，ウェブサイトへの掲載について，令和7年5月31日までの間，経過措置を設けている。

(1) 当該保険医療機関においては毎日，又は予め定められた日に，予め患者に提示したメニューから，患者の自己負担により特別メニューの食事を患者の希望により選択できること。

(2) 特別メニューの食事の内容及び特別料金

具体的には，例えば1週間分の食事のメニューの一覧表（複数メニューを含む特別のメニューの食事については，基本メニューと区分して，特別料金を示したもの等）。あわせて，文書等を交付しわかりやすく説明すること。

8 その他 （略）

医療法の一部を改正する法律の一部の施行について
（平成5年2月15日健政発第98号）最終改正：令和2年8月5日医政発0805第8号

4 患者等の食事の提供の業務（新省令第9条の10関係）

(1) 患者等の食事の提供の業務の範囲及び委託方法に関する事項

ア 業務の範囲

（ア）患者等給食業務の範囲

医療法等の一部を改正する法律の一部の施行に伴う関係政令の整理に関する政令（平成30年政令第230号。以下「平成30年政令」という。）による改正後の医療法施行令第4条の7第2号に規定する食事の提供（以下「患者等給食」という。）の業務は，食材の調達，調理，盛付け，配膳，下膳及び食器の洗浄並びにこれらの業務を行うために必要な構造設備の管理に加えて，食器の手配，食事の運搬等をいうものであること。

（イ）病院が自ら実施しなければならない業務の範囲

患者等給食業務のうち，病院が自ら行わなければならない業務は，別表のとおりとすること。なお，献立表の作成については，病院が定めた作成基準に基づき，病院又は患者等給食業者のいずれが作成しても差し支えないが，実際に調理作業に従事する者の意見を十分に聴取し，調理作業に無理や支障を来さないよう配慮する必要があること。

イ 委託の方法等

（ア）院外調理

これまでは病院内の給食施設を使用して調理を行う，いわゆる代行委託のみが認められていたが，今後は病院外の調理加工施設を使用して調理を行う，いわゆる院外調理も認められるものであること。ただし，喫食直前の再加熱については，病院内の給食施設において行うべきものであること。

（イ）複数業者への委託

患者等給食業務を病院が直接複数の業者に委託することも差し支えないものであること。また，業者は受託した業務のうち，食事の運搬，食器の洗浄等の一部の業務については，新省令第9条の10で定める基準を満たす者に再委託することも差し支えないものであること。

（ウ）受託業務を行う場所

受託業務を行う場所とは，病院内の給食施設を使用して調理を行う場合にあっては，当該病院の給食施設のこ

とであり，病院外の調理加工施設を使用して調理を行う場合にあっては，当該調理加工施設のことであること。

また，受託業務の内容によっては，業務を行う場所が複数箇所の場合もあり得ること。なお，業務を行う場所が複数箇所の場合には，主たる業務を行う場所に受託責任者を配置すること。

ウ　食品衛生法との関係

「食品衛生法等の一部を改正する法律」（平成30年法律第46号）の施行により，営業以外の場合で病院において継続的に不特定又は多数の者に食品を提供する集団給食施設の設置者又は管理者は，都道府県知事等に営業届出を行うこととされたこと。ただし，1回の提供食数が20食程度未満の，少数特定の者に食品を供与する営業以外の給食施設については届出を不要とすること。また，営業届出の対象となる集団給食施設の設置者又は管理者は，食品衛生責任者を設置するとともに，食品衛生法施行規則（昭和23年厚生省令第23号）に規定された基準に従い，公衆衛生上必要な措置を定め，これを遵守することとされたこと。公衆衛生上の措置には，HACCPの考え方を取り入れた衛生管理も含まれるが，従来示されている「大量調理施設衛生管理マニュアル」はHACCPの概念に基づき作成されており，引き続き当該マニュアルの活用等により対応が可能であること。なお，食品衛生法の改正に伴う営業許可制度の見直しにより，病院が外部事業者に調理業務を委託している場合，院内調理であっても，当該受託事業者は通常の営業者と同様に飲食店営業の許可を受けなければならないと整理されたこと。

エ　調理方式

病院外の調理加工施設を使用して調理を行う場合には，患者等給食の特殊性に鑑み，その調理加工方式として，クックチル，クックフリーズ，クックサーブ及び真空調理（真空パック）の4方式があるが，これらの調理方法には食味の面からそれぞれに適した食品があり，いずれか1つの調理方式に限定することは好ましいものではないこと。したがって，これらの調理方式を適切に組み合せて，患者等給食業務を行うことが望ましいこと。ただし，いずれの調理方式であっても，HACCPの概念に基づく適切な衛生管理が行われている必要があること。

オ　食事の運搬方法

病院外の調理加工施設から病院へ食事を運搬する場合には，患者等給食の特殊性に鑑み，原則として，冷蔵（3℃以下）若しくは冷凍（マイナス18℃以下）状態を保って運搬すること。ただし，調理・加工後の食品を，2時間以内に喫食する場合にあっては，65℃以上を保って運搬しても差し支えないものであること。この場合であっても，食中毒の発生等がないよう，衛生管理に十分配慮を行うこと。なお，缶詰め等常温での保存が可能な食品については，この限りではないこと。

カ　労働関係法令の遵守

患者等給食業務の委託に際しては，病院，患者等給食業者双方とも，労働者派遣事業の適正な運営の確保及び派遣労働者の保護等に関する法律，職業安定法，労働基準法，労働安全衛生法等労働関係法令を遵守すること。特に，複数業者への委託や受託した業務の一部を再委託する場合には十分留意すること。

キ　食材

患者等給食において使用される食材については，栄養面及び衛生面に留意して選択されたものであることが当然の前提であるが，食味についての配慮もなされたものであること。

(2)　人員に関する事項

ア　受託責任者

(ア)　受託責任者について

新省令第9条の10第1号に規定する相当の知識とは，次に掲げる事項に関する知識をいうものであること。
①病院の社会的役割，病院の組織，医療従事者の資格と業務　②病院の栄養部門の現状と病院内のその他の組織との連携　③疾病の診療と患者等の食事の提供の役割及び治療食の必要性　④栄養指導の重要性　⑤病院における患者等に対するサービスの意義と食事の提供サービスの課題　⑥栄養管理と食事の提供の評価　⑦食品衛生と労働安全衛生　⑧HACCPに関する専門的知識

また，相当の経験とは，次に掲げるものをいうものであること。

①　栄養士の資格を有する者にあっては，患者等給食業務に従事した経験

②　調理師の資格を有する者にあっては，患者等給食業務に通算2年以上従事した経験

③　学校教育法に基づく高等学校卒業以上の学歴を有する者にあっては，患者等給食業務に通算3年以上従事した経験

④　前各号と同等以上の技能及び学歴を有すると認められること

(イ)　受託責任者の業務

受託責任者は，従事者の人事・労務管理，研修・訓練及び健康管理，業務の遂行管理，施設設備の衛生管理等の業務に責任を負う者であること。また，病院の管理者，担当者等と患者等給食業務の円滑な運営のために随時協議するとともに，必要な帳票を業務を行う場所に備え，開示できるように整えておくこと。

(ウ)　食品衛生責任者との関係

受託責任者は，食品衛生責任者を兼務しているか，あるいは食品衛生責任者と密接に連携することができる者であること。

(エ)　複数の病院における患者等給食業務の兼務

病院外の調理加工施設を使用して調理を行い，複数の病院から業務を受託する場合にあっては，受託責任者を

資　　料

調理加工施設に設置し，同一人が兼務することも差し支えないこと。
イ　指導助言者
　「医療法施行規則の一部を改正する省令」（平成8年厚生省令第13号）による改正後の医療法施行規則（以下「改正後の省令」という。）第9条の10第2号に規定する指導助言者が日常的に指導及び助言を行うことができる体制を整備しておくこと。特に，委託者である病院から食事の内容に関して必要な改善措置を求められた場合に対応することができる体制を整備しておくこと。
ウ　栄養士
　受託業務の責任者が栄養士である場合には，改正後の省令第9条の10第3号の規定を満たすものであること。
エ　従事者
　改正後の省令第9条の10第4号に規定する必要な知識及び技能とは，食中毒の予防等受託業務の衛生水準を確保するために必要な知識及び技能をいい，調理業務に従事する者は，常勤の調理師であることが望ましいこと。
（3）　施設，設備及び食器に関する事項
ア　施設，設備及び食器の衛生管理
　患者等給食に係る施設，設備及び食器については，病院内の給食施設及び病院外の調理加工施設いずれにおいても，HACCPの概念に基づく適切な衛生管理が行われ，衛生状態が常に良好に保たれている必要があること。
イ　必要な給食施設
　病院内の給食施設において調理のすべてを行う必要はないが，病院外の調理加工施設を使用して調理を行う場合であっても，加熱等の病院内での調理作業は残ると考えられるので，病院内の給食施設のすべてが不要となることはないと考えられること。
ウ　病院と老人保健施設等とを併設する場合における病院の給食施設
　病院と老人保健施設等とを併設する場合（同一敷地内にある場合又は公道を挟んで隣接している場合をいう。）においては，併設施設の給食施設を病院の給食施設として共用することが認められること。ただし，病院又は老人保健施設等のそれぞれの患者又は入所者等への食事の提供に支障を来すことがないよう十分に配慮されていなければならないこと。また，食事の運搬については，衛生管理に特段の留意が図られていること。
エ　食器の清潔保持
　食事を盛り付ける食器は洗浄後に消毒されたものを用いること。また，食器は食事の提供に支障を生じることがないよう必要数を備えていること。なお，食器を運搬する場合には，食器が細菌等に汚染されることがないよう専用の保管庫又は保管容器を用いること。　　　　　（以下略）

別表　病院が自ら実施すべき業務

区　　分	業　務　内　容	備　　考
栄養管理	病院給食運営の総括 栄養管理委員会の開催，運営 院内関係部門との連絡・調整 献立表作成基準の作成 献立表の確認 食数の注文・管理 食事せんの管理 嗜好調査・喫食調査等の企画・実施 検食の実施・評価 関係官庁等に提出する給食関係の書類等の確認・提出・保管管理	受託責任者等の参加を求めること。 治療食等を含む。 受託責任者等の参加を求めること。
調理管理	作業仕様書の確認 作業実施状況の確認 管理点検記録の確認	治療食の調理に対する指示を含む。
材料管理	食材の点検 食材の使用状況の確認	病院外の調理加工施設を用いて調理する場合を除く。
施設等管理	調理加工施設，主要な設備の設置・改修 使用食器の確認	病院内の施設，設備に限る。
業務管理	業務分担・従事者配置表の確認	
衛生管理	衛生面の遵守事項の作成 衛生管理簿の点検・確認 緊急対応を要する場合の指示	
労働衛生管理	健康診断実施状況等の確認	

医療保険：診療報酬—主な管理栄養士関連一覧

2024年6月現在

栄養食事指導料	外来栄養食事指導料1	初回	対面　　　　　　　　　　260点／回 情報通信機器等使用　　235点／回	初回月2回，その他の月は1回。初回概ね30分以上／回，2回目以降概ね20分以上／回。医師の指示による管理栄養士の個別指導。具体的な献立等含む。対象範囲は特別食，16歳未満小児アレルギー食，食塩6ｇ未満高血圧減塩食。外来栄養食事指導料2は，診療所において当該保険医療機関以外（栄養ケアステーション他の医療機関）の管理栄養士が個別指導を行った場合。
		2回目以降	対面　　　　　　　　　　200点／回 情報通信機器等使用　　180点／回	
	外来栄養食事指導料2	初回	対面　　　　　　　　　　250点／回 情報通信機器等使用　　225点／回	
		2回目以降	対面　　　　　　　　　　190点／回 情報通信機器等使用　　170点／回	
	入院栄養食事指導料1	初回　　　　　　260点／回 2回目以降　　　200点／回 栄養情報連携料　70点／回		入院中2回まで。入院栄養食事指導料1は，病院に入院の患者，同指導料2は，有床診療所に入院の患者が対象。その他，外来栄養食事指導料に準じる。 ※栄養情報連携料：入院栄養食事指導料を算定する患者に対して，退院後の栄養食事管理について指導を行った内容及び入院中の栄養管理に関する情報を文書を用い説明し，これを他の保険医療機関等（介護老人保健施設，特養等含む）の医師または管理栄養士に情報提供した場合に入院中1回に限り算定する。
	入院栄養食事指導料2	初回　　　　　　250点／回 2回目以降　　　190点／回 栄養情報連携料　70点／回		
	集団栄養食事指導料	80点／回		高血圧減塩食・特別食を必要とする複数の患者に対し，医師の指示のもと管理栄養士による集団指導を15人／回以下で40分／回を超えて行った場合に算定。患者1人月1回に限る。入院中の患者の場合，入院期間が2か月を超えても入院期間中2回が限度。
	在宅患者訪問栄養食事指導料1	イ　530点／回（単一建物診療患者が1人） ロ　480点／回（単一建物診療患者が2〜9人） ハ　440点／回（イ・ロ以外）		特別食を提供する必要がある場合または，がん，摂食機能または嚥下機能低下，低栄養状態に該当し，管理栄養士が患家を訪問し栄養食事指導箋を患者・家族等に交付し食事の用意や摂取等に関する具体的指導を30分以上行った場合に算定。月2回。
	在宅患者訪問栄養食事指導料2	イ　510点／回（単一建物診療患者が1人） ロ　460点／回（単一建物診療患者が2〜9人） ハ　420点／回（イ・ロ以外）		診療所において，当該診療所以外（栄養ケアステーション・他の保険医療機関に限る）の管理栄養士が上記1に準じて患家を訪問して行った場合に算定。
栄養管理体制	入院基本料	全入院患者が対象。医療機関の常勤管理栄養士が必要。患者個々の栄養管理計画作成，多職種連携，診療録添付・患者説明・定期的評価が必要。令和6年改定では，標準的な栄養評価手法の活用，退院時も含めた定期的な栄養状態評価の栄養管理体制への位置づけが明確化された。		
	栄養管理実施加算	12点／日		有床診療所において常勤の管理栄養士が1名以上配置され，他の医療従事者と共同し患者ごとの栄養状態・健康状態に適した栄養管理を行う。入院栄養食事指導料との併算定はできない。
栄養サポートチーム加算		200点（週1回） （特定地域は100点）		栄養障害の状態にある患者や栄養管理をしなければ栄養障害の状態になることが見込まれる患者に対し，患者の生活の質の向上，原疾患の治癒促進及び感染症等の合併症予防等を目的として，栄養管理に係る専門的知識を有した多職種からなるチーム（栄養サポートチーム）が診療することを評価。別に定める施設基準がある。1日当たりの算定患者数は，1チームにつき概ね30人以内とする。栄養サポートチームは，栄養カンファレンス及び回診が週1回程度開催されていること。医療従事者の確保が困難かつ医療機関の少ない二次医療圏及び離島（特定地域）においては，施設基準に適合していない場合でも100点を加算できる。
糖尿病透析予防指導管理料		350点／回 情報通信機器等使用 305点／回		月1回に限る。HbA1cが6.5%（国際基準値）以上または内服薬やインスリン製剤を使用している外来患者で，糖尿病性腎症第2期以上の患者に対し，透析予防診療チームが透析予防に係る指導管理を行った場合に月1回に限り算定。特定疾患療養管理料・外来栄養食事指導料・集団栄養食事指導料との併算定はできない。
慢性腎臓病透析予防指導管理料 【令和6年新設】		外来の慢性腎臓病患者に対して，透析予防診療チームが一定の条件の下，個別指導した場合に算定。初回の指導管理から1年以内に実施の場合，対面300点，情報通信機器等使用261点。1年超の場合は，対面250点，情報通信機器等使用218点。		

資　　料

摂食障害入院医療管理加算	200点／日 （入院30日まで） 100点／日 （入院31〜60日）	摂食障害に起因する著しい体重減少が認められBMI 15未満の者に対し，摂食障害の専門的治療の経験を有する常勤の医師・公認心理師・管理栄養士等による治療の計画的提供を評価する。入院日から起算して60日を限度とし入院期間に応じ所定点数に加算。
在宅患者訪問褥瘡管理指導料	750点／回	多職種からなる在宅褥瘡対策チーム（常勤の医師・保健師・看護師等，管理栄養士は非常勤職員でも配置可能。うち1名は在宅褥瘡管理者〔所定の研修を修了した医師・看護師〕）が行う指導管理について算定。初回訪問から起算して6か月以内に，評価のためのカンファレンスを実施した場合に，3回を限度に所定点数を算定。当該指導料を算定した場合，初回訪問から1年以内は算定できない。
入院時支援加算	1　230点／回 2　200点／回	自宅等（他の保険医療機関から転院する患者以外）からの入院予定で，入退院支援加算を算定する患者が対象。1について，入院前の実施が求められる8つの項目をすべて実施し，療養支援計画を立てた場合。2について，8つの項目を一部実施し，療養支援計画を立てた場合。退院時1回のみ算定。入退院支援加算の届出を行っている保険医療機関で，入退院支援加算1・2・3の施設基準で求める人員に加え，病床規模に応じた必要数の入院前支援担当者の配置と，地域連携に十分な体制の整備が必要。入院中の看護・栄養状態の評価等栄養管理に係る療養支援の計画が必要。
回復期リハビリテーション病棟入院料 （「6」は回復期リハビリテーション入院医療管理料）	1　2,229点／回 2　2,166点／回 3　1,917点／回 4　1,859点／回 5　1,696点／回 6　1,859点／回	1について，リハビリテーション実施計画等の作成への管理栄養士参画，管理栄養士を含む医療従事者による計画に基づく栄養状態の定期的な評価・計画の見直しが必要。病棟には専任の常勤管理栄養士1名以上配置。2〜5は，病棟に専任の常勤管理栄養士1名以上配置が望ましい。6は，医療資源の少ない地域において，病室単位で回復期リハビリテーション入院料の届出を可能としたもの（令和6年新設）。
個別栄養食事管理加算 小児個別栄養食事管理加算 【小児は令和6年新設】	70点／日	緩和ケアを要する患者について，緩和ケアチームに管理栄養士が参加し，症状や希望に応じた栄養食事管理を行う。緩和ケア診療実施計画に基づく実施，栄養食事管理内容の診療録への記載または添付。緩和ケアに3年以上従事した管理栄養士（緩和ケアチームに係る業務の専任でも可）の参加が必要。
退院時共同指導料1	1　1,500点／回 （在宅療養支援診療所） 2　900点／回 （1以外）	在宅療養を担う医療機関と入院中の医療機関の共同で説明・指導を行い文書で情報提供した際に算定。入院中1回に限り，在宅療養を担う医療機関で算定。厚生労働大臣が定める疾病等の患者は2回まで算定可。医師・看護職員以外の管理栄養士・理学療法士等医療従事者が共同指導する場合も評価対象。
退院時共同指導料2	400点／回	入院中1回に限り，入院中の医療機関で算定。入退院支援加算を算定する患者に係る退院後の療養に必要な情報提供への評価は，自宅以外に退院する場合も可。医師・看護職員・管理栄養士・理学療法士等の医療従事者に加え，訪問看護ステーション看護師等（准看護師除く）が共同指導する場合も対象。
摂食嚥下機能回復体制加算	1　210点（週1回） 2　190点（週1回） 3　120点（週1回）	摂食嚥下障害を有する患者への多職種チームによる摂食機能療法に対し算定。摂食嚥下支援チームの設置と週1回以上のカンファレンス実施が要件。3の要件は，支援チームの設置が不要（専任の医師，看護師，またはSTで算定可能）。
連携充実加算	150点／回	外来化学療法加算1のAを算定する患者に対し，医師または医師の指示に基づき薬剤師が，副作用の発現状況，治療計画等を文書で提供した上で行う指導に対し，月1回に限り加算。栄養指導の体制として，外来化学療法を実施している保険医療機関に5年以上勤務し，栄養管理（悪性腫瘍患者に対するものを含む）に3年以上従事した専任常勤管理栄養士が勤務していること。
早期栄養介入管理加算	400点／日	特定集中治療室入室後早期からの経腸栄養等の栄養管理に対し，入室した日から起算して7日を限度とし加算。特定集中治療室に，以下の要件を満たす専任の管理栄養士が配置されていること。①栄養サポートチーム加算の施設基準にある研修を修了し，栄養サポートチームで栄養管理に3年以上従事，②特定集中治療室で栄養管理に3年以上従事，③特定集中治療室管理料を算定する一般病床の治療室の管理栄養士数は，入院患者の数が10またはその端数を増すごとに1以上であること。
リハビリテーション・栄養・口腔連携体制加算 【令和6年新設】	120点／日 地域包括医療病棟の場合は，80点／日	急性期医療において，入院後全患者に48時間以内にADL，栄養状態及び口腔状態に関する評価を行い，リハビリテーション，栄養管理及び口腔管理に係る計画の作成及び計画に基づく多職種による取り組みを行う体制を確保する。計画作成から起算して14日を限度として加算。

介護報酬・障害福祉サービス等報酬—主な管理栄養士関連一覧

2024年6月現在

介護報酬・施設系サービス

栄養管理体制	管理栄養士・栄養士の配置　基本サービス費に包括
療養食加算 (6単位／回)	管理栄養士・栄養士によって食事提供が管理されていること。糖尿病食，腎臓病食，肝臓病食，胃潰瘍食，貧血食，膵臓病食，脂質異常症食，痛風食，特別な場合の検査食，1日につき3回が限度。通所系の短入所サービスでは，8単位／回。
経口移行加算 (28単位／日)	医師の指示に基づき，医師，歯科医師，管理栄養士，看護師，介護支援専門員その他の職種の者が共同して，経管により食事を摂取している入所者に対して経口摂取を進めるための経口移行計画を作成しており，その計画に従い，医師の指示を受けた管理栄養士または栄養士による栄養管理および言語聴覚士または看護職員による支援が行われた場合，経口移行計画が作成された日から起算して180日以内の期間に限り，1日につき所定単位数を加算する（条件により180日超も可）。
経口維持加算 (Ⅰ：400単位／月) (Ⅱ：100単位／月)	(Ⅰ) 経口摂取する者であって，摂食機能障害を有し，誤嚥が認められる入所者に対して，医師または歯科医師の指示に基づき，医師，歯科医師，管理栄養士，看護師，介護支援専門員その他の職種の者が共同して，栄養管理をするための食事の観察および会議等を行い，経口による継続的な食事の摂取を進めるための経口維持計画を作成している場合に，経口維持計画に従い，医師または歯科医師の指示を受けた管理栄養士または栄養士が栄養管理を行った場合に，1月につき所定単位数を加算する。 ※原則，6か月以内に限るとしていた算定要件は，令和3年改定で廃止。 (Ⅱ) 協力歯科医療機関を定めている指定介護老人福祉施設が，経口維持加算（Ⅰ）を算定している場合であって，入所者の経口による継続的な食事の摂取を支援するための食事の観察および会議等に，医師，歯科医師，歯科衛生士または言語聴覚士が加わった場合は，1月につき所定単位数を加算する。
再入所時栄養連携加算 (200単位／回)	介護保険施設の入所者が医療機関に入院し，施設入所時とは大きく異なる栄養管理が必要となった場合（経管栄養・嚥下調整食の新規導入）であって，介護保険施設の管理栄養士が当該医療機関での栄養食事指導に同席し，再入所後の栄養管理について当該医療機関の管理栄養士と相談の上，栄養ケア計画の原案を作成し，当該介護保険施設へ再入所した場合に，1回に限り算定できる。
栄養マネジメント強化加算 (11単位／日)	入居施設の前年度平均入居者数にあわせて常勤の管理栄養士を1名以上配置すること。 栄養アセスメントのスクリーニングで中リスク・高リスクと判断された者に対して週3回以上のミールラウンドを行う。そのうえで，施設内の他職種と栄養ケアプランについて情報を共有する。 低リスクの者でも日々の様子を確認し，状態に変化があればすぐに対応する。 ※栄養ケア・マネジメントの未実施（減算14単位／日）3年の経過措置期間
退所時栄養情報連携加算 70単位／回 【令和6年新設】	介護保険施設の管理栄養士が，退所先の医療機関等（他の介護保険施設や医療機関等）に対して，当該者の栄養管理に関する情報を提供した場合，1月に1回を限度として算定する。（栄養マネジメント強化加算との併算定不可）。

介護報酬・通所系サービス

栄養アセスメント加算 (50単位／月) 【令和3年改定にて新設】	当該事業所の従事者または他の介護事業所，医療機関，介護保険施設，日本栄養士会・都道府県栄養士会が設置・運営する「栄養ケア・ステーション」との連携により管理栄養士を1名以上配置していること。 管理栄養士，看護職員，介護職員，生活相談員その他の職員が共同して栄養アセスメントを実施し，利用者やその家族に説明し，対応にあたること。 ※栄養状態などの情報を厚生労働省に提出する。
栄養改善加算 (200単位／回)	栄養改善サービスの提供にあたり，必要に応じて居宅を訪問し栄養改善が必要な者に適切なサービスを行う。

介護報酬・認知症グループホーム

栄養管理体制加算 (30単位／月) 【令和3年改定にて新設】	管理栄養士（他の介護事業所，医療機関，介護保険施設，日本栄養士会・都道府県栄養士会が設置・運営する「栄養ケア・ステーション」との連携を含む）が，日常的な栄養ケアに係る介護職員への技術的助言や指導を行うこと。

資料

介護報酬・居宅サービス，地域密着型サービス，在宅

居宅療養管理指導（Ⅰ） 　単一建物居住者1人　　544単位／回 　単一建物居住者2～9人　486単位／回 　上記以外　　　　　　　443単位／回	通院または通所が困難な在宅の利用者に対して，指定居宅療養管理指導事業所の管理栄養士が，計画的な医学的管理を行っている医師の指示に基づき，当該利用者を訪問し，栄養管理に係る情報提供および指導または助言を行った場合に算定できる。
居宅療養管理指導（Ⅱ） 　単一建物居住者1人　　524単位／回 　単一建物居住者2～9人　466単位／回 　上記以外　　　　　　　423単位／回 【（Ⅱ）は令和3年改定にて新設】	指定居宅療養管理指導事業所以外の管理栄養士が，当該事業所以外の医療機関，介護保険施設*，日本栄養士会・都道府県栄養士会が設置・運営する「栄養ケア・ステーション」と連携して居宅療養管理指導を実施した場合に算定。 ＊介護保険施設は，常勤で1以上または栄養マネジメント強化加算の算定要件の数を超えて管理栄養士を配置している施設に限る。

障害者福祉サービス等報酬

障害福祉サービス等

生活介護	栄養スクリーニング加算 5単位／回	利用開始及び利用中6月ごとに利用者の栄養状態を確認し，その情報を利用者担当の相談支援専門員に提供した場合加算。
	栄養改善加算 200単位／回	低栄養，過栄養状態にある利用者に対して，栄養ケア計画を策定した栄養改善サービスを行った場合，3月以内の期間に限り1月に2回を限度として加算。
生活介護，短期入所，自立訓練 就労選択支援，就労移行支援，就労継続支援施設	食事提供体制加算 通所系：30単位／日 短期入所・宿泊型自立訓練：48単位／日	収入が一定額以下（生活保護受給世帯等）の利用者に対して，事業所が当該施設内の調理室を使用して，管理栄養士または栄養士が献立作成にかかわる等，一定の要件を満たして食事の提供を行った場合に加算。利用者ごとの摂食量はそのつど，体重やBMIは概ね6月に1回記録する。
施設入所支援 福祉型障害児入所支援 ＊は短期入所も対象	栄養士配置加算（Ⅰ）＊ 栄養士配置加算（Ⅱ）＊ 入居者数により加算単位が異なる	利用者の日常生活状況，嗜好などを把握し，安全で衛生に留意し，適切な食事管理行っていることを評価する。管理栄養士または栄養士を1名以上配置し，常勤の場合Ⅰを算定する。
	栄養マネジメント加算 12単位／日	利用者が自立して快適な日常生活を営むことができるよう，個々の障害（児）者の栄養健康状態に着目した栄養ケア・マネジメントの実施を評価する。常勤の管理栄養士1名以上配置し，栄養ケア計画を作成する。
	療養食加算 23単位／日	施設系サービス，通所系サービスに準じる。栄養士配置加算が算定されていること。
	経口移行加算 28単位／日	施設系サービスに準じる。栄養マネジメント加算を算定していない場合は評価しない。
	経口維持加算（Ⅰ） 400単位／月 経口維持加算（Ⅱ） 100単位／月	Ⅰ・Ⅱとも施設系サービスに準じる。 ただし，Ⅰは計画作成日から6月以内に限り，1月につき加算。また，経口移行加算算定している場合，栄養マネジメント加算を算定していない場合は算定しない。

索引

A-Z
- ABC分析 …………………… 93, 174
- CS ……………………………… 74, 106
- CS調査 ……………………… 42, 185
- ES …………………………… 106, 185
- FIFOの原則 …………………………… 87
- F/Lコスト ………………………………… 173
- HACCP ……………… 74, 114, 121, 196
- ISO ……………………………… 74, 197
- IT化 ………………………………………… 139
- JAS法 ……………………………………… 85
- NST ………………………………………… 15
- Off-JT ………………………… 120, 157, 163
- OJT …………………………… 120, 157, 163
- PDCAサイクル
  …………………… 41, 47, 68, 76, 94, 142
- PL法 …………………………… 74, 197
- PM理論 ………………………………… 145
- QA ………………………………………… 74
- SERVQUALモデル ……………………… 72
- T-TT理論 ………………………………… 83
- X理論 …………………………………… 168
- Y理論 …………………………………… 169

あ
- アウトソーシング …………………… 33, 43
- アクシデント ………………………… 192
- アッセンブリーシステム ……………… 98
- 安全・衛生管理 ……………………… 113
- 安全・衛生管理システム …………… 157
- 安全・衛生教育 ……………………… 120

い
- 委託方式 ………………………………… 32
- 一般食 …………………………………… 11
- 一般的衛生管理プログラム ………… 114
- 遺伝子組換え食品 ……………………… 85
- 異物混入 ……………………………… 194
- 医療施設 ………………………… 10, 64, 151
- 医療施設のリスク管理 ……………… 189
- 医療法 …………………………………… 37
- 院外調理 …………………………… 14, 44
- インシデント ………………………… 192

う
- ウォーマーテーブル ………………… 109
- ウォンツ ……………………………… 181
- 売上管理 ……………………………… 176
- 運営管理責任者 ……………………… 117

え
- 衛生管理者 …………………………… 118
- 衛生要因 ……………………………… 169
- 栄養・食事管理 ………………………… 46
- 衛生管理点検表 ……………………… 117
- 栄養・食事管理システム …………… 155
- 栄養アセスメント ……………………… 11
- 栄養管理 ………………………………… 46
- 栄養管理計画書 ………………………… 12
- 栄養管理の基準 ……………………… 7, 135
- 栄養教育 …………………………… 31, 67, 68
- 栄養教諭 ………………………………… 31
- 栄養計画 …………………………… 47, 51, 68
- 栄養サポートチーム …………………… 15
- 栄養士法 ………………………………… 35
- 栄養情報の提供 ……………………… 112

お
- オーダリングシステム ………………… 63
- オカレンス …………………………… 192
- 温度管理 ……………………………… 109

か
- 会計・原価管理 ……………………… 156
- 外国人労働者 ………………………… 160
- 介護報酬 ………………………………… 18
- 介護保険法 ……………………………… 15
- 海上保安庁 ……………………………… 66
- 外部委託（化）…………………… 13, 28, 43
- 価格 ……………………………………… 94
- 火気管理 ……………………………… 187
- 火災 …………………………………… 187
- 学校栄養職員 …………………………… 31
- 学校給食 …………………… 26, 44, 65, 151
- 学校給食衛生管理基準 …………… 31, 119
- 学校給食実施基準 ……………………… 29
- 学校給食摂取基準 ……………………… 29
- 学校給食法 …………………………… 26, 37, 65
- カッツ理論 …………………………… 142
- カフェテリア方式 ……………………… 62
- カミサリーシステム ……………… 86, 98
- 監査 …………………………………… 180
- 完全給食 ………………………………… 28
- 監督者層 ………………………… 141, 148
- 管理栄養士・栄養士の配置状況 ……… 7
- 管理栄養士・栄養士の
  　配置努力規定 ………………………… 6
- 管理栄養士配置の義務規定 …………… 6
- 管理範囲の原則 ……………………… 147
- 管理費契約 ……………………………… 43

き
- 危害分析重要管理点 ………………… 114
- 危機管理 ……………………………… 186
- 偽装表示 ……………………………… 194
- キャッシュフロー …………………… 178
- 給食（概念）…………………………… 5
- 給食委託会社 ………………………… 152
- 給食運営 ………………………………… 39
- 給食管理ソフト ……………………… 63, 78
- 給食経営管理 …………………………… 39
- 給食施設の設計 ……………………… 127
- 給食施設の平面図 …………………… 131
- 給食施設の面積 ……………………… 127
- 給食組織 ……………………………… 151
- 急速冷却 ………………………………… 96
- 給与栄養目標量 ………… 18, 22, 41, 52, 56
- 給与エネルギー目標量 ………………… 51
- 教育 …………………………… 157, 163
- 行事食 …………………………………… 58
- 共通目的 ……………………………… 147
- 協働意欲 ……………………………… 147
- 共同調理場方式 …………………… 27, 65

く
- クックサーブ方式 ……………………… 96
- クックチル方式 ………………………… 96
- クックフリーズ方式 …………………… 97
- 訓練 ………………………………… 157, 163

け
- 経営管理 ………………………… 39, 141
- 経営者層 ………………………… 140, 148
- 警報設備 ……………………………… 187
- 限界在庫量 ……………………………… 92
- 原価 …………………………………… 172
- 原価管理 …………………… 81, 90, 93, 156
- 原価計算 ……………………………… 173
- 減価償却費 ……………………………… 98
- 権限委譲の原則 ……………………… 147
- 健康診断 ……………………………… 119
- 健康増進法 ……………………… 6, 35, 36, 85
- 健康な食事・食環境 …………………… 34
- 検収 ………………………… 92, 194, 196
- 検便 …………………………………… 119

こ
- コールドチェーン ……………………… 83
- コールドテーブル ……………………… 109
- 更生保護施設 …………………………… 66
- 購入業者 ………………………………… 86
- 購買・在庫管理システム …………… 156
- 高齢者・介護福祉施設 ………… 15, 64, 151
- 5S ………………………………… 87, 113

索　引

顧客満足度 …………………… 74,106,185
顧客満足度調査 ……………………… 42,185
国際標準化機構 ……………………… 74,197
個人情報 …………………………………… 137
コスト分析 ………………………………… 173
コストマネジメント ……………… 173,178
コミュニケーション ……………………… 147
コンセプチュアル・スキル ……………… 143
献立 …………………………………… 58,90
献立管理 ………………………………… 155
献立計画 ……………………………… 57,68
献立作成 ……………… 18,30,57,58,59
献立の標準化 ……………………………… 78
献立の品質 ………………………………… 42
献立表 …………………………………… 58
コンプライアンス ……………………… 196
コンベンショナルシステム ……………… 95

さ

サービス・提供管理 ……………… 107,155
再加熱カート ……………………… 97,109
サイクルメニュー ………………………… 63
在庫下限値 ………………………………… 92
在庫管理 …………………………………… 89
在庫上限値 ………………………………… 92
最大在庫量 ………………………………… 92
財務・会計管理システム ……………… 158
採用 ……………………………………… 161
採用・教育・訓練システム …………… 157
作業工程の標準化と平準化 …………… 104
作業工程表 ……………………………… 104
作業指示書 …………………… 58,61,71,99
作業指示書の標準化 ……………………… 72
作業者層 ………………………………… 149
作業動線 ………………………………… 127
サブシステム …………………… 152,154
散布図 ……………………………………… 77

し

自衛隊 …………………………………… 66
支援システム …………………………… 152
事業所給食 …………………………… 31,66
事業部制組織 …………………………… 150
資源 ……………………………………… 39
自己啓発 ………………………… 157,163
自助具 …………………………………… 111
地震 ……………………………………… 188
施設・設備管理 ………………………… 125
施設・設備管理システム ……………… 158
実働作業システム ……………………… 152
児童福祉施設 ………………………… 20,65
児童福祉施設における食事の
　提供ガイド ………………………… 20,22
児童福祉法 …………………………… 20,37
事務管理 ………………………………… 135

就業規則 ………………………………… 165
従業員満足度 …………………… 106,185
集団食中毒 ……………………………… 121
授乳・離乳の支援ガイド ………………… 22
守秘義務 ………………………… 138,139
旬 ………………………………………… 87
障害者福祉施設 ……………………… 24,65
障害福祉サービス等報酬 ………………… 25
消火設備 ………………………………… 187
情報 ……………………………………… 39
情報共有 ………………………………… 171
情報処理管理 …………………………… 158
食育 …………………………………… 22,65
食単価 …………………………………… 178
食単価契約 ………………………………… 43
食材料管理 ……………………… 81,156
食材料原価 ……………………………… 173
食材料の開発 ……………………………… 81
食材料の動線 …………………………… 127
食材料の分類 ……………………………… 83
食材料の保管温度 ………………………… 87
食材料の流通 ……………………………… 82
食材料費 ………………………… 93,173
食札 ……………………………………… 138
食事環境 ………………………………… 111
食事管理 ………………………………… 46
食事計画 ……………………………… 55,67
食事提供方式 …………………………… 108
食数管理 ………………………………… 178
食中毒 …………………………… 121,194
食堂加算 ………………………………… 13
食堂配膳 ………………………………… 108
食に関する指導 ……………………… 30,31
職能別組織 ……………………………… 150
食品衛生法 ……………………… 36,196
食品偽装表示 …………………………… 194
食品群（分類）……………………… 54,83
食品群別荷重平均栄養成分表 …………… 54
食品構成 ………………………………… 54
食品構成表 ……………………………… 54
食品等事業者団体 ……………………… 116
食品の規格基準 …………………………… 85
食品の出回り期 …………………………… 87
食品の表示 ………………………………… 85
食品表示法 ………………………………… 85
食器 ……………………………………… 110
人員構成表 ………………………………… 51
新型コロナウイルス感染症 …………… 193
真空調理方式 ……………………………… 97
人事管理 ………………………………… 159
人事考課 ………………………………… 162
人事考課システム ……………………… 158
診療報酬 ………………………………… 12

す

水害 ……………………………………… 187
推奨量 …………………………………… 51
推定エネルギー必要量 …………………… 50
推定平均必要量 …………………………… 50
スケジュール管理 ……………………… 171
スタッフ ………………………………… 149
スマートミール …………………………… 34

せ

生産管理 ………………………… 94,155
生産工程の標準化 ………………………… 78
製造物責任法 …………………… 74,197
責任と権限の原則 ……………………… 147
セキュリティ管理 ……………………… 139
セグメンテーション …………………… 184
設計品質 ……………………………… 70,71
セルフサービス ………………………… 108
セントラルキッチンシステム ………… 98
専門化の原則 …………………………… 147

そ

総合品質 ……………………………… 71,72
組織 ………………………… 42,142,147
組織階層 ………………………………… 140
組織目標 ………………………………… 152
損益計算書 ……………………………… 176
損益分岐点分析 ………………………… 175
損益分岐点売上高 ……………………… 175

た

ターゲティング ………………………… 184
貸借対照表 ……………………………… 176
耐容上限量 ………………………………… 51
大量調理施設衛生管理マニュアル
　……………… 74,87,115,117,121,157
大量調理と少量調理の違い ……………… 99
多職種連携 …………………… 15,18,19
単一定食方式 ……………………………… 62
男女雇用機会均等法 …………… 160,165
単独校調理方式 ……………………… 27,65
タンブルチラー方式 ……………………… 96

ち

チーム医療 ……………………………… 151
中央配膳 ………………………………… 108
中間管理者層 …………………… 141,148
腸管出血性大腸菌 O157 ……………… 121
帳票類 …………………………… 135,137
帳簿 ……………………………………… 136
調理・配膳システム …………………… 155
調理機器類 ………………………………… 98
調理器具類 ………………………………… 99
調理工程 ………………………………… 104
調理工程の標準化 ……………… 78,104
調理従事者等 …………………… 119,122
調理操作の標準化 ………………………… 78

索　引

直営方式 ……………………………… 32
チルド状態 …………………………… 96

て
低温流通機構 ………………………… 83
提供管理 ……………………………… 107
テイラー ……………………………… 167
データ解析ツール …………………… 76
適温管理 ……………………………… 109
適合品質 …………………………… 71,72
適時適温給食 …………………… 109,156
テクニカル・スキル ………………… 143
出回り期（水産物・農産物）……… 87
電子カルテ …………………………… 63
伝票 …………………………………… 136

と
動機付け要因 ………………………… 169
トータルシステム ……………… 152,154
特性要因図 …………………………… 77
特定給食施設 …………………… 6,8,36
特定健診・特定保健指導 …………… 34
特別食 ………………………………… 11
特別食加算 …………………………… 13
特別メニュー（入院患者）………… 13
トップ・マネジメント ………… 140,148
ドライ運用 …………………………… 127
ドラッカー …………………………… 144
トレーサビリティ …………………… 83

に
ニーズ ………………………………… 181
日本人の食事摂取基準 …………… 47,49
入院時食事療養 ……………………… 12
入院時食事療養費 …………………… 12
ニュークックチル方式 ……………… 97
二要因理論 …………………………… 169

の
納期 …………………………………… 94
納品 …………………………………… 92
ノロウイルス ………………………… 121

は
ハーズバーグ ………………………… 169
廃棄率 ………………………………… 90
バイキング方式 ……………………… 62
配食 …………………………………… 107
配膳 …………………………………… 107
配置（人事）………………………… 161
端境期 ………………………………… 87
ハサップ（ハセップ）→ HACCP
発注換算係数 ………………………… 90
発注業者 ……………………………… 92
発注時期 ……………………………… 92
発注伝票 ……………………………… 90
発注方法 ……………………………… 90
発注量の算出方法 …………………… 90
ハラスメント ………………………… 166
パレート図 …………………………… 77
パントリー配膳 ……………………… 108

ひ
ヒストグラム ………………………… 77
備蓄食品 ……………………………… 189
ヒヤリ・ハット ……………………… 192
ヒューマン・スキル ………………… 143
病院 ………………………………… 10,44
病院組織 ……………………………… 42
標準化 ………………………………… 95
品質 ……………………………… 94,179
品質改善運動 ………………………… 76
品質管理 ……………………… 70,76,179
品質管理システム …………………… 156
品質評価 ……………………………… 75
品質保証 …………………………… 74,180

ふ
フードコスト ………………………… 173
ファヨール ……………………… 141,147
ファンクショナル組織 ……………… 150
複数定食方式 ………………………… 62
ブラストチラー方式 ………………… 96
フルサービス ………………………… 108
フレイル ……………………………… 18
プロダクト・ポートフォリオ・
　マネジメント ……………………… 183
分散配膳 ……………………………… 108

へ
平準化 ………………………………… 95

ほ
保育所 ……………………………… 22,45
防火管理 ……………………………… 122
防火避難設備 ………………………… 187
法規の種類 …………………………… 35
報告システム ………………………… 158
防犯管理 …………………………… 122,124
法律遵守 ……………………………… 196
保管管理 ……………………………… 87
ポジショニング ……………………… 184
保守管理 ……………………………… 134
補助金制契約 ………………………… 43
補食給食 ……………………………… 28

ま
マーケティング ………………… 40,181
マーケティング戦略 ………………… 183
マーケティングの4P/4C ………… 182
マーケティングのSTP ……………… 184
マーケティング・ミックス ………… 182
マーケティングリサーチ …………… 181
マクレガー …………………………… 168
マジリアルグリッド ………………… 170
マズロー ……………………………… 168
マトリックス組織 …………………… 151
マネジメント ……………… 1,140,167
マネジメントの機能 ………………… 141
マネジメント・ピラミッド ………… 140
マネジメント理論 …………………… 167

み
ミドル・マネジメント ………… 141,148
ミルク給食 …………………………… 28

め
メイヨー ……………………………… 167
命令一元化の原則 …………………… 147
メニュー ……………………………… 58
メニュー・マーチャンダイジング
　……………………………………… 42,185
目安量 ………………………………… 51

も
目標管理 ……………………………… 144
目標の設定 ……………………… 144,152
目標量 ………………………………… 51
モチベーション理論 ………………… 167

や
約束食事箋 …………………………… 11

ゆ
有機食品 ……………………………… 85
輸入食品 ……………………………… 84

よ
欲求階層説 …………………………… 168

ら
ライン ………………………………… 149
ラインアンドスタッフ組織 ………… 149
ライン組織 …………………………… 149

り
リーダーシップ ………………… 144,169
リーダースタイル …………………… 169
リーダーの役割 ……………………… 143
リスク ………………………………… 186
リスクマネジメント ………………… 186
料理の適温 …………………………… 109

れ
冷温蔵配膳車 ………………………… 109
レシピ ……………………… 58,61,71,99
レディフードシステム ……………… 95

ろ
労使関係 ……………………………… 164
老人福祉法 ………………………… 15,37
労働安全衛生法 …………………… 31,165
労働基準法 ……………………… 31,160,165
労働基本権 …………………………… 160,164
労働条件 ……………………………… 164
労務管理 ……………………………… 164
ロワー・マネジメント ………… 141,148

わ
ワーカー ……………………………… 149

〔編著者〕　　　　　　　　　　　　　　　　　　　　　　　　　　　　　　　　（執筆分担）

朝見（あさみ）　祐也（ゆうや）　　　龍谷大学農学部　教授　　　　　　　　　　　第2章 1.1, 1.5, 2.～3.

名倉（なぐら）　秀子（ひでこ）　　　十文字学園女子大学　名誉教授　　　　　　　第9章, 第10章, 第11章

松崎（まつざき）　政三（まさみ）　　元関東学院大学栄養学部　教授　　　　　　　序章
　　　　　　　　　　　　　　　　　　晃陽看護栄養専門学校　非常勤講師

〔著　者〕（五十音順）

青木（あおき）るみ子（こ）　　　　　滋賀県立大学人間文化学部　准教授　　　　　第2章 1.2～1.4, 1.6

上延（うえのべ）　麻耶（まや）　　　長野県立大学健康発達学部　講師　　　　　　第5章

大池（おおいけ）　教子（きょうこ）　金沢学院大学栄養学部　教授　　　　　　　　第18章

岡本（おかもと）　節子（せつこ）　　十文字学園女子大学人間生活学部　教授　　　第9章

風見（かざみ）　公子（きみこ）　　　東京聖栄大学健康栄養学部　教授　　　　　　第6章, 第7章

加藤（かとう）　美穂（みほ）　　　　椙山女学園大学生活科学部　助教　　　　　　第16章

齋藤（さいとう）　長徳（ちょうとく）青森県立保健大学健康科学部　教授　　　　　第1章, 第14章, 第15章

大（だい）　雅世（まさよ）　　　　　東京家政大学栄養学部　講師　　　　　　　　第4章 6.～12.

田丸（たまる）　淳子（じゅんこ）　　神戸学院大学栄養学部　准教授　　　　　　　第4章 1.～5., 13.～14.

土岐田（ときた）佳子（よしこ）　　　駒沢女子大学人間健康学部　講師　　　　　　第13章, 第17章

長瀬（ながせ）　香織（かおり）　　　文教大学健康栄養学部　講師　　　　　　　　第8章

馬場（ばば）　正美（まさみ）　　　　武庫川女子大学食物栄養科学部　講師　　　　第3章

細山田（ほそやまだ）洋子（ようこ）　関東学院大学栄養学部　教授　　　　　　　　第12章

Nブックス
新版改訂 給食経営管理論

2004年（平成16年） 4月15日	初版発行～第13刷
2020年（令和2年） 7月20日	新版発行～第2刷
2025年（令和7年） 1月20日	新版改訂版発行

編著者　朝見祐也
　　　　名倉秀子
　　　　松崎政三

発行者　筑紫和男

発行所　株式会社 建帛社 KENPAKUSHA

112-0011　東京都文京区千石4丁目2番15号
TEL （03）3944-2611
FAX （03）3946-4377
https://www.kenpakusha.co.jp/

ISBN 978-4-7679-0764-2 C3047　　　あづま堂印刷／ブロケード
© 朝見祐也・名倉秀子・松崎政三ほか，2004, 2020, 2025. Printed in Japan
（定価はカバーに表示してあります）

本書の複製権・翻訳権・上映権・公衆送信権等は株式会社建帛社が保有します。
JCOPY ＜出版者著作権管理機構 委託出版物＞
本書の無断複製は著作権法上での例外を除き禁じられています。複製される場合は，そのつど事前に，出版者著作権管理機構（TEL 03-5244-5088，FAX 03-5244-5089，e-mail : info@jcopy.or.jp）の許諾を得てください。